新食疗本草丛书

保健食疗本草

濮存海　关志宇　钱一帆　主编

U0363431

科 学 出 版 社

北 京

内 容 简 介

随着我国人民生活水平的提高,人们对高品质生活的追求也日益提升,越来越重视饮食保健,但由于缺乏对保健食品的科学认识,加之充斥的虚假养生信息,常常使人们走入保健食疗的误区。本书依据国家颁布的可作为保健食品的物品名单,在中医理论基础的指导下,结合古代典籍和现代药理学、化学研究成果,系统地阐述了这些物品的来源、性味功效、文献记载、成分研究和药理研究,为广大读者提供了较为专业的参考资料,同时为了满足人们的日常需求也特别编著了食用方法、常用配伍和注意事项,是一本兼具专业性和实用性的保健食疗用书。

本书可以作为普通大众日常保健养生和治病防病的专业指导用书,也可作为保健食品和食品行业科研人员的参考用书。

图书在版编目(CIP)数据

保健食疗本草 / 濮存海等主编. —北京:科学出版社,2021.1

(新食疗本草丛书)

ISBN 978 - 7 - 03 - 066213 - 2

Ⅰ.①保…　Ⅱ.①濮…　Ⅲ.①食物本草　Ⅳ.①R281.5

中国版本图书馆 CIP 数据核字(2020)第 178731 号

责任编辑:周　倩 / 责任校对:谭宏宇
责任印制:黄晓鸣 / 封面设计:殷　靓

科 学 出 版 社 出版

北京东黄城根北街 16 号
邮政编码:100717

http://www.sciencep.com

南京展望文化发展有限公司排版
上海安枫印务有限公司印刷
科学出版社发行　各地新华书店经销

*

2021 年 1 月第 一 版　开本:B5(720×1000)
2021 年 1 月第一次印刷　印张:18 1/4
字数:356 000

定价:80.00 元
(如有印装质量问题,我社负责调换)

序

　　国家在 2016 年颁布的《“健康中国 2030”规划纲要》中指出,要大力发展中医药的非药物疗法,发挥中医药在治未病中的独特优势,在未来的 15 年内,为人民健康水平的提高和全面建设小康社会做出新的贡献。中医药是中华民族的瑰宝,在漫长的历史时期为中华民族的繁衍生息做出了杰出贡献。中医食疗作为一种防未病的重要方法,是经典的非药物治疗手段,由于其良好的有效性和可操作性已逐渐成为人们养生保健对抗健康问题的主要方法。然而,由于人们缺乏对食疗中所用本草的科学认识,容易受到错误信息的误导,常常造成原本的健康问题得不到解决反而导致新疾病发生,适得其反。因此,科学系统地整理食疗中的药材特性,指导人们正确地使用药食两用本草,对人们通过食疗达到健康养生的目的有着极其重要的意义。

　　由《保健食疗本草》《药食两用本草》和《新资源食疗本草》等组成的新食疗本草丛书,依据国家历年颁布的可用于保健食品的物品、药食两用及新资源物品名单,以古代经典本草书籍和现代科学研究成果为指导,系统地阐述了这些中药的性味归经、功能主治、主要成分和药理活性,为科学认识这些中药的特性,提供了权威的信息。同时,为了提高《保健食疗本草》一书的实用性,满足大众的日常生活需要,特别编写了这些药材的食用方法、常用配伍和注意事项,可以说是一本兼具专业性和实用性的指导用书。当前正值我国建设中医药健康服务体系的关键时期,相信该书的出版将会为我国中医食疗的发展和人们健康水平的提高做出贡献。

中国中药协会会长

房书亭

2017 年 5 月 11 日于北京

前　言

随着科技的进步,人们生活水平的提高,人们对健康和生活品质的追求也日益提高,《黄帝内经》"治未病"的理念被愈来愈多的人们所接受,养生保健已日益深入人心。在众多的养生保健方法中,通过饮食调理达到养生保健目的是一种简便易行的方法。饮食的保健作用来源于中医的"药食同源"思想,即中药和食物的来源是相同的,没有绝对的分界线,许多食物可以药用,许多药物也可以食用,如山药、芡实等。运用这些药食两用食物调节机体功能,达到获得健康或愈疾防病的方法,即称为食疗。然而,这些药食两用食物同样具有中药的性味归经,怎样了解和合理地利用这些药物的特性,就需要专门的书籍给予介绍。我国历来重视食疗在健康保健中的重要作用,不断有记载食疗和药食两用食物的著作问世,如唐代的《食疗本草》、宋代的《养身食法》、元代的《饮膳正要》、明代的《食物本草》等都是这类著作的典型代表。

国家在《中医药发展"十三五"规划》中提出要大力发挥中医养生保健作用,开展药膳食疗,争取到 2020 年使人人享有中医药服务,为建设"健康中国"和最终实现全面小康社会做出贡献。随着《"健康中国 2030"规划纲要》《中华人民共和国中医药法》的颁布实施,国家将人们的健康列入国家战略高度已初见成效。然而,目前人们生活中的食疗知识,大多来源于口口相传的经验或网络资源、上市的功能性保健食品及食品的广告宣传,由于这些信息没有经过严格审核和认证,良莠不齐,各种不良和无用的信息大量充斥,常常误导人们,导致错误的发生。因此出版一部与时代发展同步,具有系统性和科学性的食疗保健用书迫在眉睫。

本书依据国家历年颁布的可用于保健食品的物品、药食两用及新资源物品名单,在中医理论基础的指导下,结合现代药理研究成果,按照国家颁布的分类将其分别收录在《保健食疗本草》《药食两用本草》和《新资源食疗本草》。在国家颁布的各类名单中,有些物品是按照不同炮制品分别列出的,如生地黄和熟地黄、生何首乌和制何首乌,由于其功效基本一致,本书分别以地黄、何首乌合并介绍;有些物品在可用于保健食品的物品和新资源物品中均有颁布,如玫瑰茄等,将其列入《新资源食疗本草》;新资源物品目录中除番茄籽油、水飞蓟籽油、茶叶籽油、杜仲籽油、地龙蛋白外,其他物品提取分离后的部位及非天然物品均未收录。本书系统地阐述了这些物品的来源、性味归经、主要成分、药理作用、食用方法、常用配伍、食用禁忌及部分物品的真伪鉴别,并在编写过程中,根据这些物品的特性和使用方法的不同分别有所侧重,在强调专业性的同时也重视人们日常生活的需求,可以说是一本

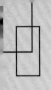

既专业又实用的保健用书。

本书可以作为普通大众日常养生保健和治病防病的专业指导,也可作为从事保健食品和食品行业科研人员参考用书。

本书在编写工程中,得到了恩师中国药科大学周荣汉教授的指导和帮助,并有幸邀请到了中科健康产业集团股份有限公司冯敏教授担任主审,中国中药协会房书亭会长为本书作序,在此表示真诚的感谢。同时也要感谢中国中药协会中药新技术专委会的诸位专家教授参与本书撰写付出的辛勤劳动。感谢上海成东科技有限公司王成东董事长和其夫人季秀兰女士、中科健康产业集团股份有限公司王连安董事长、江苏万创灭菌设备科技有限公司陶海涛总经理、杭州南方环境净化设备有限公司梅忠祥总经理在编撰过程中所给予的大力帮助。由于时间和水平有限,书中如存在不足之处,恳请读者见谅并指正。

编　者

2020 年 7 月 27 日于南京

目　录

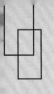

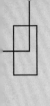

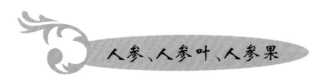

人参、人参叶、人参果

人参(Ginseng Radix Et Rhizoma)，又名人街、鬼盖、玉精、棒槌、园参，《中华人民共和国药典》(2020版)记载本品为五加科植物人参的干燥根和根茎。多采挖于秋季，洗净、晒干或烘干而成。主要用于体虚欲脱，肢冷脉微，脾虚食少，肺虚喘咳，津伤口渴，内热消渴，气血亏虚，久病虚羸，惊悸失眠，阳痿宫冷等。

人参叶(Ginseng Folium)，《中华人民共和国药典》(2020版)记载本品为五加科植物人参(Panax ginseng C. A. Mey.)的干燥叶，始载于《本草纲目拾遗》。秋季采收，晾干或烘干。用于气虚咳嗽，暑热烦躁，津伤口渴，头目不清，四肢倦乏等。

人参果，又名人参子，为五加科植物人参的成熟果实，形态呈圆形的小浆果。主治神经衰弱、失眠头昏、烦躁口渴、不思饮食。

【文献记载】

1. 人参　性味：味甘、微苦，性平。功效：大补元气，复脉固脱，补脾益肺，生津安神。

《神农本草经》曰："人参，味甘，微寒。主补五脏，安精神、定魂魄，止惊悸，除邪气，明目、开心、益智。久服轻身延年。"

《本草纲目》曰："治男妇一切虚证，发热自汗，眩晕头痛，反胃吐食，痎疟，滑泻久痢，小便频数，淋沥，劳倦内伤，中风，中暑，痿痹，吐血，嗽血，下血，血淋，血崩，胎前产后诸病。"

《证类本草》曰："人参，见用多高丽、百济者。潞州太行山所出，谓之紫团参，亦用焉……人参恶卤咸。生上党郡。人形者上。次出海东新罗国，又出渤海。主五脏气不足，五劳七伤，虚损痰弱，吐逆不下食，止霍乱烦闷、呕哕，补五脏六腑，保中守神。"

《名医别录》曰："主治肠胃中冷，心腹鼓痛，胸肋逆满，霍氏吐逆调中，止消渴通血脉，破坚积，令人不忘。"

2. 人参叶　性味：味苦、甘，性寒。功效：具有补气，益肺，祛暑，生津的功效。

《药性考》曰："清肺，生津，止渴。"

《本草纲目拾遗》曰："其性补中带表，大能生胃津，祛暑气，降虚火，利四肢头目。"

3. 人参果　性味：味辛，性微温。功效：具有补气强身，延缓衰老，主体虚乏力，头昏失眠，胸闷气短的功能。

《本草纲目拾遗》曰："人参子，如腰子式，生青熟红，如小黄豆大。凡痘不能起发分标行浆者,药内加参子,后日无痒塌之患。"

【成分研究】

1. 人参皂苷　人参皂苷是人参的主要活性成分。目前已发现有 120 多种,根据苷元的结构类型人参皂苷可分为 3 类[1]:

（1）原人参二醇型:主要包括人参皂苷 Rb₁、Rb₂、Rc、Rd、Rh₂等。

（1）原人参二醇型:主要包括人参皂苷 Rb₁、Rb₂、Rc、Rd、Rh₂等。

（2）原人参三醇型:主要包括人参皂苷 Re、Rf、Rg₁、Rg₂等。

（3）齐墩果酸型:主要包括人参皂苷 Ro、Rh₃、Ri、F₄等。

人参果总皂苷是人参根含量的 4 倍。人参茎叶中也发现含人参皂苷 60 多种。

2. 人参多糖　人参多糖总量为 4%~6%,主要包括单糖、低聚糖和多糖[2,3]。叶较根部含大量的游离型 RG－Ⅱ样多糖[4]。

3. 挥发油类　人参挥发油成分主要分为三类:第一类为倍半萜类,第二类为长链饱和羟酸,第三类为少量芳香烃。人参挥发油含量较低,占 0.1%~0.5%。具有人参的特殊香味。人参叶挥发油主要有金合欢烯、α-丁香酸、棕榈酸乙酯、α-愈创木烯、反丁香烯等,人参果挥发油含 40 余种成分[5]。

4. 氨基酸、多肽及蛋白质　人参根中含 16 种以上氨基酸,其中含量最高的是精氨酸,其次是谷氨酸和天冬氨酸,含量最低的是甲硫氨酸[6]。

5. 微量元素　在人参中含锂、钠、钾、铁、铜、锌等 40 余种无机元素[7]。

6. 脂肪酸　人参中脂肪酸成分主要包括亚油酸、棕榈酸（即十六烷酸）、亚麻油酸、油酸（oleic acid）、硬脂酸（stearic acid,即十八烷酸）等,其中亚油酸含量高达 62%~65%[8]。

7. 其他类化合物　人参中还含聚乙炔醇类化合物,如人参环氧炔醇和人参炔三醇等,以及甾醇和酶类物质,如 β-谷甾醇、菜油甾醇、β-D-葡萄糖苷、胡萝卜甾醇苷等[9]。

【药理研究】

1. 对中枢神经系统的作用　人参皂苷是调节神经系统的主要药效成分,对神经系统调节表现为镇静和兴奋双重作用。人参皂苷 Rg₁能显著降低血乳酸的含量和血清尿素氮的产生,以此来缓解疲劳。人参皂苷 Rb₁、Re、Rg₂等成分具有良好的增强记忆作用。人参总皂苷能明显降低自由基对神经元损伤程度,从而表现出对 H₂O₂所致大鼠皮质神经元细胞损伤有保护作用[10]。

2. 对心血管系统的作用　人参在小剂量时可使麻醉动物的血压轻度上升,大剂量时则使血压暂时性下降,对血管也有扩张作用。人参皂苷 Rb₁可有效改善心肌梗死,Rg₁刺激局部心肌组织,显著提升外周血的干细胞数量,缩小梗死面积,保护缺血心肌的基本结构。人参皂苷 Rg₁、Rb₁和 Re 等有阻滞钙通道作用[11-12]。

3. 对免疫系统的调节作用　研究发现,人参多糖对于特异性与非特异性免疫都有明显的促进作用,增强体内吞噬细胞活性,刺激机体对各种抗原产生相应的抗体等[13]。

4. 对内分泌系统的作用　人参能影响下丘脑-垂体-性腺轴[14]。能够使大鼠性成熟阶段快速完成,增加性已成熟雌鼠动情期[15]。

5. 抗肿瘤作用　研究表明,人参皂苷不仅可以直接抑制细胞毒素的增长,而且可以减少癌细胞的分化和抑制转移[16]。人参环己烷提取部分对肝癌和乳腺癌细胞也具有显著的抑制作用[16-18]。

【食用方法】

1. 人参叶茶

原料:人参叶 3 g。

功效:益气生津,养心补气。

做法:用开水冲泡代茶饮用,每日 1 次。

2. 参蚧炖地龙

原料:地龙(即蚯蚓)2 条,蛤蚧 1 对,人参 3 g,猪瘦肉 50 g。

功效:肺肾两虚型哮喘[19]。

做法:将地龙洗净去泥沙,蛤蚧洗净切块,人参切片,猪瘦肉切块。以上原料放入盅内,加肉汤适量,隔水炖熟后,饮汤吃肉。

3. 爆人参鸡片[20]

原料:鸡脯肉 200 g,人参 15 g,黄瓜、冬笋各 25 g,鸡蛋清 1 个,香菜梗、葱、姜、淀粉、精盐、味精、鸡汤、料酒、油适量。

功效:滋补元气,丰肌壮体。

做法:将鸡脯肉切片,冬笋、黄瓜洗净切片,葱、姜切丝,香菜梗切段。将鸡脯肉片加盐、味精后拌匀,放鸡蛋清、淀粉抓匀,再将炒锅烧热放油适量,烧至五成热时,放入鸡脯肉片翻炒熟时盛出,在剩油的炒锅内放入葱丝、姜丝、笋片、人参片煸炒,再放入香菜梗、黄瓜片,烹入料酒、精盐、味精、鸡汤,翻炒几下,淋上明油即成。

4. 人参汁[21]

原料:新鲜人参子 500 g 以上。

功效:有祛风邪和增强免疫力的功效。

做法:取鲜人参子 500 g 以上,用蒸馏水洗净(不要揉搓)后,用风晾干(避免暴晒),用压榨机提取人参子汁液,装于消过毒的玻璃器皿,置于冰箱内 0~15 ℃储存,可在 10 个月内使用。

【常用配伍】

人参配黄芪、五味子,能补益肺气等。

人参配白术、茯苓、甘草,能补脾益气,如四君子汤。

人参叶配天花粉、天冬、黄连等,治消渴,属热炽阴伤者,以清火生津止渴。

人参叶配生黄芪、麦冬、五味子等,以益气养阴止渴。

【注意事项】

《本草经集注》曰:"茯苓为之使。恶溲疏。反藜芦。"

《雷公炮炙论》曰:"夏中少使,发心痃之患也。"

《千金要方》曰:"紫石英对人参,其治主心肝通主腰脚……令人头项强。"

《药品化义》曰:"若脾胃热实,肺受火邪,喘嗽痰盛,阴虚劳怯,失血初起,胸膈痛闷,噎膈便结,有虫有积,皆不可用。"

《本草从新》曰:人参叶"损气败血,其性与人参相反。"

《药性切用》曰:人参叶"苦寒之性,不甚益人,虚甚者,忌之。"

【参考文献】

参考文献见二维码。

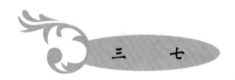

三 七

三七拉(*Notoginseng Radix Et Rhizoma*),又名田七、金不换(江西)、滇七、血见愁、山膝、金不换、田三七、田漆、田七粉、参三七、血参、人参三七、滇三七、旱三七、盘龙七(四川)、血见愁、开化三七、山漆、佛手山漆、汉三七、文山七等。《中华人民共和国药典》(2020版)记载本品为五加科植物三七的干燥根和根茎,是一种用途广泛的名贵中药材,主产于云南省、贵州省、广西壮族自治区、四川省,其中云南三七"铜皮铁骨",量大质优而闻名。主要用于咯血,吐血,衄血,便血,崩漏,外伤出血,胸腹刺痛,跌扑肿痛等。

【文献记载】

三七,性味:味甘、微苦,性温。功效:散瘀止血,消肿定痛。

《本草纲目》曰:"本名山漆,谓其能合金疮,如漆粘物也。此说近之,金不换,贵重之称也。"

《景岳全书》曰:"味甘气温,乃阳明、厥阴血分之药,故善止血散血定痛。凡金刃刀箭所伤,及跌扑杖疮血出不止,嚼烂涂之,或为末掺之,其血即止。亦治吐血衄血、下血血痢、崩漏、经水不止、产后恶血不下，俱宜自嚼，或为末，米饮送下二三钱。若治虎咬蛇伤等证，俱可服可敷。叶之性用与根大同，凡折伤跌扑出血，敷之即止，青肿亦散。"

《本草新编》曰："三七根，味甘、辛，气微寒，入五脏之经。最止诸血，外血可遏，内血可禁，崩漏可除。世人不知其功，余用之治吐血、衄血、咯血与脐上出血、毛孔渗血，无不神效。然皆用之于补血药之中，而收功独捷。大约每用必须三钱，研为细末，将汤剂煎成，调三七根末于其中饮之。若减至二钱，与切片煎药，皆不能取效。"

《本草求真》曰："三七，世人仅知功能止血住痛。殊不知痛因血瘀则痛作，血因敷散则血止。三七气味苦温，能于血分化其血瘀。"

《本草纲目拾遗》曰："人参补气第一，三七补血第一，味同而功亦等，故称人参三七，为药品中之最珍贵者。"

【成分研究】

1. 皂苷类成分　皂苷类是三七的主要药效成分之一，含量为 12% 左右。目前发现三七中的皂苷种类有 60 余种[1]，主要有 Rb_1、Rb_2、Rg_1、Rg_2、Rc、Rd、Re 和三七皂苷 R_1。

2. 黄酮类化合物　三七中的黄酮类成分主要有山柰酚、槲皮素、异鼠李素等[2]。

3. 微量元素与氨基酸　三七中含锰、铁、铜、钴、锌、钙等大量具有生物活性的微量元素，并含精氨酸、谷氨酸、甲硫氨酸等 16 种以上氨基酸，其中有 7 种必需氨基酸[3]。

4. 多糖类成分　三七中含阿拉伯糖、半乳糖、鼠李糖、木糖、葡萄糖、低聚糖和多糖等，总多糖含量约为 10%，但因产地、规则、采收期等不同而有差异[4]。

5. 挥发油　三七挥发油中含倍半萜类、酮烯烃、环烷烃、脂肪酸、苯取代物和萘取代物等成分，另外子丁香烯、δ-愈创木烯、α-雪松烯、花侧柏等。

【药理研究】

1. 对血液系统的影响

（1）止血：三七素为一种特殊氨基酸，是三七止血的主要活性成分[5]，它可以缩短血小板的凝血时间，降低毛细血管通透性，明显增加血小板数量，从而实现快速凝血作用，并具有量效关系。

（2）补血：实验和临床研究表明，三七总皂苷能促进骨髓粒细胞系统、血红蛋白及各类红细胞升高和增殖，具有明显的造血功能[6]。

（3）活血：三七总皂苷可通过改善血管内皮的功能来改善血液成分和机体的血流状态，防止血液黏度增加，具有明显抗凝，抑制血小板聚集，实现抑制血小板黏附和抗血栓形成的作用[7]。所以三七有"止血不留瘀"之称,尤其适合出血兼有瘀滞者。

2. 对心脑血管系统的影响 动物实验表明,三七总皂苷可减缓心肌细胞的凋亡,大鼠的心肌缺血-再灌注损伤及缺血性脑损伤有较好的保护作用[8],还可通过钙拮抗作用,松弛心肌与血管平滑肌细胞膜,降低血压,并明显抑制小鼠心律失常。

3. 对神经系统的影响 三七可"消肿定痛",其中的人参皂苷 Rb_1 是主要的镇痛作用成分。有研究证实,脑室内注入少量三七总皂苷能减少动物的自主活动,并具有较强镇痛效果,可明显对抗化学性和热刺激引起的疼痛。

此外,研究还发现大鼠口服三七中的人参皂苷 Rg_1 和 Rgb_1 均能显著增强大鼠学习和记忆力[9]。

4. 对免疫系统的影响 动物实验表明,三七总皂苷可使大鼠外周白细胞移行抑制指数降低,机体全身特异性细胞免疫功能增强,明显提高外周血中粒细胞和肺泡巨噬细胞的吞噬率[10],而显现免疫调节作用。另据报道,三七总皂苷能阻止炎症细胞内的活性,减少地诺前列酮的释放,而具有较好的抗炎作用。

5. 影响肾功能 三七总皂苷可通过抑制肾小管上皮细胞增殖和总胶原的分泌,以及改善微循环,扩张肾脏血管等作用,延缓肾小管-间质纤维化进程,改善肾功能[11]。

6. 抗肿瘤 三七中含多种抗癌活性物质,如人参皂苷 Rb_1、多糖、活性硒等,能杀伤恶变细胞,保护正常细胞[12]。有些成分还能诱导癌细胞逆转形成非癌细胞。

7. 抗衰老与抗疲劳 三七与人参相似,能提高超氧化物歧化酶和过氧化氢酶的活性,增强人体清除自由基的能力,从而改善记忆,延缓衰老,抗疲劳[13]。

8. 抗病毒 动物实验发现,三七总黄酮可明显抑制柯萨奇 B3 病毒感染原代培养大鼠乳鼠心肌细胞的病变,显著提高治疗组大鼠的生存率[14]。

【食用方法】

1. 三七片

原料:三七片,口服,每次 1.0~1.5 g,外用适量敷患处。

功效:主治跌打瘀血、外伤出血、产后血晕、吐血、衄血等血症,可防治冠心病、高血脂、高血压等。

做法:三七洗净,晒干,切薄片。

禁忌:孕妇忌服。

2. 三七鸡汤/鱼汤

原料:三七片 3 g。

功效:身体虚弱、食欲不振、神经衰弱、过度疲劳、失血、贫血等。

做法：加入鸡汤、鱼汤等。

3. 三七花茶

原料：三七花 3~6 朵。

功效：清热、降血压、平肝、镇定、安神。

做法：用开水冲泡饮用（可以反复冲泡，直到滋味淡为止，亦可隔夜泡继续饮用）。

4. 三七红枣粥

原料：粳米 50 g，三七粉 1.5 g，红枣 3 枚。

功效：补血活血，化瘀清热。适用于崩漏下血及其他出血。

做法：粳米洗净，红枣洗净去核，加入三七粉，煮粥。

【常用配伍】

三七配丹参，活血散瘀，养心止痛，用治血瘀胸痹疼痛，疗效显著。

三七配白及，增强了三七的止血效果，用治咯血、吐血，有止血而不留瘀之妙。

三七配人参，用治气虚出血。

三七配川芎，二者相须为用，行血中之气，散血中之瘀。

三七配鸭胆子，二药相合，凉血止血，用治赤痢。

三七配血竭，两药配伍使用，有散瘀行滞，止血定痛之功。

三七配大黄，引邪下行，不止血而血自止。

三七配五味子，敛肺滋肾，生津敛汗，宁心安神。

【注意事项】

（1）生用活血，熟用补血。

（2）不可过量，用于日常保健，每日 3~5 g 三七粉，用温水分 2 次送服。

（3）服用三七时忌食虾类。

（4）10 岁以下儿童不宜长期服用三七粉，三七粉有提高免疫力的作用，10 岁以下儿童自身免疫力还没有发育完善，长期服用可能会影响自身免疫力的发育。

（5）《轩岐救正论·药性微蕴》曰："山漆，近代出自粤西南丹诸处，惟治军中金疮，及妇人血崩不止与男子暴吐失血，而真元未亏者，用之极有神效，奏功顷刻。若虚劳失血，阴阳损竭，更当寻源治本，嘘血贵经，误用此药，燥劫止塞，反滋祸害也。"

【参考文献】

参考文献见二维码。

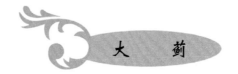

大　蓟

大蓟(*Cirsii Japonici Herba*),最早记载于《名医别录》中,陶弘景谓"大蓟是虎蓟,小蓟是猫蓟,叶并多刺,相似"。《中华人民共和国药典》(2020 版)记载本品为菊科植物蓟的干燥地上部分。主要用于衄血,吐血,尿血,便血,崩漏,外伤出血,痈肿疮毒等。

【文献记载】

大蓟,性味:味甘、苦,性凉。功效:凉血止血。

《名医别录》曰:"根,主养精,保血。主女子赤白沃,安胎,止吐血、鼻衄。"

《新修本草》曰:"根疗痈肿。"

《滇南本草》曰:"消淤,生新,止吐血、鼻血,小便尿血,妇人红崩下血;补诸经之血,消疮毒,散瘰疬结核久不能收口,生肌排脓。"

《本草蒙筌》曰:"去蜘蛛蝎子咬毒。"

《玉楸药解》曰:"行瘀血而敛新血,吐衄、崩漏、痈疽、跌打,及肠痈、血积、金疮、蛊毒、虫毒俱治。"

《得配本草》曰:"破血,退热,消痈。"

《全国中草药汇编》曰:"凉血止血,散瘀消肿。"

【成分研究】

1. 黄酮和黄酮苷类　主要有粗毛豚草素、芹菜素、木犀草素、柳穿鱼叶苷、金合欢素、槲皮素、田蓟苷、香叶木素、蒙花苷、柳穿鱼黄素等[1,2]。

2. 长链烯炔醇类化合物　此类化合物是大蓟中各类化合物中较为特征的一类,多为不同侧链取代的 17 个碳的长链或异型长链烯炔醇[3-5]。

3. 甾醇类　β-谷甾醇、豆甾醇、ψ-乙酰蒲公英甾醇类化合物[6]。

4. 挥发油类　GC-MS 分析鉴定正品大蓟根挥发油含 67 种化合物,其中主要为萜类化合物,占 45.22%[7]。

5. 微量元素　含钠、镁、钾、钙、锰、铁、铜、锌等[8]。

6. 木脂素类　从大蓟的 50%乙醇提取物中分离得到 2 个木脂素[1]:(-)2-(3′-甲氧基-4′-羟基-苯基)-3,4-二羟基-4-(3″-甲氧基-4″-羟基-苄基)-3-四氢呋喃甲醇和络石苷。

7. 其他　有机酸类、酚性化合物、生物碱等。

【药理研究】

1. 抗肿瘤　大蓟可使人白血病细胞 K562、肝癌细胞 HepG2、宫颈癌细胞

HeLa、胃癌细胞 BGC823、结肠癌细胞 HT-29 形态上发生皱缩、变圆、脱壁、裂碎等变化,生长受到明显抑制,抑制率最高可达 80% 以上[9]。其抗肿瘤活性成分主要为黄酮类物质,主要是通过提高机体免疫功能和诱导癌细胞凋亡来实现的[10]。

2. 降血压 适量的大蓟水煎剂灌胃高血压模型小鼠具有显著降血压效应,对心脏和肾脏等内脏器官有较好的保护作用[11]。

3. 抗菌 大蓟正丁醇提取物对 4 种念珠菌及 4 种革兰氏阳性菌有抑菌作用。大蓟提取物对供试的植物病原菌具有一定的抑制作用[12,13]。

4. 凝血、止血 大蓟炒炭后具有很好的凉血、止血作用,且大蓟炭比生品止血的速度要快[14]。

5. 抗氧化 用韩国产大蓟的地上和地下部分甲醇提取液中的一些黄酮类化合物进行 DPPH 和 ONOO⁻ 自由基清除实验,结果表明,其中一些黄酮类化合物有很好的抗氧化物作用[15]。

6. 抗病毒 大蓟的水煎液对单纯疱疹病毒有很好的抑制作用[16]。

7. 抗糖尿病 通过实验发现大蓟水提取液具有抗糖尿病活性作用[17]。

8. 其他 具有杀线虫、补血、促排卵、利尿、调节动物雌性激素分泌、引诱访花昆虫的作用[18]及对抑制酪氨酸酶的作用等。

【食用方法】

1. 大蓟炒鸡蛋

原料:鲜大蓟嫩叶 200 g,鸡蛋 3 个,精盐、葱花、猪油适量。

功效:适用于虚劳吐血、衄血、咽喉肿痛、目赤、痢疾、痈疡肿毒、营养不良等。

做法:猪油炒鸡蛋,加入大蓟嫩叶翻炒。

2. 大蓟烧牛肉

原料:鲜大蓟嫩叶 250 g,鲜黄牛肉 500 g。

功效:用于治疗妇女干血痨、肺痨、形体消瘦、精神短少、头痛、消渴、吐血、消化不良、腰膝酸软、带下、肠风、痈痒肿痛等。

做法:葱花爆过后加入牛肉块翻炒五分熟,放入料酒、精盐、胡椒粉、酱油、葱段、姜片适量,添水适量,加入鲜大蓟嫩叶文火炖。

【常用配伍】

大蓟配生地黄,治血热妄行的各种出血症。

大蓟配伍艾叶、白鸡冠花子、黄柏,治妇女白带不止、崩漏。

大蓟配小蓟、侧柏叶,治衄血、吐血。

大蓟配小蓟、蒲草、炒蒲黄、女贞子、旱莲草,治功能性子宫出血。

大蓟配茜草,治血热所致的吐血。

大蓟配车前草,煎汤代茶,治原发性高血压。

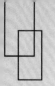

【注意事项】

虚寒出血、脾胃虚寒者禁服。

《本草经疏》曰:"不利于胃弱泄泻及血虚极、脾胃弱。不思饮食之证。"

《品汇精要》曰:"忌犯铁器。"

【参考文献】

参考文献见二维码。

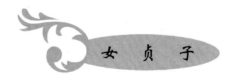

女贞子(*Ligustri Lucidi Fructus*)又名女贞实、冬青子、爆格蚤、白蜡树子、鼠梓子、蜡树、虫树。《中华人民共和国药典》(2020版)记载本品为木犀科女贞属植物女贞的果实。原生于中国长江流域及南方各地、河南省等地,北方不太寒冷的地方也有引种,在朝鲜南方、印度也有分布。主要用于肝肾阴虚,眩晕耳鸣,腰膝酸软,须发早白,目暗不明,内热消渴,骨蒸潮热等的治疗。

【文献记载】

女贞子,性味:味甘、苦,性凉。功效:滋补肝肾,明目乌发。

《神农本草经》曰:"女贞实,味苦,平。主补中,安五脏(藏),养精神,除百疾。久服肥健,轻身不老。生山谷。"

《本草纲目》曰:"女贞实乃上品无毒妙药,而古方罕知用者,何哉?《典术》云:女贞木乃少阴之精,故冬不落叶。观此,则其益肾之功,尤可推矣。"

《本草经疏》曰:"女贞子,气味俱阴,正入肾除热补精之要品,肾得补则五脏自安,精神自足,百疾去而身肥健矣。"

《本草述钩元》曰:"味苦甘,气寒,气薄味厚,阴中之阴,降也,入足少阴经,纲目主强阴,健腰膝,变白发,明目,称为上品无毒妙药。典术言女贞本少阴之精,冬不落叶,故其益肾之功可推,禀天地至阴之气,今人用以变白辄效,应是甘寒凉血益血之药……凡肾阴虚而有热者。"

《本草正》曰:"养阴气,平阴火,解烦热骨蒸,止虚汗,消渴,及淋浊崩漏,便血,溺血,阴疮痔漏疼痛。亦清肝火,可以明目止泪。"

《本草再新》曰:"养阴益肾,补气舒肝。治腰腿疼,通经和血。"

【成分研究】

女贞子中含多糖类、三萜类、苯乙醇苷类及其衍生物、黄酮类、挥发油、微量元素和氨基酸等成分。

1. 多糖类　女贞子中所含多糖大多由蔗糖和含 β -糖苷键的阿拉伯糖、鼠李糖、葡萄糖及岩藻糖组成[1]。

2. 三萜类及其衍生物　女贞子中三萜类化合物约占 5%[2],其中水溶性萜类主要是以裂环烯醚萜为主的环烯醚萜类化合物,具体包括女贞子苷、女贞苷、特女贞苷、女贞酸等;脂溶性萜类主要包括熊果酸、齐墩果酸及以上两种酸的衍生物等。

3. 黄酮类　女贞子中的常见化学成分是黄酮类化合物,主要包括槲皮素、芹菜素、木犀草素、花旗参素、圣草素和芸香苷等[3]。

4. 挥发油类　目前从女贞子中分离得到 57 种挥发油成分,主要包括 57 种成分,其中鉴定出 50 种化合物,约占挥发油总量的 96.38%,其中主要有桉油精、苯甲醇、三苯甲醇和乙酸龙脑酯等[4,5]。

5. 脂肪酸　女贞子中的脂肪酸大多为不饱和脂肪酸,主要有油酸、亚油酸、亚油酸(反式)、α -亚麻酸等。饱和性脂肪酸主要有棕榈酸与硬脂酸等,约占脂肪酸总量的 15%[6]。

6. 氨基酸　女贞子及其炮制品中还含谷氨酸、甘氨酸、丝氨酸、丙氨酸、半胱氨酸、酪氨酸等 17 种水解氨基酸,其中有 7 种为人体所必需的氨基酸[7]。

7. 微量元素　女贞子中还含铁、镁、铝、锌、钼、锰、钴等 17 种微量元素和 5 种常量元素[8]。

【药理研究】

1. 免疫调节　中药女贞子中的多糖成分,能够促进荷瘤小鼠 T 细胞和 B 细胞的增殖,增强 NK 细胞和单核巨噬细胞的活性,从而产生免疫调节作用,提高机体的细胞免疫和体液免疫功能[8]。

2. 保肝　中药女贞子中裂环烯醚萜苷类可能通过清除自由基,抑制脂质过氧化,提高抗氧化酶超氧化物歧化酶的活性,降低肿瘤坏死因子- α(tumor necrosis factor - α,TNF - α)、白介素-1(interleukin - 1,IL - 1)及 IL - 6 等炎症因子的释放,缓解急性肝损伤程度,达到较好的保肝作用[8]。

3. 抗氧化　女贞子中所含黄酮类可通过与酚酸类的协同作用,较强地清除二苯代苦味酰基和羟基自由基;防止脂质的过氧化,具有一定的还原能力及总体抗氧化能力。女贞子内的裂环环烯醚萜苷(女贞总苷)也具有清除自由基的作用,从而起到抗氧化作用[8]。

4. 降血糖、降血脂　女贞子提取物中含的多酚类,能显著抑制血清总胆固醇、三酰甘油、低密度脂蛋白胆固醇、糖化血脂蛋白、血脂及肝脏内的丙二醛(malondialdehyde，MDA)等指标水平的同时，显著提高非胰岛素、高密度脂蛋白胆固醇、超氧化物歧化酶和谷胱肽过氧化物酶水平，具有降血糖及抗氧化活性。女贞子中所含齐墩果酸衍生物可抑制 α -葡萄糖糖苷酶、乙酰胆碱酯酶(acetylcholinesterase，AChE)、HMG - CoA 还原酶、ACE，清除亚硝酸根离子的体外活性，达到降血糖、血脂的作用[8]。

5. 抗癌　女贞子中的齐墩果酸可提高恶性肿瘤患者的巨噬细胞吞噬指数和百分比，抑制 T_s 细胞活性，从而抑制肿瘤细胞生长，起到抗癌效果[8]。

6. 保护心肌　女贞子提取物可明显增强心肌组织中谷胱肽过氧化物酶和超氧化物歧化酶的活性，提高 T - AOC 水平和谷胱甘肽(glutathione，GSH)含量，减少谷草转氨酶(glutamic-oxaloacetic transaminase，GOT)活性与丙二醛含量，清除自由基，防止脂质过氧化损伤，维护心肌正常功能[8]。

7. 抗炎、抑菌　中药女贞子不同炮制品对金黄色葡萄球菌、伤寒杆菌、痢疾杆菌等细菌均有一定的抑制作用，其中以酒蒸的女贞子抑菌作用最强[8]。

【食用方法】

1. 女贞子酒

原料：女贞子 200 g，低度白酒 500 mL。

功效：补益肝肾，抗衰祛斑。

做法：女贞子洗净，晒干，浸入酒中。

2. 女贞子蜂蜜饮

原料：女贞子 20 g，蜂蜜 30 g。

功效：滋补肝肾，软化血管。主治肝肾阴虚型动脉硬化，症见头晕目眩，腰酸耳鸣，须发早白，遗精，便秘等。

做法：水适量，文火煎煮女贞子 30 min，过滤，汤汁随口味加入适量蜂蜜。

3. 女贞子玉米须饮

原料：女贞子 30 g，桑叶 6 g，菊花 6 g，玉米须 30 g，竹茹 6 g。

功效：补清肺热，止烦渴，适用于三消型糖尿病患者。

做法：以上各原料加水适量，文火煎煮 20~30 min，取滤过溶液即可。

【常用配伍】

女贞子配旱莲草，补肝益肾，功专力宏，对于肝肾不足、腰膝酸软、须发早白、目暗不明、失眠多梦、耳鸣遗精等证，悉可选用。

女贞子配黑芝麻，滋养肝肾，用于治疗津枯血燥、病后虚弱、肾亏肝旺、虚风头眩、须发早白。

女贞子配川续断，补肾益精，主治妇女隐疾、性欲减退、阴道干涩等。

女贞子配炒山药，健脾益肾，不燥不热，寒温适宜，适于久服，可治脾肾阴虚、头晕耳鸣、食少便溏、腰膝酸痛等。

【注意事项】

脾胃虚寒泄泻及肾阳虚者,慎服。

《本草经疏》曰:"变白家当杂保脾胃药,及椒红温暖之类同施,否则恐有腹痛作泄之患。"

《本草汇言》曰:"如命门火衰,肾间阳气虚而脾胃薄弱,饮食不增,腹病泄泻者,又当禁用。"

《得配本草》曰:"脾胃虚寒,肾阳不足,津液不足,内无虚热,四者禁用。"

【药材真假伪鉴别】

正品女贞子呈卵形、椭圆形或肾形,长为6~8.5 mm,直径为3.5~5.5 mm。表面黑紫色或灰黑色,皱缩不平,基部有果梗痕或具宿萼及短梗。体轻。外果皮薄,中果皮较松软,易剥离,内果皮木质,黄棕色,具纵棱,破开后种子通常为1粒,肾形,紫黑色,油性。气微,味甘、微苦涩。

【参考文献】

参考文献见二维码。

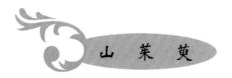

山茱萸(*Corni Fructus*),又名蜀枣、魁实、鼠矢、鸡足、山萸肉、实枣儿、肉枣、枣皮、药枣、红枣皮。以山茱萸为原料的绿色保健食品开发,可加工成饮料、果酱、蜜饯及罐头等。山茱萸先开花后萌叶,秋季红果累累,绯红欲滴,艳丽悦目,为秋冬季观果佳品,应用于园林绿化很受欢迎,可在庭园、花坛内单植或片植,景观效果美丽。《中华人民共和国药典》(2020版)记载本品为山茱萸科植物山茱萸的干燥成熟果肉。主要用于眩晕耳鸣,腰膝酸痛,阳痿遗精,遗尿尿频,崩漏带下,大汗虚脱,内热消渴等。

【文献记载】

山茱萸,性味:味酸、涩,性微温。功效:补益肝肾,收涩固脱。

《神农本草经》曰:"山茱萸,味酸,平。主心下邪气,寒热,温中,逐寒湿痹,去三虫。久服轻身。"

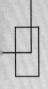

《名医别录》曰:"微温、无毒。主治肠胃风邪,寒热,疝瘕,头脑风,风气去来,鼻塞,目黄,耳聋,面疱,温中,下气,出汗,强阴,益精,安五脏,通九窍,止小便利。久服明目,强力,长年。"

《雷公炮炙论》曰:"凡使,勿用雀儿苏,真似山茱萸,只是核八棱,不入药用。能壮元气,秘精。核能滑精。"

《医学入门》曰:"山茱萸酸涩微温,补肾强阴固精无,去头面风除疝瘕,逐痹调经益肝源。"

《本经逢原》曰:"滑则气脱,涩以收之。山茱萸止小便利,秘精气,取其酸涩以收滑也。甄权治脑骨痛,疗耳鸣,补肾气,兴阳道,坚阴茎,添精髓,止老人尿不节,治面上疮,能发汗,止月水不定。详能发汗,当是能敛汗之误。以其酸收,无发越之理,仲景八味丸用之。盖肾气受益,则风藏有度,肝阴得养,则疏泄无虞,乙癸同源也。命门火旺,赤浊淋痛及小便不利者禁服。"

《药性论》曰:"治脑骨痛,止月水不定,补肾气,兴阳道,添精髓,疗耳鸣,除面上疮,主能发汗,止老人尿不节。"

【成分研究】

1. 环烯醚萜苷类　山茱萸中所含的环烯醚萜苷类化合物是山茱萸中特征性成分,主要包括有马钱苷、7-脱氢马钱苷、山茱萸新苷、β-二氢山茱萸苷等[1]。

2. 鞣质类　山茱萸中主要包括异诃子素、新喷呐草素Ⅰ和新喷呐草素Ⅱ等11种鞣质类成分。其中7种为鞣花鞣质,剩余4种为没食子酸鞣质[2]。

3. 黄酮类化合物　山茱萸中分离得到的黄酮类成分较少,主要有槲皮素、山柰酚、异槲皮苷、柚皮素、表二茶酸-3-O-没食子酸等[2]。

4. 多糖类　山茱萸中的多糖类成分主要为 PFCCⅠ、PFCAⅢ、SZYP-2C。其中,PFCCⅠ和 PFCAⅢ分别是由葡萄糖和木糖以81.2:18.8的比例组成,以及由葡萄糖、阿拉伯糖和鼠李糖以35.72:50.54:13.74的比例聚合而成的杂多糖[3]。

5. 有机酸　山茱萸中还含熊果酸、齐墩果酸、没食子酸、苹果酸、酒石酸等多种有机酸[4]。

6. 其他　山茱萸还含大量的氨基酸和维生素,其果实中含铜、锰、镍、钴等20余种无机元素[2]。

【药理研究】

1. 对免疫系统的影响　山茱萸免疫活性部位能明显抑制 T 细胞的转化、LAK细胞的生成及 IL-2 等因子的释放,能增强小鼠的体液免疫和非特异性免疫功能,具有一定的免疫调节作用[2]。

2. 强心、抗休克　山茱萸制剂可抑制血小板的聚集,降低血栓形成的速率,维持并缓慢升高休克动物的血压,使大鼠离体乳头肌的收缩强度明显增强,具有明确的强心作用和抗休克作用[2]。

3. 抗心律失常　山茱萸对于乌头碱诱发大鼠心律失常的潜伏期具有延长作用,能降低由氯化钙诱导的大鼠室颤的死亡率和发生率,使大鼠离体左室乳头肌节律失常的阈值增大,能明显逆转乌头碱和氯化钙诱导的大鼠心律失常反应[2]。

4. 降血糖　山茱萸提取物能提高胰岛素的分泌量,降低血糖、调节血脂,抑制 α-葡萄糖苷酶、唾液淀粉酶和胰液淀粉酶的分泌,防止餐后高血糖的发生,具有一定的降血糖功效[2]。

5. 抗氧化、抗衰老　山茱萸中含的多糖类成分,可明显增强衰老小鼠血清中过氧化氢酶、超氧化物歧化酶及谷胱甘肽过氧化物酶 3 种酶的活性,明显降低脂质过氧化酶的活性,消除氧自由基,防止脂质过氧化反应,具有较好的抗氧化、延缓衰老的作用[2]。

6. 其他　山茱萸水提物可抑制癌细胞的增殖,提高精子活性,抑制多种细菌。其所含鞣质类成分能阻碍破骨细胞的形成,可用于对抗骨质疏松症。

【食用方法】

1. 山茱萸茶

原料:山茱萸 5 g,花茶 3 g。

功效:补肝肾,涩精气,固虚脱,抗菌。

做法:山茱萸、花茶共同泡茶。

2. 山茱萸粥

原料:山茱萸 15~20 g,粳米 100 g,白糖适量。

功效:补益肝肾,涩精敛汗。适用于肝肾不足,头晕目眩,耳鸣腰酸,遗尿,小便频数,虚汗不止,肾虚带下。

做法:粳米、山茱萸洗净,加水适量熬粥,食用前根据口味加适量白糖。

【常用配伍】

山茱萸配牡蛎,治正气欲脱,虚汗淋漓,喘逆,怔忡,或自汗、盗汗、遗精、带下等。

山茱萸配五味子,敛肺补肾,固精止汗。

山茱萸配地黄、牡丹皮,滋肝肾清虚热,用于肝阴虚、眩晕耳鸣、骨蒸潮热、腰膝酸软。

山茱萸配人参、黄芪、熟地黄、白芍,用于病后阳虚、腠理不固、遍身汗出。

山茱萸配补骨脂,温补肾气,固精缩尿,用于肾阳不足、阳痿、遗精、遗尿。

山茱萸配益智仁、人参、白术,温肾益气,缩小便,用于老人小便不节或尿遗不禁。

山茱萸配人参、白术、补骨脂,温补脾肾,涩肠止泻,治五更肾泄。

【注意事项】

《本草经疏》曰:"命门火炽,强阳不痿者忌之;膀胱热结,小便不利者,法当清

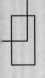

利,此药味酸主敛,不宜用;阴虚血热不宜用。"

《雷公炮炙论》曰:"使山茱萸,须去内核,核能滑精。"

《本草经集注》曰:"蓼实为之使,恶桔梗、防风、防己。"

【药材真假伪鉴别】

本品呈不规则的片状或囊状,长 1.0~1.5 cm,宽 0.5~1.0 cm。表面紫红色至紫黑色,皱缩,有光泽。顶端有的有圆形宿萼痕,基部有果梗痕。质柔软。气微,味酸、涩、微苦。本品粉末红褐色。果皮表皮细胞橙黄色,表面观多角形或类长方形,直径 16~30 pm,垂周壁连珠状增厚,外平周壁颗粒状角质增厚,胞腔含淡橙黄色物。中果皮细胞橙棕色,多皱缩。草酸钙簇晶少数,直径 12~32 pm。石细胞类方形、卵圆形或长方形,纹孔明显,胞腔大。

【参考文献】

参考文献见二维码。

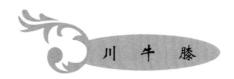

川牛膝

川牛膝(*Cyathulae Radix*)又名牛膝、天全牛膝、都牛膝、米心牛膝、家牛膝、肉牛膝、大牛膝、拐牛膝、甜牛膝、甜川牛膝、龙牛膝。历代本草记载,川牛膝入药多为生用和酒制品,酒制后能增强活血通经的作用。《中华人民共和国药典》(2020 版)记载本品为苋科植物川牛膝的干燥根,采挖于秋、冬二季。主要用于经闭癥瘕,胞衣不下,跌扑损伤,风湿痹痛,足痿筋挛,尿血血淋等。

【文献记载】

川牛膝,性味:味甘、微苦,性平。功效:逐瘀通经,通利关节,利尿通淋。

牛膝,首次记载于《神农本草经》,尚无川、怀产地的分别。

《药品化义》曰:"取川产长而肥润者佳,去芦根用。"

《本草纲目》曰:"牛膝处处有之,惟北土及川中有家载莳者为良。"

《本草备要》曰:"出西川及怀庆府,长大肥润者良。"

《本草正义》曰:"今时肆中之所谓川牛膝,则其形甚大而性质空松,又与石顽之说不类,然用之于肩背手臂,疏通经络,流利骨节,其效颇著。"

《雷公炮制药性解》曰:"川牛膝所禀厚,故肥而长,主补精髓。"

【成分研究】

目前对川牛膝的化学成分研究文献报道较少,其主要化学成分是甾酮类化合物和生物碱类化合物。

1. 甾酮类　川牛膝中的甾酮类化合物主要包括 β-谷甾醇、杯苋甾酮、羟基杯苋甾酮[1]、森告甾酮、头花蒽草甾酮、脱皮甾酮、红甾酮等,其中杯苋甾酮的含量最高,含量约为 0.003 mg/g[2]。

2. 多糖类　刘颖华等采取了发明专利(ZL96ll7736.5)中的多糖提取方法,从川牛膝中提取分离到川牛膝多糖粗品 CPC;经 685 弱碱阴离子交换柱、Bio-Gel 分子筛柱层析等方式分离纯化得到川牛膝多糖 RCP[3]。

3. 其他　耿秋明等首次从川牛膝中分离鉴定出阿魏酸成分,并测定了其含量[4]。周容等从川牛膝中分离出 9 种齐墩果酸型三萜类皂苷[5]。此外,川牛膝中还含异黄酮类、化合物生物碱和钙、镁、铝、锰、铁、铜等多种微量元素[6]。

【药理研究】

1. 对血液系统的影响　陈红等分别研究了川牛膝和怀牛膝水煎液对小鼠肠系膜微循环变化和淤血型大鼠血液流变学的影响,发现川牛膝在改善微循环、活血化瘀方面的作用强于怀牛膝[7]。

2. 对免疫系统的影响及抗炎　川牛膝中所含阿魏酸成分可抑制 5-SH 的释放和血小板聚集,对细胞免疫、体液免疫和非特异性免疫都有较强的促进作用。川牛膝对以肿胀为主的急性炎症具有较好的消肿效果,可减轻二甲苯致小鼠耳肿胀和蛋清致大鼠足肿胀[8]。川牛膝多糖能增强细胞免疫中激活的 Th1 细胞功能和体液免疫中激活的 B 细胞功能,显著增强特异性免疫和非特异性免疫,并能减少环磷酰胺的毒性[9]。

3. 抗生育　川牛膝提取物对体内外家兔子宫(无论孕否)都有兴奋作用,对未孕或受孕豚鼠子宫具有弛缓作用,具有一定抗早孕、抗着床、抗生育作用[10]。

【食用方法】

1. 牛膝茶

原料:牛膝 5 g,花茶 3 g。

功效:活血祛瘀,消痈散肿,止痛。

做法:牛膝、花茶共泡茶。

2. 菟丝牛膝茶

原料:菟丝子 5 g,牛膝 3 g,红茶 3 g。

功效:适用于男子腰膝软痛、阳痿、四肢顽麻无力等。

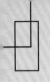
做法：上述材料共泡茶。

3. 牛膝蹄筋

原料：牛膝 10 g，牛蹄筋 100 g，火腿 50 g，蘑菇 25 g，鸡肉 500 g，姜、葱、胡椒、料酒、盐适量。

功效：祛风湿、活筋骨，用于肝肾不足、腰腿酸痛、软弱无力等。

做法：牛膝、牛蹄筋、火腿、蘑菇、鸡肉切丁，牛蹄筋丁、鸡肉丁炒至微黄，加入其他材料和水，文火炖。

【常用配伍】

川牛膝配当归、川芎、红花，具有活血、通经、止痛之功效，主要用于治疗血瘀经闭、痛经等。

川牛膝配乳香、血竭，具有活血祛瘀、止痛之功效，主要用于治疗跌打损伤。

川牛膝配桑寄生、续断、独活，具有活血通络、利关节、祛风湿之功效，主要用于治疗风湿腰膝疼痛、关节不利等。

川牛膝配黄柏、苍术，主要用于湿热下注、关节红肿疼痛等。

【注意事项】

孕妇和月经过多者忌用。

【药材真假伪鉴定】

根条呈近圆柱形，微扭曲，上端膨大略粗，向下略细或有少数分支，长 30～70 cm，直径 1～2 cm，表面黄棕色或灰褐色；具纵皱纹、支根痕和多数横向突起的皮孔。质地坚韧，不容易折断，断面灰黄色或暗棕色，维管束呈点状，可见许多色较浅淡的小点，并析出油状物，排列成 3~8 层同心环；闻之气微，味甜。

【参考文献】

参考文献见二维码。

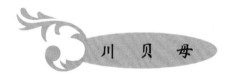

川贝母（*Fritillariae Cirrhosae Bulbus*），又名虻、黄虻、茴、贝母、勤母、药实。川贝母为润肺止咳的名贵中药材，应用历史悠久，疗效卓著，驰名中外。《中华人民共

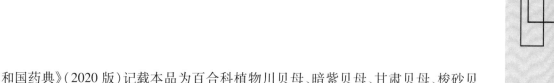

和国药典》(2020 版)记载本品为百合科植物川贝母、暗紫贝母、甘肃贝母、梭砂贝母、太白贝母等的干燥鳞茎。按性状不同分别习称"松贝""青贝""炉贝"和"栽培品"。采挖于夏、秋二季或积雪融化后。主要用于肺热燥咳,干咳少痰,阴虚劳嗽,痰中带血,瘰疬,乳痈,肺痈等症。

【文献记载】

川贝母,性味:味苦、甘,性微寒。功效:清热化痰,润肺止咳,散结消痈。

贝母之名最初可见《神农本草经》,被列为中品。

《神农本草经》曰:"贝母。味辛,平,主伤寒烦热,淋沥,邪气,疝瘕,喉痹,乳难,金创,风痉。"

《本草经集注》曰:"形似聚贝子,故名贝母,治腹中结实,心下满,洗洗恶风寒,目眩项直,咳嗽上气,止烦热渴,出汗,安五脏,利骨髓。"

《本草纲目拾遗》曰:"土人于象贝中拣出一二与川贝形似者,以水浸去苦味,晒干,充川贝卖,但川贝与象贝性各不同;象贝苦寒,解毒利痰,开宣肺气。凡肺家挟风火有痰者宜此。川贝味甘而补肺,不若用象贝治风火痰嗽为佳。若虚寒咳嗽,以川贝为宜。"

《雷公炮炙论》曰:"其中有独颗团、不作两片、无皱者,号曰丹龙精,不入用。若误服,令人筋脉永不收。用黄精、小蓝汁合服,立愈。"

《本草经疏》曰:"贝母,肺有热,因而生痰,或为热邪所干,喘嗽烦闷,必此主之,其主伤寒烦热者,辛寒兼苦,能解除烦热故也。淋沥者,小肠有热也,心与小肠为表里,清心家之烦热,则小肠之热亦解矣。邪气者、邪热也,辛以散结,苦以泄邪,寒以折热,故主邪气也。"

《药性论》曰:"治虚热,主难产,作末服之;兼治胞衣不出,取七枚末,酒下;末,点眼去肤翳;主胸胁逆气,疗时疾,黄疸,与连翘同,主项下瘤瘿疾。"

《本草汇言》曰:"贝母,开郁下气化痰之药也。润肺消痰,止咳定喘,则虚劳火结之证,贝母专司首剂。故配知母,可以清气滋阴;配芩、连可以清痰降火;配参、耆可以行补不聚;配归、芍,可以调气和营;又配连翘,可解郁毒,治项下瘰核;配二陈,代半夏用,可以清肺消痰、和中降火者也。以上修用,必以川者为妙。若解痈毒,破癥结,消实痰,敷恶疮,又以土者为佳。然川者味淡性优,土者味苦性劣,二者宜分别用。"

【成分研究】

1. 生物碱　川贝母的有效成分主要是甾体生物碱和异甾体类生物碱。具体包括川贝碱、西贝素、青贝碱、炉贝碱、松贝碱、白炉贝素、岷贝碱、新贝甲素等[1]。

2. 微量元素　川贝母中含钙、镁、铁、铝、锰、钴、镍等 10 余种微量元素[1]。

3. 其他　川贝母中还含非常多的非生物碱类成分,主要包括萜类、甾体类、皂

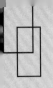

苷类、烯烃类化合物、醇类化合物、呋喃类化合物、酮类化合物、烷烃类化合物、脂肪酸及核苷类化合物等[2]。

【药理研究】

1. 镇咳、平喘　川贝母所含总生物碱成分,能够显著降低小鼠血清及气管中一氧化氮含量,并提高环腺苷酸在小鼠气管组织中的含量,明显延长呼吸深度和咳嗽潜伏期,改善呼吸系统变化情况,产生较好的镇咳作用[3]。

2. 平喘　川贝母可抑制一氧化氮和 TNF－α 的含量,降低丙二醛的含量,同时提高超氧化物歧化酶的活性,预防脂质过氧化反应,减轻因哮喘所致支气管平滑肌的炎症反应,进而缓解哮喘的发作,具有较好的平喘作用[4]。

3. 祛痰　川贝母能增加支气管分泌液的分泌,显著增加呼吸道气管黏膜酚红的排泌量,使痰液变稀易于咳出,达到较好的祛痰作用[5]。

4. 抗氧化　川贝母中化学成分可保护超氧化物歧化酶的活性,清除机体内的氧自由基,防止脂质过氧化反应的发生,实现机体的抗氧化功能[6]。

5. 抗溃疡　川贝母中所含贝母总碱类成分可抑制胃蛋白酶的活性,防止胃壁组织被胃酸和胃蛋白酶损伤,对大鼠炎痛型溃疡、应激性溃疡及结扎幽门性溃疡均有抑制作用[7]。

6. 抗菌　川贝母中所含的贝母碱、去氢贝母碱和鄂贝定碱等单体生物碱类成分,可抑制金黄色葡糖球菌、大肠杆菌、卡他球菌和克雷伯菌,其中鄂贝定碱对卡他球菌和金黄色葡萄球菌的抗菌活性较贝母碱和去氢贝母碱强[8]。

【食用方法】

一般人滋补需适宜,每次用 3~10 g。

1. 川贝冰糖米汤饮

原料:川贝母 15 g,米汤 500 g,冰糖 50 g。

功效:润肺、祛痰、止咳,适用于百日咳。

做法:川贝母研磨粉碎,加入米汤中微煮,加适量冰糖。

2. 川贝炖枇杷

原料:川贝母 10 g,新鲜熟透枇杷 6 个左右,蜂蜜适量。

功效:清热、化痰、止咳,适用于痰热咳嗽者。

做法:川贝母研磨粉碎,枇杷洗净去籽,二者共煮,放冷加入蜂蜜。

3. 川贝炖雪梨

原料:川贝母 10 g,雪梨 1 个,冰糖 25 g。

功效:化痰止咳,润肺养阴。

做法:川贝母研磨粉碎,雪梨洗净去核,切块,加入冰糖,加水共煮。

【常用配伍】

川贝母配沙参、麦冬、生地黄,养阴润肺,化痰止咳,主要用于治疗肺虚劳嗽,阴虚久咳。

川贝母配知母,清肺润燥、化痰止咳,主要用于治疗肺热肺燥咳嗽。

川贝母配黄芩、枇杷叶,清热化痰,止咳,主要用于治疗痰热咳嗽。

川贝母配鱼腥草、鲜芦根、薏苡仁,清热解毒,化痰排脓,主要用于治疗肺痈咳唾脓痰。

川贝母配蒲公英、连翘,清热散结消肿,主要用于治疗痈肿、乳痈。

【注意事项】

脾胃虚寒及寒痰、湿痰者慎服。

【药材真假伪鉴别】

正品:川贝分为松贝、青贝、炉贝3种规格,其药材性状各有所区别。

松贝呈类圆锥形或近球形,高0.3~0.8 cm,直径0.3~0.9 cm。表面类白色。外层鳞叶2瓣,大小悬殊,大瓣紧抱小瓣,未抱部分呈新月形,习称"怀中抱月";顶部闭合,内有类圆柱形、顶端稍尖的心芽和小鳞叶1~2枚;先端钝圆或稍尖,底部平,微凹入,中心有1灰褐色的鳞茎盘,偶有残存须根。质硬而脆,断面白色,富粉性。气微,味微苦。

青贝呈类扁球形,高0.4~1.4 cm,直径0.4~1.6 cm。外层鳞叶2瓣,大小相近,相对抱合,顶部开裂,内有心芽和小鳞叶2~3枚及细圆柱形的残茎。

炉贝呈长圆锥形,高0.7~2.5 cm,直径0.5~2.5 cm。表面类白色或浅棕黄色,有的具浅黄色斑点。外层鳞叶2瓣,大小相近,顶部多开裂而较平。

【参考文献】

参考文献见二维码。

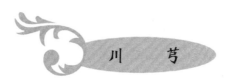

川 芎

川芎(*Chuanxiong Rhzoma*),又名大川芎、抚芎、酒川芎。栽培植物,生长于温和的气候环境,主产于四川省(灌县)、云南省、贵州省、广西壮族自治区等地。四

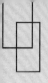

川省都江堰、崇庆所产川芎因量大质优而为道地药材。《中华人民共和国药典》（2020版）收录名为"川芎"，因地区原因写法习惯等不同而写为"川穹"。《中华人民共和国药典》（2020版）记载本品为伞形科植物川芎的干燥根茎。主要用于胸痹心痛，胸胁刺痛，跌扑肿痛，月经不调，经闭痛经，癥瘕腹痛，头痛，风湿痹痛等。

【文献记载】

川芎，性味：味辛，性温。功效：活血行气，祛风止痛。

芎䓖《神农本草经》曰："主中风入脑头痛、寒痹，筋挛缓急，金疮，妇人血闭无子。"

《本草新编》曰："芎䓖……血闭者能通，外感者能散，疗头风甚神，止金疮疼痛。此药可君可臣，又可为佐使，但不可单用，必须以补气、补血之药佐之，则利大而功倍。倘单用一味以补血，则血动，反有散失之忧。单用一味以止痛，则痛止，转有暴亡之虑。"

《本草汇言》曰："芎䓖，上行头目，下调经水，中开郁结，血中气药也。尝为当归所使，非第治血有功，而治气亦神验也……味辛性阳，气善走窜而无阴凝黏滞之态，虽入血分，又能去一切风，调一切气。"

【成分研究】

1. 挥发油　川芎中挥发油的含量约为1%，已鉴定出60余种成分，川芎挥发油主要含α-蒎烯、胡萝卜烯醇、川芎内酯、藁本内酯、棕榈酸[1]。

2. 多糖　含量约为5.7%[2]。

3. 有机酸及其酯类　主要有阿魏酸、咖啡酸、芥子酸、琥珀酸、棕榈酸、棕榈酸甲酯、棕榈酸乙酯、十七烷酸、油酸、十八碳二烯酸、十八碳二烯酸甲酯、十八碳二烯酸乙酯、单棕榈酸甘油酯等[3-6]。

4. 苯酞内酯类　目前，已经从川芎中分离出多种化合物，有藁本内酯、新川芎内酯洋川芎内酯、3-丁基苯酞、3-亚丁基苯酞、4-羟基-3-丁基苯酞（川芎酚）、3-丁基-3-羟基-4,5-二氢苯酞、洋川芎内酯（B~J）、洋川芎内酯（M~S）、洋川芎内酯K、洋川芎内酯L、藁本内酯二醇[7-12]。

5. 生物碱　主要有川芎嗪、黑麦碱、腺苷、三甲胺、胆碱、尿嘧啶等[13,14]。但是川芎嗪在川芎中的存在与否及其含量一直存在争议。这部分内容有待进一步研究。

【药理研究】

1. 镇痛、镇静　川芎为治头痛之要药。川芎挥发油剂量较小时对动物大脑的活动具有抑制作用。川芎提取物可明显减少受试动物的扭体次数，延长潜伏期，对实验性痛经动物有显著的镇痛作用，有明显的剂量依赖关系[15]。用川芎煎剂（25~50 g/kg）灌胃，能抑制大鼠的自发活动，对小鼠的镇静作用比大鼠更明显；还能延长戊巴比妥的睡眠时间。如果剂量加大，则皆转为抑制[16]。

2. 保护脑血管 川芎生物碱可减轻大鼠脑缺血-再灌注引发的脑损伤程度,从而对脑组织具有一定的保护作用[17]。川芎嗪能显著增加缺血大鼠血浆中一氧化氮含量,降低中分子物质和脑组织中丙二醛的含量,降低血比黏度,对大鼠缺血性再灌注损伤具有保护作用[18]。

3. 保护心脏 不同浓度的川芎溶液能降低离体蟾蜍及蛙的心脏的收缩力,含川芎嗪的血清对大鼠心肌损伤也具有显著的保护作用,在老年患者体外循环心脏手术后中,川芎嗪能降低术后的炎症反应和认知功能和障碍程度,促进其术后恢复[19]。

4. 抗肿瘤 川芎嗪可抑制人肺腺癌 A549 细胞的增殖,对 A549 细胞的侵袭力具有显著的抑制作用,并且能抑制其体内肺转移,环氧酶-2(cyclooxygenase - 2,COX - 2)是其抗肿瘤的重要靶点[20]。

5. 保肝作用 将不同浓度的川芎嗪含药血清作用于人肝癌细胞 HepG2,发现其对肝癌细胞的增殖具有一定的抑制作用[21]。川芎含药血清能防治大鼠肝纤维化,可能的机制是通过大麻素相关信号通路抑制大鼠肝星状细胞的增殖[22]。

6. 保护肾脏 川芎嗪注射液对糖尿病肾病患者血小板活化功能有抑制作用,可以减少患者的尿白蛋白含量。川芎嗪可以有效地减轻肾缺血再灌注损伤[23]。

7. 保护骨髓作用 川芎嗪能调节多种小鼠骨髓细胞蛋白质的表达,减轻骨髓细胞的凋亡,并能促进对骨髓间充质干细胞(mesenchymal stem cell,MSC)的增殖,提高其黏附作用[24]。

8. 其他 具有抗菌作用、抗放射作用[25],改善学习记忆能力[26]等。

【食用方法】

1. 川芎茶

原料:川芎 3 g。

功效:活血行气,祛风止痛。

做法:川芎切片,水煎,饭前热服。

2. 川芎煮鸡蛋

原料:川芎 3 g,鸡蛋 2 个,红糖适量。

功效:可以活血行气,适用于气血瘀滞型闭经。

做法:将川芎、鸡蛋加水同煮,鸡蛋熟后去壳再煮片刻,去渣加红糖调味即成。

3. 川芎鸭

原料:鸭半只,川芎 12 g,老姜 40 g,酒、盐、酱油、糖等适量。

功效:对女性血虚头晕有效。

做法:热油爆锅放入鸭块炒至略焦,加水 1 L 有余,加川芎等原料,慢火炖。

【常用配伍】

川芎配冰片,对脑缺血再灌注损伤起保护作用。

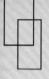

川芎配人参,具有扶助正气、活血化瘀之功效。

川芎配天麻,具有活血化瘀、逐风通络之功效。

川芎配连翘,对气滞血瘀并有热像的效果较好。

川芎配党参、蒲公英,具有保护胃黏膜之功效。

川芎配赤芍,两药在抗氧化及促进一氧化氮释放方面有协同作用。

【注意事项】

《本草经集注》曰:"白芷为之使。恶黄连。"

《本草蒙筌》曰:"恶黄芪、山茱、狼毒。畏硝石、滑石、黄连。反藜芦,使白芷。"

《品汇精要》曰:"久服则走散真气。"

《本草从新》曰:"凡气升痰喘,虚火上炎,呕吐咳逆,不宜用之。"

《本草经疏》曰:"凡病人上盛下虚,虚火炎上,呕吐,咳嗽,自汗、易汗、盗汗,咽干口燥,发热作渴烦躁,法并忌之。"

《得配本草》曰:"气升痰喘,火剧中满,脾虚食少,火郁头痛,皆禁用。"

【参考文献】

参考文献见二维码。

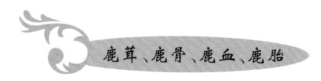

鹿茸、鹿骨、鹿血、鹿胎

鹿茸(Cervi Cornu Pantotrich),在《中华人民共和国药典》(2020版)记载本品为鹿科动物梅花鹿(Cervus nipport Temminck)或马鹿(Cervus elaphus Linnaeus)的雄鹿未骨化密生茸毛的幼角。主干长平均为60 cm左右,主干围度16 cm左右,叉口深12 cm左右,平均鲜鹿茸重3.7 kg左右,干鹿茸重为1.3 kg左右,干燥率平均为46%。

鹿骨是鹿科动物马鹿或梅花鹿的骨骼。鹿骨为一种传统中药有补虚强骨的功效。鹿骨具有补虚、强筋、壮骨的功效,适用于久病体弱、精髓不足、贫血、风湿、四肢疼痛等。

鹿血是鹿科动物梅花鹿或马鹿的血液。

鹿胎为干燥的鹿流产的胎仔或从母鹿腹中取出的成形鹿胎及胎盘,以酒浸,整形,烘烤,风干即为鹿胎。

【文献记载】

1. *鹿茸* 性味:味甘、咸,性温。功效:壮肾阳,补精髓,强筋骨,调冲任,托疮毒。

2. *鹿骨* 性味:味甘,性微热。功效:安胎下气,养颜抗老;酒浸之,治内虚、续绝伤、补骨除风。

3. *鹿血* 性味:味甘、咸,性温。功效:补血补虚,益肾壮阳。用于精血不足,心悸失眠,虚损腰痛,阳痿遗精,崩中带下,血小板减少,免疫力低下,术后康复。

4. *鹿胎* 性味:味甘、咸,性温。功效:益肾壮阳,补虚生精。用于治虚损劳瘵,精血不足,妇女虚寒,崩漏带下。

中国最早的药学典籍《神农本草经》中就有关于鹿茸、鹿角和鹿角胶的记载,曰其"味甘,温,主漏下恶血,寒热,惊痫,益气强志,生齿,不老。角:主恶疮,痈肿,逐邪恶气,留血在阴中。"

梁代陶弘景在《名医别录》增收了鹿肉、鹿肾、鹿骨和鹿髓,称其"主治虚劳洒洒如疟,羸瘦,四肢酸疼,腰脊痛,小便利,泄精,溺血,破留血在腹,散石淋,痈肿,骨中热疽,养骨,安胎下气,杀鬼精物,不可近阴令痿,久服耐老。"

《新修本草》又增加了鹿齿、鹿脂和鹿筋。《药性论》曰:"主补男子腰肾虚冷,脚膝无力,夜梦鬼交,精溢自出,女人崩中漏血,炙末,空心温酒服方寸匕。又主赤白带下,入散用。"

唐代孙思邈在《千金·食治》中首次记载鹿血的功效:"生血。治痈肿。"

《新修本草》收载鹿血的功效:"主狂犬伤,鼻衄,折伤,阴痿,补虚,止腰痛。"

《本草纲目》又收录了鹿皮、鹿胆等的功效,记载:"生精补髓,养血益阳,强健筋骨。治一切虚损,耳聋目暗,眩晕虚痢"。记载鹿血的功效:"大补虚损、益精血,解痘毒,药毒。"

《本草新编》曰:"世人有麋、鹿合而成膏,以治阴阳之虚则可耳。"

《本经逢原》曰:"鹿性补阳益精,男子真元不足者宜之,不特茸、角、茎、胎入药,而全鹿丸合大剂参、芪、桂、附,大壮元阳,其胎纯阳未散,宜为补养天真,滋益少火之良剂。然须参、芪、河车辈佐之,尤为得力。如平素虚寒、下元不足者,入六味丸中为温补精血之要药,而无桂、附辛热伤阴之患。"

【成分研究】

1. *鹿茸* 鹿茸中主要含无机元素、氨基酸、脂质类、芳香族化合物、酶类、多胺、糖类、维生素、激素、核酸、碱基成分等。

胆固醇肉豆蔻酸醋、胆固醇油酸醋、胆固醇棕榈酸醋、胆固醇硬脂酸醋、胆固醇、胆甾-5-烯-3β-醇-7-酮、胆甾-5-烯-3β,7α-二醇、胆甾-5-烯-3β,7β-二醇、尿嘧啶、次黄嘌呤、肌酐、烟酸(nicotinic acid)、脲、对羟基苯甲醛、对羟基苯甲酸

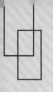

和尿苷[1]。

2. 鹿骨 含相当高的蛋白质、骨胶原、磷脂质、磷蛋白、软骨素、维生素(如维生素 A、B、B$_2$、E、D、K)等,还含多种矿质元素如钙、镁、铁、锌、钾、铜、磷、硒等,另外,鹿骨的软骨中富含大量的酸性黏多糖及其衍生物[2]。

3. 鹿血 鹿血中含丰富的营养物质,其中主要是蛋白质,蛋白质中富含 19 种氨基酸及多种酶类、脂类、游离脂肪酸类、固醇类、糖脂类、磷脂类、激素类、嘌呤类、维生素类和多糖类等,有益微量元素等,特别是鹿血中还含 γ-球蛋白、胱氨酸和赖氨酸,超氧化物歧化酶、谷胱甘肽过氧化物酶等[3,4]。

4. 鹿胎 鹿胎蛋白、多肽、氨基酸、核酸、磷酸、脂肪酸、糖脂、维生素、微量元素、还包括鹿胎素、酶及酶抑制因子、天然激素、细胞因子及胶原蛋白 I～V 型等[5]。

【药理研究】

1. 鹿茸

(1)对生殖系统的影响:研究已表明鹿茸具有促进性功效的作用。鹿茸提取液使大鼠的睾丸、前列腺、贮精囊重量增加、睾丸精原细胞数目、生精细胞层数增多进而使体内睾酮含量增多[6,7]。马鹿茸粉可使雄性大鼠、小鼠前列腺和精囊腺重量增加,雌性小鼠阴道涂片角化细胞和上皮细胞显著增多,对雌家兔有妊娠效应,具有雄雌激素样作用[8]。

(2)对免疫系统的影响:鹿茸可显著提高碳粒清除率,抗红细胞凝集反应,增强环磷酰胺所致的免疫功能缺陷的小鼠的巨噬细胞的吞噬作用,增加红细胞和白细胞数目[9]。

(3)对心血管系统的影响:鹿茸精能增强 Ca^{2+}/Mg^{2+}-ATP 酶和 Na$^+$/K$^+$-ATP 酶活性,避免细胞内钙超负荷,保护心肌细胞膜结构和功能完整性,扩张冠脉血管,恢复心肌功能,避免心肌缺血再灌注损伤,对心室纤颤和心律失常也有预防作用。鹿茸醇提物通过减少心肌梗死面积、降低内皮素水平、改善局部血液循环,达到治疗目的[10-12]。

(4)抗氧化和抗衰老:鹿茸的抗衰老作用与相关抗氧化作用联系紧密。鹿茸提取物可增加小鼠体内超氧化物歧化酶活性及降低脂质过氧化产物丙二醛的含量,清除体内过多的氧自由基,提高机体的抗氧化作用。鹿茸总脂和鹿茸水提物可抑制单胺氧化酶 B(monoamine oxidase B,MAOB),增加脑 5-羟色胺(5-hydroxytryptamine,5-HT)、多巴胺(dopamine,DA)含量,可显著降低老化小鼠丙二醛含量并增强超氧化物歧化酶活性,逆转与衰老有关的生理反应。鹿茸提取物对用环磷酰胺处理后的小鼠具有清除自由基,抑制脂质过氧化,减轻生物膜损伤,抗氧化的作用[13,14]。

(5)抗疲劳:实验研究表明,鹿茸多肽可显著增强小鼠耐缺氧和抗疲劳能力。

另有研究表明,鹿茸水提物可使小鼠负重游泳时间延长,降低血乳酸和血清尿素氮的含量,提高体内肝糖原和肌糖原的储备量,提高乳酸脱氢酶(lactate dehydrogenase, LDH)的活力[15]。

2. 鹿骨　鹿骨含丰富的磷脂质,磷脂质是人体细胞膜脂质的重要构成成分;鹿骨中含很多骨胶原,骨胶原有美容养颜、延缓衰老的作用;鹿骨中还含丰富的维生素和多种矿质元素。人体骨骼在形成的过程中所需全部的营养物质,鹿骨当中几乎全部都包含,值得一提的是鹿骨中含丰富天然活性钙[16,17]。

3. 鹿血　鹿血具有延缓衰老、增强免疫力、补血、抗疲劳等作用[18]。

(1)延缓衰老:有研究表明,给老龄大鼠服用鹿血后,体内血液、肝脏和脑组织中脂质过氧化物含量下降,超氧化物歧化酶活性上升。脑神经元内酯褐色颗粒明显减少。

(2)增强免疫力:鹿血有明显增强小鼠腹腔巨噬细胞吞噬功能的作用。巨噬细胞在机体的特异性免疫,体液免疫应答及抗肿瘤免疫应答等方面都具有重要作用。

(3)补血功能:口服鹿血对失血性贫血有明显的补血作用,北京大学临床肿瘤学院孙红等在使用红冠庄鹿血晶治疗化疗后血小板减少症的研究中发现,鹿血炮制的中药饮片鹿血晶对卡铂、顺铂、吉西他滨、环磷酰胺等化疗药物所致的骨髓抑制起作用,有明显的升高血小板的作用。

(4)抗缺氧、抗疲劳:鹿血制品延长小鼠常温游泳时间,延长小鼠常温缺氧条件下的生存时间,且可显著提高$-80\,℃$寒冷条件下小鼠生存率。表明其有显著的抗缺氧、抗疲劳作用。

(5)对代谢的影响:鹿血制品可显著降低大鼠肝脏与血液中脂质过氧化物含量,证明鹿血制品具有降低大鼠体内脂质过氧化物及抗脂质过氧化的作用,说明鹿血制品对肝细胞膜具有保护作用。鹿血制品对大鼠谷丙转氨酶和谷草转氨酶活性无显著影响,说明其对动物体内氨基酸代谢无显著影响。

(6)性激素样作用:通过动物实验和临床研究成果证实,口服鹿血能促进性器官增长,提高睾酮含量,有性激素作用,能提高机体性功能,对性功能障碍有良好作用。

(7)对神经功能影响:对小鼠口服鹿血,可延长小鼠的睡眠时间,比对照组长2.7倍,有显著的中枢神经抑制作用。说明鹿血具有改善睡眠的作用。

4. 鹿胎　胎盘中含多种免疫因子,具有调节免疫力,提高机体运动功能的作用,是一种较为理想的免疫调节剂。鹿胎中含较丰富的细胞因子,如IFN-β、TNF-α及白血病抑制因子(leukemia inhibitory factor,LIF),它们均与促孕、胚胎生长及分娩有关。

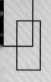

【食用方法】

1. 鹿茸片酒

原料:干鹿茸片40 g。

功效:壮肾阳,补精髓,强筋骨。

做法:干鹿茸片泡入50度以上的1 000 mL白酒中,浸泡两周后,每日25~50 mL,每日2次,饮酒服用。

2. 鹿茸片

原料:干鹿茸片。

功效:壮肾阳,补精髓,强筋骨。

做法:将鹿茸片(鲜片烘干)研末冲服,每次1~2 g,日服1次或茸片含化嚼食服用。

3. 鹿茸片茶

原料:鹿茸片。

功效:壮肾阳,补精髓,强筋骨。

做法:用鹿茸片炮制药茶饮用,最后嚼食服下,每次0.5 g,可隔日饮用。

4. 鹿茸粳米粥

原料:鹿茸片,粳米。

功效:壮肾阳,补精髓,强筋骨。

做法:鹿茸片(或粉)与粳米熬制成粥食用,每次0.5 g为宜。

5. 鹿茸参粥

原料:白参50 g,党参100 g,鹿茸3 g,粳米适量。

功效:补肾阳,益精血的功效。适用于肾气不足之早泄、遗精者。

做法:用粳米煮粥,食粥时调入上述药材粉末5 g及红糖少许和匀服用每日1次。

6. 鹿茸汤

原料:鹿茸片25~30 g,鸡(鸭、鹅、鸽、猪等)肉280 g,枣8个。

功效:补肾阳,益精血的功效。

做法:上述材料置在电饭煲或砂锅内,炖3~5 h后食用,可分多次食之。

7. 鹿骨粉

原料:鹿骨适量。

功效:养颜抗老,治内虚,补骨除风。

做法:研磨成粉末。

8. 鹿骨汤

原料:鹿骨1.5 kg,萝卜(或其他蔬菜)适量。

功效:养颜抗老、补骨除风。

做法:鹿骨加入萝卜炖汤,勿加其他油脂。

9. 鹿血酒

原料:鹿血、白酒各适量。

功效:补血补虚,益肾壮阳。用于精血不足,心悸失眠,虚损腰痛,阳痿遗精。

做法:鲜鹿血与白酒按 1∶5 的比例混匀,静置沉淀后,取上清液适量饮用。

10. 鹿血晶(苏州红冠庄)

原料:鹿血适量。

功效:补血补虚,益肾壮阳。用于精血不足,心悸失眠,虚损腰痛,阳痿遗精,血小板减少,免疫力低下,术后康复。

做法:鹿血经干燥的中药饮片,温水送服,用于保健的每日早、晚各 1 g,用于治疗血小板减少症的每日早、晚各 2 g。干燥方法以最大限度保存鹿血营养成分的冷冻干燥方法为佳。

11. 鹿胎膏

原料:鹿胎。

功效:益肾壮阳,补虚生精。用于治虚损劳瘵,精血不足,妇女虚寒,崩漏带下。具有较强的补气养血、调以散寒的功效,治疗妇女月经不调、宫寒不孕、崩漏带下等。

做法:鹿胎煎煮,焙炒,粉碎,加红糖熬制,即为鹿胎膏。鹿胎膏是以鹿胎为原料,辅以人参、当归等 20 多种珍贵药材及 20 多道工序精心加工而成的。

【常用配伍】

鹿茸(酒蒸)配附子(炮),适用于精血俱虚、营卫耗损、潮热自汗、怔忡惊悸、肢体倦乏、一切虚弱之症。

鹿茸配山药,适用于虚弱阳事不举、面色不明、小便频数、饮食不思。

鹿茸配桑耳,适用于崩中漏下、赤白不止。

鹿骨配枸杞子,补益虚羸。

【注意事项】

有"五心烦热"症状,阴虚的人。

小便黄赤,咽喉干燥或干痛,不时感到烦渴而具有内热症状的人。

经常流鼻血,或女子行经量多,血色鲜红,舌红脉细,表现是血热的人。

正逢伤风感冒,出现头痛鼻塞、发热畏寒、咳嗽多痰等外邪正盛的人。

有高血压症,头晕、走路不稳,脉弦易动怒而肝火旺的人。

少年、儿童。

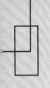

【参考文献】

参考文献见二维码。

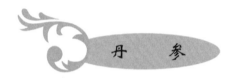

丹参（*Salvia Miltiorrhiza Bunge*），又名赤参、山参、紫丹参、红根、红暖药、紫党参、红参、血参、血参根、血丹参、红丹参、赤丹参、血生根、血山根。《中华人民共和国药典》（2020版）记载本品为唇形科植物丹参 *Salvia miltiorrhiza Bge.* 的干燥根和根茎。春、秋二季采挖，除去泥沙，干燥。全国大部分地区都有分布。主要用于胸痹心痛，脘腹胁痛，癥瘕积聚，热痹疼痛，心烦不眠，月经不调，痛经经闭，疮疡肿痛等症。

【文献记载】

丹参，性味：味苦，性微温。功效：活血祛瘀，通经止痛，清心除烦，凉血消痈。

丹参始载于《神农本草经》，名为郄蝉草或却蝉草。《吴普本草》称："丹参，一名赤参，一名木羊乳。"

《神农本草经》曰："味苦，微寒。主心腹邪气，肠鸣幽幽如走水，寒热积聚。破癥除瘕，止烦满，益气。生川谷"

《本草图经》曰："丹参，生桐柏山川谷及泰山，今陕西，河东州郡及随州亦有之。"

【成分研究】

1. 二萜类　该类成分是丹参的主要药效部位，主要有丹参酮Ⅰ、异丹参酮Ⅰ、丹参酮ⅡA、异丹参酮ⅡA、丹参酮ⅡB、异丹参酮ⅡB、隐丹参酮、丹参螺旋内酯、柳杉醇等，极为丰富。

2. 酚酸类　丹参中的酚酸类成分主要有原儿茶醛（仅为0.1%左右）、丹酚酸（A、B、C、D、E、F、G、H、I、J）、迷迭香酸、异丹酚酸C等。

3. 其他成分　丹参还含黄芩苷、β-谷甾醇、异欧前胡内酯、熊果酸等成分[1]。

【药理研究】

丹参具有保护心脏、抗氧化、抗血栓、抗炎等多种药理作用[2,3]。

1. 保护心脏　研究表明，丹参酮ⅡA能通过阻断血管紧张素Ⅱ结合于G蛋白耦联受体,抑制磷脂酶 C 和蛋白激酶 C 的激活,降低心肌细胞(钙离子)水平,阻断心肌肥厚信号向核内传导,而达到抑制血管紧张素 Ⅱ 诱导的心肌肥的作用。

2. 抗氧化　丹参的主要成分丹参酮类、丹参素、丹酚酸类化合物、原儿茶醛、咖啡酸等物质都具有很强的清除体内自由基的作用。且丹参酮 Ⅱ A 作用后可抑制细胞膜上的 NADH/NADPH 氧化酶的激活,提高超氧化物歧化酶的活性,清除氧自由基并抑制脂质过氧化反应,保护血管内皮细胞。

3. 钙拮抗作用　丹参水溶性成分可能通过钙拮抗作用减轻心肌缺血再灌注的心肌细胞损伤。

4. 抗血栓形成　体外实验发现,丹参素和丹参酮 Ⅱ A 磺酸钠可通过抑制腺苷二磷酸(adenosine diphosphate,ADP)诱导的血小板聚集,使血小板黏性降低,进而抑制血栓形成。丹参素还可通过保护血管内皮,减少白细胞附着,而起到抗血栓形成的作用。

5. 抗炎　丹参酮 Ⅱ A 能抑制 IL-1β、TNF-α 等炎症因子的产生,抑制溶酶的释放,降低血中前列腺素和前列腺素的水平,从而改善患者的全身炎症反应状态。同时,如前所述,丹参酮 Ⅱ A 还可以阻滞钙离子内流,防止细胞内钙离子超载引发的细胞损伤。

【食用方法】

1. 丹参茶

原料:丹参 3 g,红糖适量。

功效:活血祛瘀,通经止痛。

做法:丹参饮片加水加热,可适当加入红糖水调味,并改用小火继续慢炖。

2. 丹参益母草茶

原料:丹参片、益母茶各半。

功效:养血调经,美容养颜。

做法:丹参片、益母茶适量,热水冲泡,适用于女性。可反复冲泡,但不宜过夜。

【常用配伍】

丹参配旱莲草,和营理血。

丹参配檀香,活血行气。

丹参配瓜蒌,清热散结。

【注意事项】

无瘀血者慎服。

《本草经集注》曰:“畏咸水。反藜芦。”

《本草经疏》曰:“妊娠无故,勿服。”

《本草备要》曰:"畏咸水忌醋。"

《本经逢原》曰:"大便不实者忌之。"

【参考文献】

参考文献见二维码。

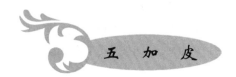

五加皮(*Acanthopancais Cortex*),又名南五加皮、五谷皮、红五加皮。《中华人民共和国药典》(2020 版)记载本品为五加科植物细柱五加的干燥根皮,同时《中华人民共和国药典》(2020 版)还收载了香加皮和刺五加。五加皮具有较高的药用价值,主要用于风湿弊病,筋骨痿软,小儿行迟,体虚乏力,水肿,脚气等。

【文献记载】

五加皮,性味:味辛、苦,性温。功效:祛风除湿,补益肝肾,强筋壮骨,利水消肿。五加皮始载于《神农本草经》。

《本草图经》曰:"春生苗,茎、叶俱青,作丛,赤茎,又似藤蔓,高三、五尺,上有黑刺,叶生五叉作簇者良。四叶、三叶者最多,为次。"

《神农本草经》曰:"主心腹疝气,腹痛,益气疗躄,小儿不能行,疽疮,阴蚀。"

《名医别录》曰:"主治男子阴痿,囊下湿,小便余沥,女人阴痒及腰脊痛,两脚疼痹风弱,五缓虚羸,补中益精,坚筋骨,强志意。"

《药性论》曰:"能破逐恶风血,四肢不遂,贼风伤人,软脚,臀腰,主多年瘀血在皮肌,治痹湿内不足,主虚羸,小儿三岁不能行。"

《本草求真》曰:"五加皮,今人仅知此能理脚气,而不知其脚气之病,因于风寒湿三气而成,风胜则筋骨为之拘挛。湿胜则筋脉为之缓纵,男子阴痿囊湿,女子阴痒虫生,小儿脚软。寒胜则血脉为之凝滞,筋骨为之疼痛,而脚因尔莫行。服此辛苦而温,辛则气顺而化痰,苦则坚骨而益精,温则祛风而胜湿,凡肌肤之瘀血,筋骨之风邪,靡不因此而治。盖湿去则骨壮,风去则筋强,而脚安有不理者乎。但此虽属理脚之剂,仍不免有疏泄之虞,须于此内参以滋补之药,则用之历久而不变矣。"

【成分研究】

1. 二萜类化合物　目前已经发现五加皮中含 16 - α -羟基- 19 -贝壳杉烷

32

酸[1]、16-α-17-二羟基-19-贝壳杉烷酸[2]、五加酸[3]、异贝壳杉烯酸[4]等二萜类成分。

2. 苯丙素类化合物　五加皮含苯丙素类成分,主要包括右旋芝麻素、刺五加苷B、紫丁香苷等[3-5]。

3. 植物甾醇　五加皮中含β-谷甾醇、β-谷甾醇葡萄糖苷、豆甾醇等植物甾醇成分[6]。

4. 挥发油　细柱五加根皮中特有的挥发油成分5-羟甲基-糠醛[7]是五加皮重要的药效成分。

5. 其他　除上述成分外,五加皮还含各种脂肪酸[8]、维生素[9]、多糖[10]等。

【药理研究】

1. 抑制肿瘤细胞增殖　在针对体外细胞和荷瘤小鼠的实验证实,五加皮可显著增加单核细胞 TNF-α、IL-12 等细胞因子数量,且具有较好量效关系。再进一步的药理研究中发现,五加皮仅抑制肿瘤细胞增殖,并不导致细胞死亡,其抗肿瘤活性与一种分子量为 64 kDa 的蛋白质成分有关[11]。

2. 抗缺氧、抗衰老　药效学实验研究表明,各个剂量组的五加皮水提液都能明显延长小鼠游泳时间及在常压缺氧和寒冷条件下的存活时间,还能显著抑制中老龄大鼠体内过氧化脂质的生成,说明五加皮水提液具有显著的抗衰老作用[12,13]。

3. 保肝　五加皮水煎剂可保护四氯化碳致动物急性肝损伤,可降低小白鼠血浆谷丙转氨酶活性、丙二醛含量及肝脏系数,增加肝糖原的合成,明显改善肝脏组织病理损伤,并且具有明显的量效关系[14]。

4. 减肥　动物实验证实,五加皮水提液有减肥功效,可使肥胖大鼠体重显著降低[15]。

5. 抗炎、镇痛　五加皮正丁醇提取物有抗炎、镇痛的作用,可明显改善大鼠角叉菜胶性足肿胀程度,减少热板镇痛法小鼠舔足次数,提高疼痛阈值[16]。

6. 抑制环氧合酶　五加皮乙醇提取物对 COX-1 和 COX-2 都有抑制作用,且对后者的抑制作用更强[17],这可能是其具有祛风湿作用的原因之一。

【食用方法】

1. 五加皮茶
原料:五加皮 10 g,花茶 3 g。
功效:祛风湿,壮筋骨,活血祛瘀;抗炎,镇痛,解热。
做法:五加皮与花茶共煮茶饮。

2. 杜仲加皮酒
原料:杜仲 50 g,五加皮 50 g,白酒 1 000 g。
功效:本品具有祛风湿、强筋骨之功效,适合风湿腰痛、风寒湿痹、腰腿酸痛等

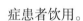

症患者饮用。

做法：杜仲、五加皮饮片，加入高度白酒，静置 30 天。

【常用配伍】

五加皮配羌活、秦艽、威灵仙，用于风湿痹痛、筋骨拘挛、腰膝酸痛等，对肝肾不足有风湿者最为适用。

五加皮配牛膝、木瓜、续断，用于肝肾不足所致腰膝酸疼、下肢痿弱及小儿行迟等。

五加皮配茯苓皮、大腹皮、生姜皮、地骨皮，用于水肿、小便不利。

五加皮配地骨皮，用于体虚羸弱、虚劳不足。

【注意事项】

《本草经疏》曰："下部无风寒湿邪而有火者，不宜用，肝肾虚而有火者亦忌之。"

《本草经集注》曰："畏蛇蜕皮、玄参。"

《本草述》曰："方书云，五加皮同人参则无力，然种子方中有同用者。"

《得配本草》曰："肺气虚，水不足，二者禁用。"

【参考文献】

参考文献见二维码。

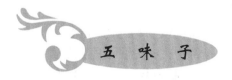

五味子（*Schisandrae Chinensis Fructus*），又名北五味子，辽五味子。《中华人民共和国药典》（2020 版）记载本品为木兰科植物五味子[*Schisandra chinensis*（*Turcz.*）*Baill*]的干燥成熟果实。

【文献记载】

五味子，性味：味酸、甘，性温。

最早载于《神农本草经》列为上品。

《本草图经》曰："五味子其味酸、咸、苦、辛、甘，味全者真也。"故名五味子。用于肺虚咳嗽、咳喘、遗精、津亏口涩、腹泻、自汗、盗汗、心悸失眠、慢性腹泻、神经衰弱及无黄疸型肝炎等。

《神农本草经》曰："主益气,咳逆上气,劳伤羸瘦,补不足,强阴,益男子精。"

《名医别录》曰："养五脏,除热,生阴中肌。"

《本草蒙筌》曰："风寒咳嗽南五味为奇,虚损劳伤北五味最妙。"

【成分研究】

1. 木脂素类　五味子中含2%~8%的五味子甲素、五味子乙素及五味子醇甲等木脂素类成分,是五味子最主要的活性成分[1,2]。

2. 挥发油类　五味子挥发油中相对含量较高的成分有α-依兰烯、γ-姜黄烯、β-雪松烯等,含量分别为19.09%、16.03%、7.71%[3]。

3. 萜类　五味子中含多种萜类成分,其挥发油部位大多数成分属于萜类化合物,主要是倍半萜[4]。

4. 有机酸类　五味子"皮肉甘酸,核中辛苦",主要是因为其有机酸含量较高,且果肉中含量最高[5]。

5. 其他　除以上成分外,五味子还含多糖类成分[6],18种以上氨基酸,以及16种以上微量元素[4]。实验表明,辽宁产的五味子中总多糖含量显著高于湖北产五味子。

【药理研究】

1. 提高免疫、抗癌　研究发现,五味子多糖能提高衰老小鼠的免疫功能,且具有一定的抗肿瘤活性,其高、中剂量对小鼠肝癌移植瘤具有抑制作用[7-9]。

2. 抗缺氧、抗疲劳　药效学实验表明,北五味子提取液和多糖成分能够显著增加小鼠常压缺氧存活时间和负重游泳时间,证实其对小鼠具有明显的抗疲劳和抗缺氧作用[10,11]。

3. 保肝利胆　保肝是五味子的重要作用,研究发现北五味子粗多糖可明显降低四氯化碳中毒的小鼠肝中丙二醛含量;显著抑制小鼠肝匀浆脂质过氧化反应,表明北五味子粗多糖的保肝作用与其对抗脂质过氧化、促进肝再生和利胆作用有关[12]。五味子提取物对化学性肝损伤有辅助保健作用[13]。

4. 抗菌、抑菌　研究发现,五味子70%乙醇提取物对大肠杆菌、金黄色葡萄球菌、绿脓杆菌和肺炎克雷伯菌都具有明显的抑制作用[14]。

5. 对中枢神经系统的影响　五味子醇甲具有中枢抑制作用和神经保护作用。五味子酚对氧自由基引起的大鼠脑线粒体和突触体损伤均有保护作用,能抑制线粒体丙二醛的生成和ATP酶活性的丧失[15]。

6. 保护心血管系统　五味子酚对大鼠离体心脏具有保护作用,能够保护心肌结构和功能,降低心肌耗氧量。而五味子木脂素可抑制中性粒细胞浸润,降低炎症反应,从而减轻心肌损伤[16,17]。

【食用方法】

五味子粥[18]

原料：五味子 15 g，粳米 50 g，白糖适量。

功效：缓解脾胃阴虚。

做法：五味子煎煮取药汁，去渣取汁，再与粳米共煮成粥，食用时加糖调味，每日 1 次。

【常用配伍】

五味子配山茱萸、熟地黄和山药等，用于肺肾两虚喘咳者。

五味子配人参、麦冬，用于益气生津止渴。

五味子配生地黄、丹参、酸枣仁等，用于补益心肾，宁心安神。

灵芝五味子胶囊具有辅助保护化学性肝损伤功能。

【注意事项】

凡表邪未解内有实热，咳嗽初起，麻疹初期，均不宜用。

《本草经集注》曰："苁蓉为之使。恶葳蕤。胜乌头。"

《本草正》曰："感寒初嗽当忌，恐其敛束不散。肝旺吞酸当忌，恐其助木伤土。"

【参考文献】

参考文献见二维码。

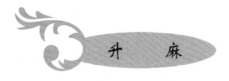

升麻（*Cimicifugae Rhizoma*），又名周升麻、周麻、鸡骨升麻、鬼脸升麻。《中华人民共和国药典》（2020 版）记载本品为毛茛科升麻属植物大三叶升麻、兴安升麻或升麻的根茎，多于秋季采挖。用于风热头痛，齿痛，口疮，咽喉肿痛，麻疹不透，阳毒发斑，脱肛，子宫脱垂等。

【文献记载】

升麻，性味：味辛、微甘，性微寒。功效：发表透疹，清热解毒，升举阳气。

《神农本草经》曰:"主解百毒,杀百老物,殃鬼,辟温疾、障邪、毒蛊。久服不夭。"

《本草汇言》曰:"升麻,散表升阳之剂也"。

《本草正》曰:"升麻,凡痈疽痘疹,阳虚不能起发,及泻痢崩淋,梦遗脱肛,阳虚下陷之类,用佐补剂,皆所宜也"。

《药品化义》曰:"升麻,善提清气,少用佐参、芪,升补中气"。

《本草纲目》曰:"消斑疹,行瘀血,治阳陷眩运,胸胁虚痛,久泄下痢,后重遗浊,带下崩中,血淋下血,阴痿足寒。"

【成分研究】

1. 三萜及其皂苷类 主要成分是 9,19 - 环羊毛脂烷型三萜及其苷类,与其连接的糖多为木糖,并以单糖苷居多[1]。

2. 苯丙素类 升麻中含阿魏酸、异阿魏酸等咖啡酸衍生物[2,3],被认为是其抗炎的主要活性成分。

3. 色酮类 升麻中含升麻素色酮类化合物[4,5]。

4. 其他 除以上成分外,升麻中还含北升麻宁等化合物,以及核苷、蔗糖和 β - 谷甾醇等[6-8]。

【药理研究】

1. 抗菌 南川升麻有较好的抗菌活性,其中某些成分对变形菌、链球菌、沙门菌、大肠杆菌均具有抑制作用[9]。

2. 抗肿瘤 升麻可能通过诱导细胞凋亡等机制,在体、内外起抗肿瘤作用[10]。实验研究表明,升麻总苷对人宫颈癌细胞和人乳腺癌细胞具有抑制作用[11]。

3. 保肝 升麻总皂苷、升麻总有机酸、升麻75%乙醇提取物对小鼠乙型肝炎病毒的活性具有明显的抑制作用,说明其对肝具有保护作用[12]。

4. 抗氧化 兴安升麻的地上和地下部分均具有清除自由基的能力[13],类叶升麻苷能提高小鼠血清和脑组织中的抗氧化酶活性[14],升麻多糖清除自由基的能力与多糖浓度呈量效关系,表明其具有抗氧化作用[15]。

5. 抗炎 升麻能够治疗炎症反应,其提取物可以抑制炎症因子 IL - 8、TNF - α,升麻酸具有十分明显的抗炎作用,能够用于治疗上呼吸道感染[16]。

6. 降血脂 升麻总皂苷在体内代谢成甾醇类似物,该物质可竞争性抑制胆固醇的生成。实验证明,口服兴安升麻总皂苷,可使由维生素引起的高血脂大鼠血胆固醇降低 20% 以上,三酰甘油降低 30%;可使由吐温引起的高血脂大鼠口服,血胆固醇降低 40% 以上[17]。

7. 其他 镇痛镇静、调节免疫功能、保护神经元、增强记忆力、诱导血红素加氧酶-1 的表达、抑制小肠运动、抗骨质疏松、对肾阳虚小鼠具有补肾壮阳作用等。

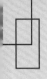

【食用方法】

1. 升麻茶

原料：升麻 1 g。

功效：用于寒热头痛、口疮等。

做法：用开水冲泡后饮用。

2. 升麻芝麻炖猪大肠

原料：猪大肠 600 g，升麻 15 g，黑芝麻 100 g，大葱、姜、盐、黄酒适量。

功效：升提中气，补虚润肠。

做法：猪大肠洗净切段，爆锅炒至金黄，加入升麻等原料，加水，文火或中火炖。

3. 人参升麻粥

原料：粳米 50 g，人参 5 g，升麻 2 g。

功效：补气摄血，升阳举陷。

做法：人参、升麻切片，加粳米煮粥。

【常用配伍】

升麻配葛根，用于小儿麻疹透发不畅。

升麻配柴胡，用于清阳下陷便泻、久痢、内脏下垂、崩漏带下等。

升麻配石膏，用于阳明胃火炽盛、头痛、牙龈肿痛、口舌生疮等。

升麻配桔梗，用于泻痢不止、脱肛。

升麻配牛蒡子，用于诊毒热、疹出不畅。

升麻配白芷，用于阳明头痛。

升麻配黄连，用于口舌生疮。

【注意事项】

上盛下虚，阴虚火旺及麻疹已透者忌服。

《本草经疏》曰："凡吐血、鼻衄、咳嗽多痰，阴虚火动，肾经不足，及气逆呕吐，惊悸怔忡，癫狂等，法咸忌之。"

《得配本草》曰："伤寒初病太阳，痘疹见标，下元不足，阴虚火炎，四者禁用。"

【参考文献】

参考文献见二维码。

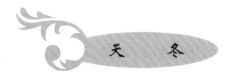

天冬(*Asparagi Radix*),始载于《神农本草经》,列为上品,历代本草均有记载,以天冬为名收录在《中华人民共和国药典》(2020版)中,其记载天冬为百合科植物天冬的干燥块根,于秋、冬二季采挖。用于肺燥干咳,顿咳痰黏,腰膝酸痛,骨蒸潮热,内热消渴,热病津伤,咽干口渴,肠燥便秘等症。

【文献记载】

天冬,性味:味甘、苦,性寒。功效:养阴润燥、清肺生津。

《本草经集注》曰:"主诸暴风湿偏痹,强骨髓,杀三虫,去伏尸。久服轻身,益气延年。"

《名医别录》曰:"保定肺气,去寒热,养肌肤,益气力,利小便,冷而能补,久服不饿。"

《日华子本草》曰:"镇心,润五脏,益皮肤,悦颜色。"

《本草汇言》曰:"天门冬,润燥滋阴,降火清肺之药也。"

【成分研究】

1. 氨基酸类　主要含天冬酰胺,另外还有瓜氨酸、丝氨酸、苏氨酸、脯氨酸、甘氨酸、谷氨酸、丙氨酸等19种氨基酸[1,2]。

2. 糖类　含葡萄糖、果糖、非还原性低聚糖、多糖,多糖类成分有天冬多糖(A、B、C、D)。寡糖类成分有新酮糖等7种[1,2]。

3. 甾体皂苷类　天冬含三糖苷、二糖苷、四糖苷、单糖苷类成分等,如薯蓣皂苷元、菝葜皂苷元、菝葜皂苷、总序天冬皂苷(Ⅰ、Ⅱ、Ⅲ、Ⅳ)等[3,4]。

4. 其他　除天冬碱、异黄酮类、类胡萝卜素、香草醛、松柏苷、鞣质等成分外,天冬中还含丰富的维生素、无机元素、豆甾醇、糖醛、内酯、黄酮、蒽醌及强心苷类成分[5,6]。

【药理研究】

1. 抗菌　体外实验证明,天冬煎剂对炭疽杆菌、甲型及乙型溶血性链球菌、白喉杆菌、类白喉杆菌、肺炎双球菌、金黄色葡萄球菌、柠檬色葡萄球菌、白色葡萄球菌及枯草杆菌均有不同程度的抑菌作用[7]。

2. 抗肿瘤　天冬多糖在较高浓度的时候可以抑制人肝癌SMMC-7721细胞株的生长,但在较低浓度时可以促进其生长,存在着量效与时效的关系[8]。天冬多糖可以减少肿瘤体积,促进肝癌细胞的凋亡。

3. 保护肝、肾　天冬能够明显改善慢性辐射引起的肝功能、肾功能不全,增加

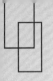

自由基清除酶活力,清除辐射过程中脂质过氧化物的形成。并可以减轻慢性辐射对心脏的损伤作用[7]。

4. 降血糖　天冬提取物可以降低糖尿病模型动物的血糖,减少了饮水量,增加了体质量,说明其能明显改善糖尿病症状、降低血糖[9]。

5. 抗炎　天冬水提取液可以明显地抑制蛋清所致的大鼠足趾肿胀[10]。抗炎机制是通过抑制 IL-1、TNF-α 的分泌而产生抗炎作用[11]。

6. 抗衰老　天冬水提取液及其纳米制剂对衰老模型小鼠血清中一氧化氮合酶和一氧化氮、肝组织中脂褐素的影响进行了研究,结果表明,天冬具有抗衰老的作用[12]。

7. 降血脂　总序天冬能降低血和肝脂质水平及减弱脂质过氧化作用[13]。

8. 其他　抗溃疡、抗腹泻、镇咳祛痰、杀灭蚊蝇幼虫等作用,另外天冬块根吸水膨胀,消毒后置宫颈口处,能扩张宫颈,有引产作用。

【食用方法】

1. 天冬泡水

原料:天冬 8 g,绿茶 1 g。

功效:润燥止渴,清热化痰,抗菌抗癌。

做法:天冬、绿茶用沸水冲泡后,可饮。

2. 天冬粥

原料:天冬 10 g,粳米 50 g,冰糖适量。

功效:滋阴润肺,生津止渴。适用于肺肾阴虚,干咳少痰或无痰,或痰中带血等。

做法:天冬、粳米共煮粥,出锅前加冰糖。

3. 天冬麦冬雪梨汤

原料:天冬、麦冬各 10 g,雪梨 1 个,冰糖适量。

功效:滋阴润肺,润肤瘦身。

做法:天冬等原料共煮煲汤。

4. 天冬板蓝根茶

原料:天冬 10 g,板蓝根 6 g,绿茶 6 g,冰糖适量。

功效:清热养阴,解毒。主治热病发热,口烦渴,咽喉肿痛,扁桃体炎,口舌生疮。

做法:天冬等原料共煮茶饮。

【常用配伍】

天冬配生地黄,用于热病伤阴、烦渴多饮。

天冬配知母,治疗肺热燥咳、内热消渴、热盛津亏、骨蒸潮热等,为润燥除烦之专方。

天冬配桔梗,具有润肺止咳之功效。

天冬配麦冬,治疗咳喘咯血、口舌生疮烦闷口渴之症状。

天冬配人参,治疗津气不足之症。

天冬配生地黄、川贝、百合,治肺虚咳嗽。

天冬配山慈姑、穿破石等解毒药,治肺痿、肺痈。

天冬配熟地黄、党参,治阴虚发热,如贫血、结核病、病后体弱等之低热。

天冬配生地黄、火麻仁、当归,治热病后期之阴虚兼有肠燥便秘。

【注意事项】

虚寒泄泻及外感风寒致嗽者,皆忌服。

《本草经集注》曰:"垣衣、地黄为之使。畏曾青。"

《日华子本草》曰:"贝母为使。"

《本草正》曰:"虚寒假热,脾肾溏泄最忌。"

《医学入门》曰:"中寒肠滑者禁用。"

【参考文献】

参考文献见二维码。

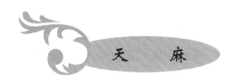

天麻(*Gastrodiae Rhizoma*),又名赤箭、独摇芝、离母、合离草、神草、鬼督邮、木浦、明天麻、定风草、白龙皮等。《中华人民共和国药典》(2020版)记载本品为兰科植物天麻的干燥块茎。天麻在立冬后至次年清明前采挖(以冬麻为好),是著名的中药材。早在2 000多年前就已入药,以云南昭通产者为优。主要用于头晕目眩、肢体麻木、小儿惊风等。2019年11月,国家卫生健康委员会(以简称"国家卫生健康委")、国家市场监督管理总局对天麻开展既是传统食品又是中药材的物质(食药物质)生产经营试点管理(国卫食品函〔2019〕311号)。

【文献记载】

天麻,性味:味甘,性平。功效:息风止痉,平抑肝阳,祛风通络。

天麻名称始见于《神农本草经》,亦为"赤箭"。

《神农本草经》曰:"主杀鬼精物、蛊毒恶气,久服益气力、长阴,肥健、轻身,增年。"

《名医别录》曰:"主消痈肿,下支满疝,下血。"

《日华子本草》曰:"助阳气,补五劳七伤,通血脉,开窍。"

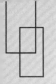

《开宝本草》曰："主诸风湿痹，四肢拘挛，小儿风痫惊气，利腰膝，强筋力。"

《本草纲目》曰："乃肝经气分之药""久服益气力、长阴肥健、轻身增年、消痈肿、下肢满、寒疝下血。"

《素问》曰："诸风掉眩，皆属于肝。"

《本草衍义》曰："用根，须别药相佐使，然后见其功。仍须加而用之。人或蜜渍为果，或蒸煮食，用天麻者，深思之则得矣。"

【成分研究】

1. 糖类　天麻含糖量较高，可达 30% 以上，其中可溶性糖超过 20%。有文献报道，天麻中鼠李糖、半乳糖、木糖含量分别为 1.27%、5.41%、17.25%[1]。

2. 氨基酸　含氨基酸可达 13%，共有 16 种，其中 6 种为人体必需氨基酸[2]。

3. 微量元素　天麻中含锌、铁、铜、铁、铬等微量元素[2]。

4. 酚类　天麻素是天麻中非常重要的单体，含量为 0.9% 左右[3]。

5. 腺苷　天麻中具有镇静催眠作用的腺苷含量约为 70 μg/g[4]。

6. 其他　除上述成分外，天麻中还含香英兰醇醛、琥珀酸、β-谷甾醇、维生素A、微量生物碱、黏液质等活性成分。另外，对羟基苯甲醇和对羟基苯甲醛含量分别为 761～814 μg/g 和 116.8 μg/g[4]。

【药理研究】

1. 镇静、催眠　天麻可通过降低脑内去甲肾上腺素和多巴胺的含量，抑制中枢，而达到明显的镇静、催眠作用[5]。其主要成分天麻素可明显抑制小鼠自主活动，缩短小鼠入睡时间，增加入睡指数，作用比巴比妥更强[6]。

2. 抗癫痫　有研究报道称，天麻的主要药效成分之一——天麻素可通过多种机制降低大脑皮质的兴奋性，起到抗癫痫的作用[7]。

3. 镇痛　实验表明，天麻素可明显抑制长春新碱诱导大鼠神经病理性疼痛，并呈剂量依赖，而无耐受现象[8]。

4. 降血压　天麻多糖可促进机体生成舒血管物质，抑制体内缩血管物质释放，最终纠正两者而达到平衡效应，实现血压控制。药效学实验表明，天麻多糖明显降低了高血压模型大鼠的收缩压和舒张压，并且对心率及尿量没有明显影响[9]。

5. 抗氧化及修复氧化损伤　动物实验结果表明，天麻具有明显的清除自由基、延缓细胞衰老作用，可改善衰老小鼠的学习记忆能力，修复氧化损伤细胞，促进脑神经的恢复[10,11]。

【食用方法】

1. 食用

原料：鲜天麻。

 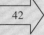

功效：息风止痉,平抑肝阳,祛风通络。

做法：将鲜天麻洗净,可直接咀嚼,少量多次,鲜天麻每日不超过20 g。

2. 天麻茶

原料：天麻6 g。

功效：降血压,抗惊厥,明目益智。

做法：天麻加水煮汤饮。

3. 天麻竹沥粥

原料：姜制天麻10 g,竹沥35 g,白糖30 g,粳米100 g。

功效：平肝息风,清热化痰。适用于痰热等,亦用于肝风痰热之痛症及眩晕者。

做法：姜制天麻、竹沥等原料共煮粥。

4. 天麻鲤鱼

原料：天麻25 g,鲜鲤鱼1 000 g,川芎10 g,茯苓10 g,调料适当。

功效：平肝息风,用于治疗肝肾阴虚、水不涵木、阴不潜阳、肝阳化风等。定惊止痛,行气活血,常用于心腹胁肋诸痛、时发时止、月经不调、跌仆劳损、胀闷不舒、产后恶露不行等一切气血涩滞之症。

做法：鲤鱼洗净,在脊背两侧斜切数刀;取川芎、茯苓切片,放清水中稍泡片刻,即装入鱼腹;葱切段,姜切片。取天麻放入米泔水中浸泡4 h左右,泡软,泡透,上屉蒸熟,趁热切薄片,逐一插入鱼背的刀缝中,多余的天麻片塞入鱼头及鱼腹中,撒少许葱段和姜片,上屉蒸半小时以上,然后拣去葱姜。取清汤适量加调料煮沸后,勾芡,浇在天麻鲤鱼上即成。

【常用配伍】

天麻配枸杞子,补益肝肾,健脑益智;对体弱头晕,健忘,失眠有疗效。

天麻配菊花,平抑肝阳兼有补益作用,治疗肝火头痛、血虚头痛、肝郁头痛。

天麻配旋覆花,治头风,通血脉,可用于痰厥头痛、血虚头痛、瘀血头痛。

天麻配三七,活血化瘀,通络消滞,凡肝风内动、头目眩晕之证,论虚实,均有疗效。

天麻配钩藤,平肝息风,清热活血,补益肝肾。

天麻配人参,益气活血,舒筋止痛。

天麻配半夏、白术,为祛痰剂,具有化痰息风、健脾祛湿之功效,补脾胃,化痰湿,定虚风。

【注意事项】

《本草新编》曰:"气血两虚之人,断不可轻用耳。"

《本草求真》曰:"症见口干便闭及犯类中等症者,切不宜服。"

《本草经疏》曰:"凡病人觉津液衰少,口干舌燥,咽干作痛,及南方似中风,皆禁用之。"

【参考文献】

参考文献见二维码。

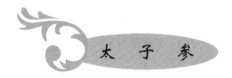

太子参（*Pseudostellariae Radix*），又名孩儿参、童参、双批七、四叶参、米参，为人们对商品孩儿参、童参、米参等参属下物种的统称。人们日常食用和药用的太子参主要产于福建省、江苏省、山东省、安徽省等地。其中以福建省柘荣县产的太子参最为出名。《中华人民共和国药典》（2020版）记载本品为石竹科植物孩儿参的干燥块根，夏季茎叶大部分枯萎时采挖。主要用于脾虚体倦，食欲不振，病后虚弱，气阴不足，自汗口渴，肺燥干咳等症。

【文献记载】

太子参，性味：味甘，性平。功效：补气益脾，养阴生津。

《本草从新》曰："太子参大补元气，虽甚细如参条，短紧坚实，而有芦纹，其力不下大参。"并被《本草纲目拾遗》转述。

【成分研究】

1. 糖类　太子参总多糖量达28%以上，不同产地的药材多糖含量有所差异，一般在10%～18%[1]。

2. 挥发油类　太子参挥发油中含亚油酸乙酯、*N*-十六酸、3-糠醇等成分，三者含量分别为28.70%、23.12%、5.51%[2]。

3. 氨基酸与微量元素　太子参中含精氨酸、谷氨酸、天冬氨酸等17种氨基酸，总含量为10%左右，其中8种为人体必需氨基酸。太子参含锌、铁、镁、锰、钙等大量具有生物活性的微量元素[3]。

4. 油脂与脂肪酸类　太子参含1-甘油单硬脂酸酯、三棕榈酸甘油酯等油脂类成分，以及棕榈酸、亚油酸、琥珀酸、山嵛酸等脂肪酸类成分[2]。

5. 其他　太子参中还含环肽类成分，但是根据产地不同含量差异较大，文献报道江苏省产太子参环肽B含量为最高，约为30%[4]。另外，太子参还含磷脂酰肌醇、溶磷脂酰胆碱、磷脂酰乙醇胺磷脂类成分等。

【药理研究】

1. 保护心肌　实验表明,太子参可显著改善急性心肌梗死诱发的心肺损伤病变模型大鼠血流动力学指标,降低心肺指数,减小心肌梗死面积,改善左心室和肺组织的病理学状态,具有很好的保护心肌作用[5]。

2. 增强机体免疫功能　免疫功能实验表明,太子参对环磷酰胺所致的胸腺、脾脏质量减轻,环磷酰胺所致 T 细胞、B 细胞转化功能低下、白细胞吞噬功能降低及迟发型超敏反应减弱具有显著的对抗作用,并且能够增加胸腺 DNA、RNA,脾脏 DNA 含量及外周血白细胞数量。小鼠实验结果表明,太子参提取物能明显增加正常小鼠半数溶血值、白细胞数增长率、吞噬指数和吞噬系数[6]。

3. 抗肿瘤、抗氧化　太子参所含 18 种内生真菌中,有 6 种对肿瘤细胞抑制作用显著,3 种抗氧化活性明显。D-半乳糖造成的衰老小鼠模型动物实验结果证明,太子参的确具有抗氧化作用,能使心、肝、肾组织中丙二醛含量不同程度降低、超氧化物歧化酶及谷胱甘肽过氧化物酶活力不同程度提高、脑组织中脂褐质不同程度下降,而发挥抗氧化活性[6]。

4. 降血糖　实验表明,太子参多糖可通过多种途径改善糖尿病小鼠、大鼠的抗氧化功能,保护胰腺,而起到降血糖作用,但不影响胰岛素水平,从而对糖尿病大鼠有显著的治疗作用[7]。

5. 抗应激　中、高剂量太子参具有显著的抗应激作用,能明显延长小鼠的游泳时间、缺氧状态下的存活时间、耐高温及耐低温时间[8]。

6. 改善记忆　太子参对于记忆减退有很好的治疗效果。小鼠实验证明,其多糖成分在能够显著降低错误反应次数,提高脑组织中谷胱甘肽过氧化物酶和超氧化物歧化酶活力,并抑制丙二醛生成,改善东莨菪碱所致小鼠记忆障碍[9]。

【食用方法】

1. 食用

原料:太子参。

功效:补气益脾,养阴生津。

做法:洗净,直接咀嚼,少量多次,成人每日不超过 10 g。

2. 太子参茶

原料:太子参 3 g。

功效:补气敛阴、养阴生津。

做法:太子参加水煮沸。

3. 黄芪红枣太子参汤

原料:太子参 15 g,黄芪 20 g,红枣 10 个,姜、红糖适量。

功效:补肺健脾,补气滋阴,提高抵抗力,适用于反复感冒的儿童或身体虚弱

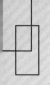

的产妇服用。

做法：上述原料切片，加水共煮。

4. 太子参鲫鱼汤

原料：太子参 12 g，鲫鱼 1 条(约 500 g)，生姜 3 片，豆腐 2 块，紫菜 15 g。

功效：益气生津，降血脂。

做法：紫菜、太子参洗净，稍用清水浸泡 20 min；鲫鱼洗净，去内脏、鱼鳞，用生油文火稍煎至微黄；太子参加入清水 1 000 mL(约 4 碗水量)煲至 20 min，加入豆腐、紫菜、鲫鱼、生姜，武火滚约 12 min，调入少许生油和食盐即可。

【常用配伍】

太子参配麦冬，滋阴、润肺、止咳化痰。

太子参配丹参，补气生津、活血调经。太子参益气健脾，生津润肺，适用于体虚不受峻补之症。丹参活血祛瘀，通经止痛，清心除烦，凉血消痈，为妇科要药。两者配伍使用能够增强补气活血之功效。

太子参配黄芪，益气、养阴、活血。太子参味甘、微苦而性平，偏微寒，既能益气，又可养阴生津，且药力平和，为一味清补之品，适用于脾肺亏虚、气阴不足、气津不足诸症。太子参对淋巴细胞有明显的刺激作用。凡脾胃虚弱，症见疲倦乏力，食欲减退者，可与黄芪、党参等配伍，以增强补气之功。因此，太子参配黄芪能有效治疗脾胃虚弱，治疗胃病。

太子参配五味子，能治疗气阴不足而致的心悸失眠。五味子收敛固涩，益气生津，补肾宁心。用于久咳虚喘，梦遗滑精，遗尿尿频，久泻不止，自汗，盗汗，津伤口渴，短气脉虚，内热消渴，心悸失眠。太子参有补气益血、生津、补脾胃的作用。用于脾虚体倦，食欲不振，病后虚弱，气阴不足，自汗口渴，肺燥干咳。两者配伍使用能有限缓解心悸失眠等症。

太子参配浮小麦，治疗小儿自汗，凡有阳虚引起的自汗和阴虚引起的自汗均可用浮小麦治疗，浮小麦具有益气、除热、止汗等功效，配伍太子参能有效治疗小儿自汗等症。

【注意事项】

《药性切用》曰："虚甚者，忌之。"

【参考文献】

参考文献见二维码。

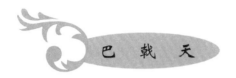

巴戟天(*Morindae Officinalis Radix*),又名巴戟、巴吉天、戟天、巴戟肉、鸡肠风、猫肠筋、兔儿肠。《中华人民共和国药典》(2020 版)记载本品为茜草科巴戟天属植物巴戟天的根,是我国著名的四大南药之一,也是出口创汇的名贵药材。主要用于阳痿遗精,宫冷不孕,月经不调,少腹冷痛,风湿痹痛,筋骨痿软等症。

【文献记载】

巴戟天,性味:味甘、辛,性微温。功效:补肾阳,强筋骨,祛风湿。

巴戟天始载于《神农本草经》,列为草部上品。

《名医别录》曰:"主治头面游风,小腹及阴中相引痛,下气,补五劳,益精,利男子,生巴郡及下邳,二月、八月采根,阴干。"

《本草经疏》曰:"主大风邪气,及头面游风者,风力阳邪,势多走上。"

《本草汇》曰:"为肾经血分之药,盖补助元阳则胃气滋长,诸虚自退,其功可居草薢、石斛之上。但其性多热,同黄柏、知母则强阴,同苁蓉、锁阳则助阳,贵乎用之之人,用热远热,用寒远寒耳。"

《本草新编》曰:"夫命门火衰,则脾胃寒虚,即不能大进饮食,用附子、肉桂以温命门,未免过于太热,何如用巴戟天之甘温,补其火,而又不烁其水之为妙耶?或问:巴戟天近人止用于丸散之中,不识亦可用于汤剂中耶?曰:巴戟天,正汤剂之妙药,无如近人不识也。巴戟天,温而不热,健脾开胃,既益元阳,复填阴水,真接续之利器,有近效,而又有远功。"

《本草求真》曰:"据书称为补肾要剂,能治五痨七伤,强阴益精,以其体润故耳。然气味辛温,又能祛风除湿,故凡腰膝疼痛,风气脚气水肿等症,服之更为有益。观守真地黄饮子用此以治风邪,义实基此,未可专作补阴论也。"

【成分研究】

1. 蒽醌类　巴戟天中含甲基异茜草 1 -甲醚 3 -醋酸酯[1]、大黄素-甲醚[2]、2 -甲基蒽醌[3]等多种蒽醌类化合物。

2. 糖类　糖是巴戟天的主要有机成分之一,其甲醇提取物中主要含葡萄糖和甘露糖单糖混合物,其水溶性部分中则含多糖[4]。

3. 氨基酸　巴戟天含 11 种游离氨基酸和 17 种水解氨基酸,其中 7 种为人体必需氨基酸[4]。

4. 脂类及有机酸类　巴戟天含植物甾醇 2 种,以及十九烷、棕榈酸等 46 种脂类和有机酸类成分[5]。

5. 微量元素 巴戟天微量元素含量丰富,目前已测定有铁、钙、钾、锌、锰等 24 种,其中 11 种为人体必需微量元素[6]。

6. 其他有机成分 据报道,巴戟天还含生物碱[7]、黄酮类化合物[8]及多种苷类成分。

【药理研究】

1. 对垂体-肾上腺皮质系统的影响 动物实验研究结果表明,巴戟天无糖皮质激素样作用,但具有促肾上腺皮质激素样作用[9]。国外某些学者的临床研究也证实,巴戟天可增加血液中皮质酮含量,其作用也可能是由于下垂体-肾上腺皮质系统受到刺激所致[10]。

2. 对造血系统的影响 巴戟天中铁元素含量很高,可达 595.75 μg/g,可促进造血功能。同时,巴戟天可促进粒系细胞的生长,实验表明其可增加幼年小鼠白细胞功能[11]。

3. 促进骨骼发育和重建 巴戟天中所含钙、锌、锰等元素与骨骼的发育和重建、内分泌系统关系密切,研究表明其不仅具有强筋骨作用,还可以延长小鼠的持续游泳时间和抗衰老的作用[12]。

4. 祛风湿 巴戟天对枯草杆菌和环肉芽孢抑制作用显著,说明抗炎作用较佳,加之其镇痛作用,表明巴戟天具有祛风湿作用[9]。

【食用方法】

1. 巴戟天茶
原料:巴戟天 5 g,红茶 3 g。
功效:补肾阳,壮筋骨,祛风湿;降血压。
做法:巴戟天、红茶共泡茶。

2. 巴戟天酒
原料:巴戟天 150 g,牛膝 75 g,枸杞根 70 g,麦冬 100 g,干地黄 100 g,防风 45 g,白酒 1 L。
功效:强肝益肾,补虚兴阳。治疗虚劳羸瘦,阳痿不举,五劳七伤,诸般百病;并可开胃下食下气。
做法:上述药材饮片加白酒浸泡。

3. 补肾核桃粥
原料:粳米 30 g,核桃 30 g,莲子 15 g,山药 15 g,巴戟天 10 g,锁阳 10 g。
功效:补肾壮阳、健脾益气。适于脾肾两亏型骨质疏松症患者食用。
做法:上述药材洗净,加粳米煮粥。

【常用配伍】

巴戟天配熟地黄、补骨脂、金樱子,固肾涩精壮阳,治阳痿、遗精。

巴戟天配益智仁、桑螵蛸、菟丝子，补肾固元缩尿，治小便频数不禁。

巴戟天配肉桂、高良姜、吴茱萸，温肾调经，治肾虚不足、冲任虚寒所致的少腹冷痛、月经不调。

巴戟天配肉苁蓉、杜仲、萆薢，补肾强筋，祛风除湿，治筋骨痿软。

巴戟天配牛膝、羌活、桂心，温经活络，祛寒止痛，治寒湿腰胯冷痛、步行不利。

【注意事项】

《本草经疏》曰："凡病相火炽盛，思欲不得，便赤口苦，目昏目痛，烦躁口渴，大便燥闭，法咸忌之。"

《本草经集注》曰："覆盆子为之使，恶朝生、雷丸、丹参。"

《得配本草》曰："火旺泄精，阴水虚乏，小便不利，口舌干燥，四者禁用。"

【参考文献】

参考文献见二维码。

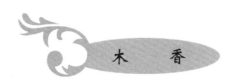

木香（*Vladimiria Souliei*），又名云木香、广木香、川木香、青木香、南木香、新木香、越木香、越隽木香、煨木香、老木香、蜜香、五香、五木香、槽子木香、矩琶陀香等。木香始载于《神农本草经》，《中华人民共和国药典》（2020 版）收载了川木香，记载本品为菊科植物川木香的干燥根，是原产于我国的道地药材，采挖于秋季。主要用于胸胁、脘痛腹胀，肠鸣腹泻，里急后重等。

【文献记载】

木香，性味：味苦、辛，性温。功效：行气止痛，调中导滞，健脾消食。

《本草纲目》曰："木香乃三焦气分之药，能升降诸气。"

《本草汇言》曰："性味香燥而猛，如肺虚有热者，血枯脉躁者，阴虚火上冲者，心胃痛属火者，元气虚脱者，诸病有伏热者，慎勿轻犯。"

《本草新编》曰："广木香，只可少用之以佐使，使气行即止，而不可谓其能补气，而重用之也。大约用广木香，由一分、二分，至一钱而止，断勿浮于一钱之外，过多反无效功，佐之补而不补，佐之泻而亦不泻也。"

《本草经集注》曰:"治毒肿,消恶气,有验。"

《千金翼方》曰:"主邪气,辟毒疫温鬼,强志,主淋露。疗气劣,肌中偏寒,主气不足,消毒,杀鬼精物,温疟,蛊毒,行药之精。久服,不梦寤魇寐,轻身,致神仙。一名蜜香。生永昌山谷。"

《本草备要》曰:"治一切气痛,九种心痛,呕逆反胃,霍乱泻痢,后重、同槟榔用。"

【成分研究】

1. 挥发油　木香含0.3%~3.0%的挥发油,其中主要药效成分为去氢木香内酯、木香烯内酯的含量可占50%,此外,还含木香内酯、二氢木香内酯、木香烃内酯、雪松烯醇、环辛二烯、桉叶(油)醇、α-芹子烯、去氢木香内酯、丁子香烯、长松叶烯等[1]。

2. 木脂素　目前,发现木香中有9种木脂素,如丁香脂素、松脂素、罗汉松脂素等[2]。

3. 氨基酸与微量元素　木香根部含17种以上氨基酸,其中7种是人体必需氨基酸[3],以谷氨酸含量最高。另外,还含钠、镁、铜、钙、铁、钾、磷、锰等微量元素,且钙的含量较高[4]。

4. 其他　木香中还含二十九烷、无羁萜、豆甾醇等成分[2]。

【药理研究】

1. 抗菌　木香挥发油能够抑制金黄色链球菌、白色葡萄球菌的繁殖与生长;煎剂对甲型副伤寒杆菌有轻微的抑制作用[2]。

2. 利胆　木香醇提物具有较好的利胆作用,能促进大鼠胆汁分泌;水煎剂可能通过升高血液中胃动素或胆囊收缩素的水平,使健康人体的胆囊体积较空腹时缩小30%以上[2]。

3. 抗肿瘤　药理学研究表明,木香所含木香烯内酯具有强烈诱导癌细胞凋亡的作用,所含倍半萜类物质具有抗肿瘤活性[5]。

4. 抗炎、抗胃溃疡、调节肠胃　动物实验结果显示,木香提取物对盐酸-乙醇和利血平诱发的大鼠急性胃黏膜损伤均有明显的保护作用,超临界提取物对小鼠盐酸-乙醇诱导的急性胃溃疡具有显著的抑制作用($P<0.01$),对大鼠醋酸损伤型和小鼠利血平型胃溃疡也均有明显的抑制作用。木香水提液可使小鼠肠推进明显增加,水提醇沉液可使大鼠回肠运动显著增加。木香醇提物对番泻叶和蓖麻油引起的腹泻具有显著的缓解作用。木香与槟榔等药物配伍后,能加速大鼠胃排空速率,增强十二指肠运动的频率,缩短胃肠道排空时间,但单味制剂效果不明显[2]。

5. 扩张支气管平滑肌　木香碱可使支气管和胃肠道平滑肌痉挛减轻,木香水提液、醇提液、挥发油、生物碱对豚鼠的气管、支气管收缩有对抗作用,对麻醉犬呼吸有一定的抑制作用。腹腔注射给药对吸入致死量组胺或乙酰胆碱气雾剂豚鼠有保护作用,可延长致喘潜伏期,降低死亡率[2]。

6. 对心血管的影响 木香挥发油能不同程度地抑制豚鼠与离体兔的心脏活动,对离体蛙心也有一定的抑制作用。小剂量的水提液与醇提液能兴奋在体蛙心与犬心,大剂量则有抑制作用。1~2 mg 云木香碱静脉注射在体猫心,对其心室的兴奋作用比心房明显。通过离体兔耳与大鼠后肢灌流实验表明,木香中含的去内酯挥发油、总内酯可使血流量分别增加 14% 和 35%,有明显的血管扩张作用,其他内酯部分作用较弱[2]。

7. 其他 木香提取物醋酸乙酯部位有较强的降血糖作用,从木香醋酸乙酯部位中分离得到木香烃内酯和去氢木香内酯,均可降低四氧嘧啶所致糖尿病小鼠的血糖,并显示很好的抗氧化作用。另外,木香还具有镇痛作用,但其作用弱于阿司匹林[2]。

【食用方法】

1. 山楂木香茶

原料:炒山楂 15 g,木香 10 g,用糖、红茶各 15 g。

功效:健脾理气,解毒止痢。下痢赤白,腹痛里急后重者适用。

做法:炒山楂、木香等共用热水冲泡。

2. 大枣木香汤

原料:大枣 10 个,木香 10 g,清水适量。

功效:适宜慢性肝病属脾虚肝郁者服用。

做法:大枣、木香一起用热水冲泡。

3. 木香乌麦饮

原料:木香 6 g,麦冬 15 g,乌梅 10 g。

功效:此食法有养胃生津,行气止痛之功,适合慢性萎缩性胃炎患者服用。

做法:木香、麦冬、乌梅共煮水 10~15 min。

【常用配伍】

木香配川楝、枳壳,用于肝胆气滞引起的胁痛。

木香与砂仁、陈皮配伍使用,用于脾胃气滞所致的脘腹胀痛、食少呕吐。

木香与人参、半夏、白术、附子、赤茯苓等同用。可健脾消滞,调胃肠滞气。用于腹痛、腹泻、里急后重。

木香与郁金、大黄、茵陈等配伍,可用于脾失运化、肝失疏泄而致的湿热郁熬、气机阻滞之脘腹胀痛、胁痛、黄疸,现代用治胆石症、胆绞痛。

木香与黄连配伍,木香辛温苦降,善行大肠之滞气,为治湿热泻痢里急后重之要药;黄连善清上焦火热,具有清热燥湿,泻火解毒的功效。两者配伍使用常用于泻痢里急后重,如香连丸。

木香与槟榔、青皮、大黄等同用,治饮食积滞的脘腹胀痛、大便秘结或泻而不爽,如木香槟榔丸。

木香与粳米、枳壳配伍使用,有行气、养胃之功效。

【注意事项】

木香煎制时间不宜太久。

《本草经疏》曰:"肺虚有热者,慎毋犯之。元气虚脱,及阴虚内热,诸病有热,心痛属火者禁用。"

《得配本草》曰:"脏腑燥热,胃气虚弱,阴虚及气脱者,禁用。"

《药性通考》曰:"过服泄真气,畏火,体弱气虚者禁用。"

《药性纂要》曰:"若阴虚血燥而内热,如咳嗽吐血者,虽气滞不可用也。"

【参考文献】

参考文献见二维码。

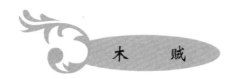

木贼(*Equiseti Hiemalis Herba*),又名木贼草、锉草、节节草、节骨草、响草、接骨叶、笔杆草、笔筒草、擦草、无心草等。辽宁产者质佳。《中华人民共和国药典》(2020版)记载本品为木贼科植物木贼的干燥地上部分。主要用于风热目赤,迎风流泪,母生云翳等症。

【文献记载】

木贼,性味:味甘、苦,性平。功效:疏散风热、明目退翳。

《本草纲目》曰:"木贼,与麻黄同形同性,故亦能发汗解肌,升散火郁风湿,治眼目诸血疾也。"

《嘉祐本草》曰:"主目疾,退翳膜。又消积块,益肝胆,明目,疗肠风,止痢及妇人月水不断。"

《本草纲目》曰:"解肌,止泪止血,去风湿,疝痛,大肠脱肛。"

【成分研究】

1. 挥发油　据研究报道,木贼挥发油包括29种化合物,主要含2-甲氧基-3-(1-甲基乙基)-吡嗪、十五烷、9-辛基-十七烷等,相对含量分别为11.82%、7.99%和5.61%[1]。

2. 黄酮类　木贼中黄酮类成分丰富,包括山茶素、槲皮素、芹菜素、草棉素-3-双葡萄糖苷、棉黄素-3-双葡萄糖-8-葡萄糖苷、木犀草素等[2]。

3. 酚酸类　木贼中酚酸类成分主要含咖啡酸、阿魏酸、延胡索酸、香草酸、对甲氧基肉桂酸、间甲氧基肉桂酸、异槲皮苷酸等[3]。

4. 酯类　目前,已发现木贼石油醚提取液中含棕榈酸乙酯等24种脂肪酸酸酯类化合物,其相对含量可达72.1%[4]。

5. 其他　除上述成分外,木贼中还含硅质、鞣质、少量皂苷、藻沼泽苷、二甲砜、葡萄糖、果糖、氨基酸、生物碱、烟碱,以及锰、硫、钙、锌等无机元素[5]。

【药理研究】

1. 保肝　木贼的水煎剂对大鼠食饵性脂肪肝有干预作用,可以明显减轻脂肪肝大鼠的肝细胞损伤,修复受损肝功能,抑制肝细胞增殖,发挥抗肝纤维化作用[6,7]。

2. 抗氧化　木贼中所含的总黄酮具有良好的抗氧化活性,可清除体内自由基,可延缓老龄小鼠的衰老,且与维生素C具有较强的增效作用[8]。

3. 对心血管系统的影响　木贼可较好地修复和保护高血脂所致主动脉血管内皮细胞损伤,降低内皮细胞黏附分子表达,阻止动脉粥样硬化早期炎症反应的发生,阻断动脉粥样硬化进展[9-11]。其水煎剂能够降低大鼠血清总胆固醇与三酰甘油,表明木贼在防治动脉粥样硬化及冠心病方面有现实意义[12]。

4. 其他　此外,木贼还具有抗蛇毒、降血压作用[13]。

【食用方法】

1. 木贼泡水

原料:木贼10 g。

功效:对老年人的"红眼"病症有效。

做法:取木贼加沸水250 mL冲泡,每日1剂,连服1周。

2. 木贼香附饮

原料:木贼30 g,香附子30 g,大青叶18 g,桃仁10 g,红花5 g,红糖适量。

功效:祛湿散瘀,消肿止痒。

做法:上述药材共煮。

3. 木贼苦瓜汤

原料:木贼草15 g,苦瓜1个。

功效:可以有效缓解红眼病。

做法:苦瓜洗净,去瓤,切块,与木贼放进瓦锅,再注入清水4碗,慢火煎成2碗,把其渣滓除去服用。

【常用配伍】

木贼配苍术,疏风止泪,明目退翳。

木贼配槐子、枳实,凉血止血,清降泄热,润肠通便。

木贼配谷精草、密蒙花,疏风清热,明目退翳。

木贼配连翘,泻火解毒,消痈散结,前人称为疮家圣药。

木贼配菊花,用于目赤肿痛、目生翳障。

木贼配蒺藜,用于隐疹瘙痒、目生翳膜、多泪等。

木贼配香附,用于寻常疣。

木贼配蝉蜕、黄芩,治风热所致的头痛目赤、多泪。

【注意事项】

气血虚者慎服。

《本草经疏》曰:"目疾由于怒气及暑热伤血、暴赤肿痛者,非其所任。"

《本草汇言》曰:"多服损肝,不宜久服。"

《本经逢原》曰:"多用令人目肿,若久翳及血虚者非所宜。"

【参考文献】

参考文献见二维码。

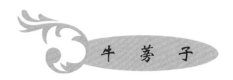

牛蒡子(*Arctii Fructus*),又名牛子、大力子、鼠粘子、恶实,为各种牛蒡子的统称。始载于《名医别录》,列为中品。因为牛的力量大,故而古代医家又称其为大力子。《中华人民共和国药典》(2020 版)记载本品为菊科植物牛蒡的干燥成熟果实。具有疏散风热,宣肺透疹,解毒利咽的功能。主治风热感冒,咳嗽痰多,麻疹,风疹,咽喉肿痛,痄腮,丹毒,痈肿疮毒。

【文献记载】

牛蒡子,性味:味辛、苦,性寒。功效:疏散风热,清热解毒透疹,宣肺利咽消肿。

《本草求真》曰:"牛蒡子,今人止言解毒,凡遇疮疡痈肿痘疹等症,无不用此投治,然犹未绎其义。""牛蒡味辛且苦,既能降气下行,复能散风除热,是以感受风邪而见面目浮肿,咳嗽痰壅,咽间肿痛,疮疡斑疹,及一切臭毒、痧闭、痘疮紫黑便闭等症,无不藉此表解里清。"

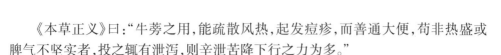

《本草正义》曰:"牛蒡之用,能疏散风热,起发痘疹,而善通大便,苟非热盛或脾气不坚实者,投之辄有泄泻,则辛泄苦降下行之力为多。"

《景岳全书》曰:"味苦辛,降中有升。治风毒斑疹诸瘘,散疮疡肿毒喉痹,及腰膝凝寒痹滞之气,以其善走十二经而解中有散也。"

《本草备要》曰:"泻热,解毒""润肺解热,散结除风,利咽膈,理痰嗽,消斑疹,利二便,行十二经,散诸肿疮疡之毒,利腰膝凝滞之气。"

《药品化义》曰:"能升能降,力解热毒。味苦能清火,带辛能疏风,主治上部风痰,面目浮肿,咽喉不利,诸毒热壅,马刀瘰疬,颈项痰核,血热痘疮,时行疹子,皮肤瘾疹,凡肝经郁火,肺经风热,悉宜用此。"

【成分研究】

1. 挥发油　研究表明,牛蒡子挥发油的主要化学成分为叶绿醇、2,4-癸二烯醛、环丁基胺、己醛、2-正戊基呋喃、4,4,6-三甲基-环己-2-烯-1-醇、己酸、反-2-辛烯醛、2-十一烯醛、2-乙基己酸乙酯等[1]。

2. 木脂素类　木脂素类化合物是牛蒡子的主要活性成分,主要包括牛蒡苷、牛蒡苷元、络石苷元、罗汉松脂素、牛蒡酚(A、B、C、D、E、F、H)、牛蒡素(A、B、C、D、E、F、H)以及数十种2,3-二苄基丁内酯木脂素等[2,3]。

3. 脂肪油类　牛蒡子中含有约26.1%的油脂,包括棕榈酸、亚油酸、亚麻酸、硬脂酸、油酸等[4]。采用气相色谱法对牛蒡子中的油酸、亚油酸、棕榈酸3种脂肪酸的含量进行测定,发现其中亚油酸的含量最高,占68.02%,其次是油酸[5]。

4. 其他　研究表明,牛蒡子及牛蒡子花序苞片中含有亚油酸乙酯、亚油酸三酰甘油、月桂酸、硬脂酸甘油酯、正十八烷酸、十八烷酸单甘油酯、9-十八烯酸乙酯、α-棕榈酸单油脂、咖啡酸乙酯[6]。还含有蒲公英甾醇[7]、菊糖、纤维素、蛋白质,以及钙、磷、铁等矿物质和多种维生素[8]。

【药理研究】

1. 对肾病的作治疗用　对大鼠尾静脉注射阿霉素制造肾病模型,研究牛蒡苷胶囊是否能保护模型大鼠肾脏免受损害,采用灌胃给药,发现给药后大鼠尿蛋白含量降低,血清白蛋白含量增加,血清 TG、TGF-β1 和 MDA 的含量显著降低,血清 SOD 的活性增强,肾组织病理学改变得到一定程度的修复,表明牛蒡苷胶囊对大鼠肾病具有保护作用,可能的作用机制为药物能够清除氧自由基、抑制脂质过氧化反应和肾小球纤维化[9]。

2. 调节血脂　通过动物实验观察牛蒡水提液对高脂模型大鼠和正常大鼠血脂的调节作用,结果显示牛蒡水提液对血脂具有很好的调节作用,可使胆固醇、三酰甘油、高密度脂蛋白和低密度脂蛋白不同程度下降[10]。

3. 神经调节作用　采用小鼠醋酸法和小鼠热板法,证明了牛蒡提取物具有镇痛作用,同时采用小鼠自由活动观察法,证明了其具有镇静作用,提示牛蒡能够通过调节中枢和外周性神经,即中枢性镇定作用,使疼痛减弱[11]。

4. 镇痛、抗炎 采用二甲苯致小鼠耳肿胀及蛋清致小鼠足跖肿胀模型研究牛蒡子提取物的抗炎活性,结果表明在致炎后的 0.5、1、2、4 h,药物对小鼠耳肿胀及足跖肿胀均有明显的抑制作用,具有较好的抗炎效果[12]。采用角叉菜胶肿胀模型、组织胺及五羟色胺性血管通透模型和甲基纤维素气囊模型考察牛蒡提取物的抗炎作用,结果显示牛蒡提取物对角叉菜胶足肿胀有明显的抑制作用,能明显抑制由组织胺及五羟色胺引起的血管通透性增加,对白细胞移行有明显的抑制作用,说明牛蒡提取物有明显抗炎作用[13]。

5. 抗肿瘤 牛蒡子中的牛蒡子苷元具有抗肿瘤和免疫活性的作用,牛蒡中的牛蒡苷元等成分可以抑制前列腺癌、肝癌、食管癌、胃癌、结肠癌的癌变速度[14]。

6. 其他 牛蒡提取物能显著而持久地降低大鼠血糖,对离体家兔子宫及肠管呈抑制作用[15]。体外观察牛蒡苷元(ACT)抗甲型流感病毒作用,结果表明 ACT 在体外有直接抑制流感病毒复制的作用,是牛蒡子解表功能的有效成分[16]。牛蒡苷能引起蛙、小鼠及兔的强直性惊厥,对蛙下肢及兔耳管呈扩张作用,牛蒡苷元有抗癌活性。对牛蒡子进行酸水解提取得到有效成分牛蒡苷元,并研究牛蒡苷元的抗菌活性,选择大肠杆菌以及金黄色葡萄球菌作为研究菌种,结果显示牛蒡苷元对二者均具有良好的抗菌效果[17]。

【食用方法】

1. 牛蒡子汤剂

原料:牛蒡子 5~10 g。

功效:疏散风热、解毒透疹。用于咳嗽、咽喉肿痛等。

做法:取牛蒡子,加入水适量,煎煮,滤渣取汁。

注:牛蒡子亦可直接入散剂,或口腔含漱。

2. 薄荷牛蒡子粥

原料:牛蒡子 10 g,薄荷 6 g,粳米适量。

功效:适用于室温过高引起的热性感冒。宝宝(3~6 岁)在感冒初期的症状表现为痰咳不出来、咽疼、爱喝水、有黏稠性鼻涕、舌头红色、舌苔变黄、脉搏比平常快。

做法:牛蒡子加水适量,煎煮,后加入薄荷煎煮数分钟,滤过药渣,滤液加入粳米熬粥。

3. 牛蒡子去脂茶

原料:牛蒡子 12 g,决明子 12 g,桂花 5 g。

功效:专治啤酒肚。牛蒡子性寒,味辛、苦,用于风热感冒,咳嗽痰多、麻疹、风疹、咽喉肿痛、痄腮丹毒、痈肿疮毒。决明子有降脂、通便的作用。只要每天用 10 g

左右的决明子泡水喝,可以起到全身去脂的效果。

做法:开水冲泡,饮用。

【常用配伍】

牛蒡子可以与下列药味进行配伍,开水冲泡,或煎煮,饮用。

牛蒡子配浮萍,共奏宣散风热,透发疹毒,祛风止痒之妙用。用治外感风热,咽喉肿痛等症,麻疹透发不畅诸症,风热隐疹瘙痒等症。

牛蒡子配山药,一补一清,清补合法,故宣肺气,清肺热,健脾胃,祛痰止咳之力增强。用治脾胃不健,肺气虚弱,痰湿内生,停阻气道,以致胸膈满闷,咳嗽气短,喉中水鸡声,身倦乏力等症,慢性支气管炎,支气管哮喘偏于虚者可用。

牛蒡子配连翘,并走于上,清热解毒,消炎止痛,祛风止痒,宣透疹毒之力增强。用治热聚上焦,以致口舌生疮,牙龈肿痛,咽喉肿痛等症,痈肿疮疡诸症,风热痒疹,斑疹等症。

牛蒡子配玄参,相须为用,解毒利咽之功倍增。用治外感发热所致的咽喉红肿疼痛,如急性扁桃体炎,咽喉炎等。

牛蒡子配甘草。用治肺经风热或肺经郁火,热毒上炎的咽喉肿痛,如急性咽炎,扁桃体炎等。

牛蒡子配薄荷,共奏疏风清热,利咽之功。用治外感风热。

牛蒡子配桔梗,疏风宣肺之力大增。用治外感风热,咳嗽咯痰不利及咽喉肿痛等症。

【注意事项】

脾虚便溏者禁服。

《本草经疏》曰:"痘疮家惟宜于血热便秘之证,若气虚色白,大便自利或泄泻者,慎勿服之。痧疹不忌泄泻,故用之无妨。痈疽已溃,非便闭不宜服。"

《本草求真》曰:"性冷滑利,多服则中气有损,且更令表益虚矣。至于脾虚泄泻,为尤忌焉。"

【药材真假伪鉴别】

牛蒡子为菊科植物牛蒡的果实,市场上有以同科植物大鳍蓟的果实冒充正品牛蒡子,使用时注意鉴别。牛蒡子及其伪品也可用 ITS 序列分子进行鉴定[18]。

真品:牛蒡子瘦果呈长扁卵形,长约 6 mm,中部直径约 3 mm,外皮灰褐色,有数条微突起的纵纹,中间一条较明显,全体有稀疏的斑点,又似致密的网纹。果实的一端略窄,微弯曲,顶上有一浅色小点;另一端钝圆,稍宽,有一小凹窝,纵面稍隆起,边缘光圆而厚,外皮较坚硬;牛蒡子破开后,种仁为两瓣,灰白色,具有油性;闻之无臭,口尝味微苦,久嚼有麻感。

伪品大鳍蓟:果实呈长倒卵形,长 4~5 mm,宽约 2 mm,表面灰白色,有数条不

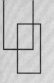
明显的纵棱,棱间有隆起的波状横纹。顶端钝尖,有一类圆形或类方形的环,中央有点状花柱残迹,基部较窄;果实的果皮坚硬,不易破碎,断面不平坦,可见半透时白色胚乳;闻之亦气微,口尝味苦,无麻舌感。

现代药理研究表明,牛蒡子水浸剂对多种致病菌有程度不同的抑制作用;其提取物有显著的降糖作用;所含的牛蒡苷有短暂地降低血压及轻度的利尿、泻下作用,而伪品大鳍蓟虽属同科植物,但果实不具有这些功效,故不可代替正品牛蒡子使用,宜细辨之。

【参考文献】

参考文献见二维码。

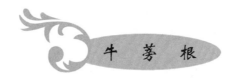

牛 蒡 根

牛蒡根是菊科植物牛蒡的肉质直根,可以药食两用,但多作蔬菜食用,在我国即使作为药材使用,也只是用于食疗。中国目前没有牛蒡根此类的中草药类的商品,《中华人民共和国药典》(2020版)也未收入。而欧美国家则将牛蒡根作为主要的药用部位。具有散风热,消毒肿的功能。主治风热感冒,头痛,咳嗽,热毒面肿,咽喉肿痛,齿龈肿痛,风湿痹痛,癥瘕积块,痈疖恶疮,痔疮脱肛。

【文献记载】

牛蒡根,性味:味苦,性寒。功效:疏风散热,解毒消肿。

《本草纲目》曰:"牛蒡根,性温,味甘无毒,主面目烦闷,四肢不健,通十二经脉,除五脏恶气。"

《本草经疏》曰:"散风除热解毒之要药。"

《名医别录》曰:"根茎,治伤寒、寒热、汗出,中风,面肿消渴,热中,逐水,久服轻身耐老。"

《药性论》曰:"根,细切如豆,面拌作饭食之,消胀壅。又能揸一切肿毒,用根、叶入少许盐花捣。"

【成分研究】

牛蒡根含蛋白质2.8%,碳水化合物25%,灰分0.6%。还含有牛蒡酸、醛类、多炔类物质及聚糖类化合物等。

1. 氨基酸 牛蒡根中含有苏氨酸、缬氨酸、蛋氨酸、异亮氨酸、苯丙氨酸、赖氨酸、天冬氨酸和精氨酸等多种氨基酸[1]，占干重 28.7%。其中精氨酸含量最高 2136 mg/100 g，占总量的 7.44%；必需氨基酸含量为 3.23%，占总量的 11.5%[2]。

2. 挥发油成分 牛蒡根中包括多种挥发性小分子成分，分别是有机酸、酯、醛、烯、倍半萜、醇、酮、酚、烷烃等。其中酯类最多，约占 23.24%[3]。

3. 膳食纤维 牛蒡渣中含有大量可以利用的优质膳食纤维，尤其是水溶性膳食纤维[4]。

4. 菊糖 牛蒡根中菊糖含量约占干重的 34%。牛蒡菊糖平均分子量为 2 104，是由 D-果糖经 β(2→1)糖苷键脱水聚合，终端以 α(1→2)糖苷键连接一分子葡萄糖所形成的大分子物质[5]。

5. 多炔类 牛蒡根中约有 0.001% ~ 0.002% 的多炔物质，其中 1,11-十三碳二烯-3,5,7,9-四炔占 50%，1,3,11-十三碳三烯-5,7,9-三炔占 30%[6]。

6. 多酚类 主要包括咖啡酸、绿原酸、异绿原酸、二咖啡衍生物等[7]。

7. 其他 在根茎类蔬菜中，牛蒡根中钙的含量是最高的。还有黄酮类化合物、少量牛蒡子苷、胶浆、树脂、糖苷类、松香、生物碱、牛蒡苦素、灰分、矿物元素等。

【药理研究】

1. 抗菌、抗真菌 牛蒡根有很好的抗菌和抗真菌作用[6]。当绿原酸达到一定浓度时，也会对大肠杆菌、金黄色葡萄球菌、枯草杆菌及藤黄微球菌具有一定的抑制作用[8]。

2. 抗突变及防癌 牛蒡根中的多酚类化合物咖啡酸、绿原酸等，具有抗突变、抗癌作用。牛蒡苦素能抑制癌细胞中磷酸果糖基酶的活性，牛蒡苷元能抑制白血病模型大鼠的活性[9,10]。

3. 降血压 牛蒡根水提取物能够明显改善高血压大鼠血管内皮损伤[11]，并可改善高血压大鼠血管重塑[12]。

4. 降血糖 体外实验表明，牛蒡多糖具有良好的 α-葡萄糖苷酶抑制活性，体内实验发现，牛蒡多糖能显著降低链脲佐菌素诱导的糖尿病模型小鼠的血糖水平，明显改善糖耐量及胰岛组织的病变状况，降低一氧化氮合成酶的酶活力、氧自由基和丙二醛含量，提高超氧化物歧化酶的酶活力[13,14]。

5. 降血脂 牛蒡根粉有减肥、降血脂功效[15]。其水提物具有抗动脉粥样硬化作用[16]。

6. 抗氧化 牛蒡根多酚提取物具有较强的金属离子螯合能力、DPPH 自由基清除能力和铁离子还原能力[17]。

7. 肝保护作用 牛蒡根水提液能够从组织病理学上减轻对四氯化碳或对乙酰氨基酚诱导的小鼠肝损伤的程度。还对慢性酒精中毒导致的肝损伤并被四氯化碳加重的小鼠模型有保护作用[18,19]。

8. 抗衰老 将牛蒡根水煮浓缩液能够提高大鼠的肝组织、血清中的 SOD 活性,降低脑组织、血清中的 MDA 含量,说明牛蒡根具有抗衰老的作用[20]。并对经邻苯三酚处理的人老化红细胞膜有保护作用[21]。

9. 治疗大鼠勃起功能障碍(ED) 动物实验表明,牛蒡根水提取物能够治疗大鼠勃起功能障碍[22]。

10. 其他 影响植物生长和诱导抗病作用[23-25],还有健脑[26]、镇咳和促有丝分裂作用[27]。

【食用方法】

1. 保健茶

牛蒡茶是以中草药牛蒡根为原料,经先进技术加工制成的纯天然茶品,含有大量牛蒡苷和木脂素,可与人参媲美,有"东洋参"的美誉,是老幼四季皆宜的保健饮品。在山东等地的特产专卖店中随处可见。

2. 牛蒡根萝卜汤

原料:牛蒡根 30 g,老萝卜头 60 g。

功效:肺热咳嗽,面目浮肿。

做法:牛蒡根加水适量,炖汤方式至牛蒡根和萝卜烂后,除渣取汁,饮用。

3. 牛蒡果脯

原料:牛蒡根 100 g,蜂蜜或白糖适量。

功效:清热解毒。

做法:牛蒡根洗净,晾干,放入蜂蜜或白糖中腌制,数日后即可食用。

4. 牛蒡根粥

原料:牛蒡根 10 g,粳米 50 g。

功效:诸疮肿痛。适用于肺胃虚热而引起的咽喉肿痛、咳嗽、食欲不佳、便秘等病症。

做法:牛蒡根加水适量,煎煮 30 分钟,除渣取汁,加入粳米熬粥,可以添加适量蜂蜜食用。

5. 牛蒡利咽汤

原料:鲜牛蒡根 10 g。

功效:有清热解毒、利咽喉的功效。用于肺胃有热,咽喉肿痛。

做法:加开水冲泡,或加水煎煮,取汁,饮用。

6. 牛蒡根炖鸡肉

原料:牛蒡根 300 g,鸡 550 g,其余调料适量。

功效:具有温中益气、祛风消肿的功效。适用于体虚瘦弱、四肢乏力、消渴、水肿、咽喉肿毒,咳嗽等症。

7. 牛蒡发酵制品(醋饮料、酸奶、啤酒)(居家不宜制作)

原料:牛蒡根适量,发酵。

功效:促进人体内双歧杆菌和乳酸菌的增殖,有效抑制大肠杆菌、沙门菌、梭状芽孢杆菌的生长。

【常用配伍】

2013年9月国家卫生和计划生育委员会《关于牛蒡作为普通食品管理有关问题的批复》中明确指出,牛蒡根作为普通食品管理。牛蒡根目前较多的作为营养和保健价值极佳的蔬菜,多以炖、煮、炒等烹饪方法食之。

【注意事项】

《本草拾遗》曰:"恶实根,蒸,暴干,不尔,令人欲吐。"

【参考文献】

参考文献见二维码。

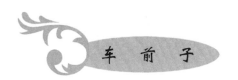

车前子(*Plantaginis Semen*),又名大车前、车前、平车前、海滨车前、长叶车前。全国大部分地区均产,主产于黑龙江省、辽宁省、河北省等地,为常用药材。《中华人民共和国药典》(2020版)记载本品为车前科植物车前或平车前的干燥成熟种子。用于热淋涩痛,水肿胀满,暑湿泄泻,目赤肿痛,痰热咳嗽等症。

【文献记载】

车前子,性味:味甘,性寒。功效:清热利尿通淋,渗湿止泻,明目,祛痰。

《本草汇言》曰:"车前子,行肝疏肾,畅郁和阳,同补肾药用,令强阴有子;同和肝药用,治目赤目昏;同清热药用,止痢疾火郁;同舒筋药用,能利湿行气健运足膝,有速应之验也。"

《本草新编》曰:"车前子,味甘、咸,气微寒,无毒。入膀胱、脾、肾三经。功专利水,通尿管最神,止淋沥泄泻,能闭精窍,祛风热,善消赤目,催生有功。但性滑,利水可以多用,以其不走气也。泻宜于少用,以其过于滑利也。近人称其力能种

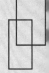

车
前
子

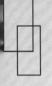

子,则误极矣。"

《景岳全书》曰:"味苦辛,降中有升。治风毒斑疹诸瘘,散疮疡肿毒喉痹及腰膝凝寒痹滞之气,以其善走十二经而解中有散也。"

《药品化义》曰:"车前子,子主下降,味淡入脾,渗热下行。主治痰泻、热泻,胸膈烦热,周身湿痹,盖水道利则清浊分,脾斯健矣。"

《本草经疏》曰:"车前子,其主气癃止痛,通肾气也。小便利则湿去,湿去则痹除。伤中者必内起烦热,甘寒而润下则烦热解,故主伤中。女子淋沥不欲食,是脾肾交病也,湿去则脾健而思食,气通则淋沥自止,水利则无胃家湿热之气上熏而肺得所养矣。"

【成分研究】

1. 苯乙醇苷类 车前子中含大车前苷、异大车前苷、类叶升麻苷、去鼠李糖类叶升麻苷、地黄苷及其异构体等苯乙醇苷类成分[1]。

2. 环烯醚萜类 车前子中含京尼平苷酸、京尼平苷、桃叶珊瑚苷、3,4-二羟基桃叶珊瑚苷、D-葡萄糖基桃叶珊瑚苷、栀子苷等环烯醚萜苷类成分[1]。

3. 黄酮类 车前子中含高车前宁、芹菜素、消旋-车前子苷等,其中多为槲皮素或野黄芩素的糖苷[1]。

4. 多糖类 车前子中多糖类成分为车前黏多糖[2],该物质为酸性多糖黏液质,由 L-木糖、L-阿拉伯糖、D-半乳糖醛酸、L-鼠李糖、D-半乳糖,以 15∶3∶4∶2∶0.5 的分子比进行结合而成。

5. 其他 此外,还有车前子酸、琥珀酸、腺嘌呤、脂肪油(10.43%)、胆碱、β-谷甾醇、β-谷甾醇-3-O-β-D-吡喃葡萄糖苷维生素 A 样物质及 B 样物质[3]。

【药理研究】

1. 促进肠蠕动 研究表明,车前子多糖能够改善小鼠小肠运动障碍[4],主要通过提高小鼠小肠推进率,改善小鼠小肠运动障碍,促进胃肠动力从而达到缓泻的目的。

2. 防治动脉粥样硬化、冠心病 车前子对动脉粥样硬化和冠心病具有一定的防治作用,其主要是通过影响机体自由基的防御技能起到相应作用[5]。

3. 抗肿瘤 车前子提取物对艾氏癌及肉瘤 S180 有较弱抑制作用。除此之外,车前子中其他成分都具有广谱的抗人类白血病、抗癌和抗病毒活性[1]。

4. 其他 研究表明,车前子醇提取物有拟胆碱作用,可降低麻醉犬、猫的血压,抑制离体兔心、蛙心,兴奋兔、大鼠及豚鼠的肠道,并能为阿托品所抑制[1]。

【食用方法】

1. 车前子豆汤

原料:绿豆 150 g,黑豆 50 g,车前子 15 g,蜂蜜适量。

功效:用于小便异常、尿痛尿急、腰痛等。

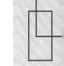

做法：适量清水中放入车前子(用纱布包好)、绿豆、黑豆共煮,煮至豆烂停火,弃药包,调入蜂蜜即成,吃豆饮汤。

2. 茯苓车前子粥

原料：茯苓粉 30 g,车前子 30 g,粳米 60 g,白糖适量。

功效：利水渗湿,清热健脾。

做法：先将车前子(纱布包)加水 300 g,煎 0.5 h 取出。加粳米和茯苓粉共煮粥,粥成时加白糖适量。

【常用配伍】

车前子配伍白茅根,用于治疗水湿内停之小便不利、下肢水肿及尿少、尿痛、血尿等症因下焦湿热所致者。

车前子配伍白术,用于治疗脾虚泄泻、小便短少者。

车前子配伍苍术,用于治疗妇女带下或泄泻因湿邪所致者。

车前子配伍海金沙,用于治疗湿热蕴结膀胱所引起的小便淋涩疼痛或湿热所致之结石。

车前子配伍熟地黄,用于治疗肝肾阴虚引起的目暗翳障、视物不清、视力下降、小便短少等。

【注意事项】

凡内伤劳倦,阳气下陷,肾虚精滑及内无湿热者,慎服。

《日华子本草》曰:"常山为使。"

《本草经疏》曰:"若遇内伤劳倦、阳气下陷之病,皆不当用,肾气虚脱者忌,与淡渗药同用。"

《本草汇言》曰:"肾虚寒者尤宜忌之。"

【参考文献】

参考文献见二维码。

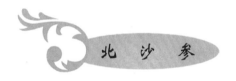

北沙参(*Glehniae Radix*),又名莱阳参、海沙参、银沙参、辽沙参、苏条参、条参、

北条参。全国大部分地区均产,为常用药材。北沙参为我国常用药材,年需求量5 000 t左右,是一个大宗药材品种。《中华人民共和国药典》(2020版)记载本品为伞形科植物珊瑚菜的干燥根。主治肺热燥咳,劳嗽痰血,胃阴不足,热病津伤,咽干口渴等症。

【文献记载】

北沙参,性味:味甘、微苦,性微寒。功效:养阴清肺;益胃生津。

《本草求真》曰:"沙参有南、北二种,均有清养肺胃之功。北沙参质坚性寒,富有脂液;南沙参空松而肥,气味轻清。体虚力微。一则偏于养胃,一则偏于清肺。对于肺无余热现而发生之咳嗽,由宜北沙参,对于胃虚有余热而发生之咳嗽则宜南沙参。"

《本草从新》曰:"甘苦微寒。味淡体轻。专补肺阴。清肺火。治久咳肺痿。金受火刑者宜之。寒客肺中作嗽者勿服。白实长大者良。恶防己。反藜芦。"

《本草汇言》曰:"治一切阴虚火炎,似虚似实,逆气不降,清气不升,为烦,为渴,为咳,为嗽,为胀,为满,不食,用真北沙参五钱,水煎服。"

《饮片新参》曰:"养肺胃阴,治劳咳痰血。"

【成分研究】

1. 香豆素类　北沙参中含香豆素类成分,主要包括欧前胡素、异欧前胡素、别异欧前胡内酯、补骨脂素、花椒毒素和佛手柑内酯等[1,2]。

2. 挥发油　北沙参根部挥发油中主要为萜类、醛类、萜类和醇类化合物,主要为反,反-2,4-癸二烯醛、反-2-辛烯-1-醇和人参炔醇[3]。

3. 聚炔类　北沙参中包含的聚炔类主要有人参炔醇、法卡林二醇等。野生药材中所含的法卡林二醇和人参炔醇成分量最高[4]。

4. 糖类　大部分北沙参药材的总糖含量达70%以上[5],不同干燥技术对其多糖类成分有显著的影响,其总糖含量在晒干的条件下最高,在冷冻干燥的条件下最低,沸水烫去皮的北沙参药材的浸出物含量最低[6]。

5. 酚酸类　在北沙参的水溶性部分中,酚酸类为其最主要的成分。研究表明,其主要含香草酸、水杨酸、阿魏酸、咖啡酸、绿原酸、丁香苷[7]。

6. 其他成分　研究表明,北沙参中还含烷基化糖苷类、黄酮类等化学成分[8]。

【药理研究】

1. 增强免疫　北沙参所含的多糖类成分能起到较好的调节免疫作用,具有滋阴补虚的功效,对机体免疫过程有增强的效果[9]。

2. 镇咳、祛痰　研究结果表明,北沙参对浓氨水致咳小鼠有镇咳作用,并且对潜伏期有延长作用。另外,北沙参的祛痰作用也比较明显[10]。

3. 抗氧化　北沙参对红细胞溶血有抑制作用,研究证明北沙参的水提取物和有机物提取物都有很强的抗氧化作用[11]。

4. 抗肿瘤　北沙参中佛手柑内酯体对肝癌细胞株有抑制作用,在一定浓度下对人胃癌细胞株有很明显抑制作用,其他浓度下没有抑制作用[12]。

5. 镇痛　研究表明,北沙参中具有显著镇痛作用,其中主要起作用的成分为聚炔类成分[13]。

【食用方法】

1. 沙参炖乌鸡

原料:乌鸡 1 只,北沙参 30 g。

主治:润肺止咳,养胃生津。

做法:把原料放进高压锅里,放进水(水量可视人数而定)一起炖。

2. 沙参莲子粥

原料:北沙参 10 g,莲子 20 g,粳米 100 g,蜂蜜适量。

功效:滋阴健脾,生津止渴。

做法:沙参切片,莲子去莲子心与粳米一同放入砂锅中,加适量水煮沸后,用文火熬至粥熟,加入蜂蜜适量即成。

【常用配伍】

北沙参与麦冬、玉竹、贝母、杏仁等配伍。可用于肺燥阴虚,干咳痰少,咽干鼻燥者,以润肺止咳。

北沙参与生地黄、石斛、麦冬等配伍。可用于治疗热病后期胃阳不足之口渴舌干、食欲不振等,以清热养胃生津。

北沙参与麦冬、白芍、甘草等配伍。可用于胃阴不足,脘部灼痛,嘈杂似饥者,以养阴生津止痛。

北沙参可与麦冬、生地黄、枸杞子等配伍。可用于胃阴虚兼见肝肾阴虚,肝气不舒,症见胁痛脘胀,吞酸吐苦,咽干口燥,舌红少津者。

【注意事项】

风寒作嗽及肺胃虚寒者忌服。

《本草从新》谓北沙参"反藜芦"。

【参考文献】

参考文献见二维码。

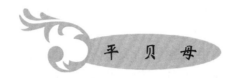

平贝母

平贝母(*Fritillariae Ussuriensis Bulbus*)，又名坪贝、贝母、平贝，为百合科植物平贝母的干燥鳞茎。《中华人民共和国药典》(2020 版)记载本品为百合科植物平贝母的干燥鳞茎。主要用于肺热燥咳，干咳少痰，阴虚劳嗽，咳痰带血等。

【文献记载】

平贝母，性味：味苦、甘，性微寒。功效：清热润肺，化痰止咳。

《药性论》曰："治虚热，主难产作末服之；兼治胞衣不出，取七枚末，酒下；末，点眼去肤翳；主胸胁逆气，疗时疾，黄疸，与连翘同，主项下瘤瘿疾。"

《神农本草经》曰："主伤寒烦热，淋沥邪气，疝瘕，喉痹，乳难，金疮风痉。"

《本草述》曰："疗肿瘤疡，可以托里护心，收敛解毒。"

《本草经疏》曰："贝母，肺有热，因而生痰，或为热邪所干，喘嗽烦闷，必此主之，其主伤寒烦热者，辛寒兼苦，能解除烦热故也。"

【成分研究】

1. 生物碱及其苷类　平贝母中主要含甾体生物碱类成分及其苷类成分，其中主要的生物碱类成分有西贝素、贝母辛、平贝碱甲、平贝碱乙、乌苏里宁、乌苏里啶、乌苏里啶酮、平贝酮和平贝母碱，其生物碱苷类成分为西贝素苷和平贝碱苷[1]。

2. 多糖类　平贝母多糖多为杂多糖，主要由木糖、葡萄糖和半乳糖组成[2]。

3. 其他　平贝母中还含微量元素、腺苷及胸苷类成分[3]。

【药理研究】

1. 镇咳　研究表明，平贝母具有镇咳作用，其镇咳机制主要是通过抑制咳嗽中枢而不抑制呼吸中枢来达到效果，这对治疗慢性支气管炎并发肺气肿咳嗽者更为有效[4]。

2. 祛痰　研究表明，平贝母可增加支气管腺体组织分泌，使痰液黏度下降而达到祛痰作用，加之对平滑肌的松弛作用也有利于痰液排出，减轻咳嗽，其中可能起作用的成分为总皂苷及生物碱类成分[4]。

3. 增强免疫力功能　研究发现，平贝母醇提物对小鼠外周血 T 细胞 CD69[+]/CD3[+] 比值、腹腔巨噬细胞吞噬荧光微球吞噬百分率具有显著性影响，表明平贝母醇提物具有增强小鼠免疫功能的作用[5]。

4. 抗菌作用　研究表明，平贝母所含的贝母素甲有一定抑菌作用，能够一定程度抑制卡他球菌、大肠杆菌、金黄色葡萄球菌、肺炎克雷伯菌[6]。

【食用方法】

1. 平贝母沙参蒸雪梨

原料：雪梨 1 个,平贝母 6 g,沙参 10 g,薄荷 2 g,冰糖适量。

功效：润燥止咳,化痰宣肺,大便燥结等。

做法：雪梨削皮去核,将沙参、平贝母、薄荷及适量冰糖填入雪梨中,然后放在碗内加水蒸熟,早晚分食,连吃数日。

2. 平贝母粥

原料：平贝母粉 5 g,粳米 50 g,冰糖适量。

功效：化痰止咳,清热散结。

做法：粳米淘洗干净,加入平贝母粉,旺火煮开,加入适量冰糖,文火熬煮成粥。

【常用配伍】

平贝母常配沙参、麦冬,养阴润肺化痰止咳。用治肺热、肺燥咳嗽。

平贝母常配蒲公英和鱼腥草等,清热解毒,消肿散结。

【注意事项】

不宜与乌头同用。

【参考文献】

参考文献见二维码。

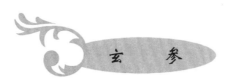

玄参(*Scrophulariae Radix*),入药始见于《神农本草经》,列为中品,到了清代,因避讳康熙皇帝之名玄烨,故改"玄"为"元",所以玄参又名元参。《中华人民共和国药典》(2020 版)记载本品为玄参科植物玄参的干燥根,主要用于热入营血,温毒发斑,热病伤阴,舌锋烦渴,津伤便秘,骨蒸劳嗽,目赤,咽痛,白喉,瘰疬,痈肿疮毒等症。

【文献记载】

玄参,性味：味甘、苦、咸,性微寒。功效：清热凉血,滋阴降火,解毒散结。

《本草正义》曰："禀至阴之性,专主热病,味苦则泄降下行,故能治脏腑热结等证。色黑入血，味又辛而微咸，故直走血分而通血瘀。亦能外行于经隧而消散热结之痈肿。寒而不峻，润而不腻，性情与知柏、生地近似，而较为和缓，流弊差轻。玄参赋禀阴寒，能退邪热而究非滋益之品。"

《本草纲目》曰："肾水受伤，真阴失守，孤阳无根，发为火病，法宜壮水以制火，故玄参与地黄同功。其消瘰亦是散火，刘守真言：结核是火病。"

《药性论》曰："能治暴结热，主热风头痛，伤寒劳复，散瘤瘿瘰疬病。"

《日华子本草》曰："治头风热毒游风，补虚劳损，心惊烦躁，劳乏骨蒸，传尸邪气，止健忘，消肿毒。"

《医学启源》曰："治心(中)懊憹，烦而不能眠，心神颠倒欲绝，血滞，小便不利。"

《品汇精要》曰："消咽喉之肿，泻无根之火。"

【成分研究】

1. 环烯醚萜类　玄参中最主要的化学成分之一为环烯醚萜成分，主要包括 4 种类型：变异环烯醚萜、7,8-环氧环戊烷型、九碳骨架的环戊烷型、7,8-环戊烯型，其中主要化学成分为哈帕苷、哈巴俄苷、8-哈巴俄苷等化学成分[1,2]。

2. 苯丙素苷类　苯丙素是玄参中的另一类化学成分，主要特点是由 α、β 不饱和苯丙酸与葡萄糖、鼠李糖等构成苯丙素苷，主要包括毛蕊花糖苷、赛斯坦苷 F、斩龙剑苷 A、安格洛苷 C、去咖啡酰毛蕊花糖苷、赛斯坦苷 D[3]。

3. 甾醇类　玄参含 β-谷甾醇、胡萝卜苷等甾醇及其苷类化合物[4]。

4. 其他化合物　玄参中还含挥发油、糖类成分等[5-8]。

【药理研究】

1. 抗氧化　研究表明，玄参中所含的环烯醚萜类成分、苯丙素苷类成分、玄参总三萜提取物、多糖、多酚类化合物均具有较好的体外抗氧化活性[9-13]。

2. 抗炎与镇痛　玄参色素提取物可以抑制小鼠耳肿胀，减少小鼠的扭体次数，对小鼠具有较好的抗炎及镇痛作用[14,15]。

3. 保肝　玄参中苯丙素苷对于受损肝细胞能明显提高其存活率，降低肝功能衰竭大鼠的谷草转氨酶、谷丙转氨酶水平，对肝细胞损伤有较好的保护作用。其水提物对四氯化碳所致大鼠急性肝损伤也具有明显的保护作用[16,17]。

4. 抗肿瘤　玄参中所含多糖成分有一定的抑制肿瘤作用，其对食管癌 Eca-109 实体瘤的抑瘤率较高，并能显著延长肉瘤 S180 腹水型荷瘤小鼠的存活时间[18]。

5. 抗动脉硬化　玄参提取物可通过抗炎和降血脂而发挥一定的抗动脉硬化的作用[14]。

6. 改善高尿酸血症　从玄参根中分离提取苯丙素苷成分毛蕊花糖苷，采用次黄嘌呤造成小鼠高尿酸血症，观察毛蕊花糖苷对小鼠高尿酸血症的影响。结果表明，毛蕊花糖苷能显著降低高尿酸血症小鼠体内的尿酸水平[19]。

7. 保护脑　玄参提取物和总皂苷均能对局灶性脑缺血具有较好的保护作用，其中推测玄参总皂苷保护机制可能与提高脑血流量有关[20-21]。

【食用方法】

1. 玄参茶

原料：玄参 3~5 g，茶叶适量。

功效：清热利咽，适用于慢性咽炎、咽喉不利等属虚火上炎者。

做法：将玄参、茶叶同置于茶杯中，冲入沸水适量，浸泡。

2. 玄参猪肝

原料：玄参 15 g，猪肝 500 g。

功效：养肝益阴，泻火解毒。

做法：玄参片洗净，用纱布包好，与猪肝同煮 1 h，取出猪肝切片备用。将油锅烧沸，入姜(切片)、葱(切段)煸炒，再放入猪肝，加酱油、糖、料酒少许，加入猪肝原汤，用湿淀粉勾芡。

3. 玄参粥

原料：玄参 15 g，大米 100 g，白糖适量。

功效：凉血滋阴，解毒软坚。

做法：玄参洗净，水煎取汁。药汁加大米煮粥，粥熟时调入白糖即可。

【常用配伍】

玄参配麦冬，养阴润肺，生津止渴。

玄参配马勃，清上澈下，清热利咽，滋阴止痛。

玄参配牡蛎，滋阴泻火，软坚散结，解毒消散之力增强。

玄参配板蓝根，清热利咽，对阴虚蕴毒之咽喉肿痛更有效。

玄参配贝母，治疗肝肾阴亏、虚火内动、灼津成痰、痰火凝结而成之瘰疬，用以消散，可以取效。若久病溃烂者，也可服用。

玄参配苍术，健脾滋肾，主治消渴。

玄参配生地黄，既可用于实证，也可用于虚证。常用于狂乱谵语、斑疹显露或吐血、衄血、舌绛苔少等热入血分证。也用于热病后期，津液损伤，心烦口渴，大便秘结或肾阴亏损，虚火上炎之咽喉肿痛，口干舌燥等证，也有较好疗效。

玄参配牛蒡子，解毒利咽之功倍增，对于外感风热所致的咽喉红肿疼痛，疗效较佳。

【注意事项】

脾胃有湿及脾虚便溏者忌服。

《雷公炮炙论》曰："使用时，勿令犯铜，饵之噎人喉，丧人目。"

《本草经集注》曰："恶黄耆、干姜、大枣、山茱萸。反藜芦。"

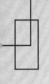

《本草经疏》曰:"血少目昏,停饮寒热,支满,血虚腹痛,脾虚泄泻,并不宜服。"

《医林纂要》曰:"虚寒则忌。"

【参考文献】

参考文献见二维码。

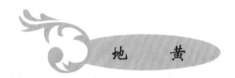

地黄(*Rehmannia glutinosa Libosch*),又名生地、地髓、原生地、干生地、芐、芑、牛奶子、婆婆奶。以"地黄"收录在《中华人民共和国药典》(2020 版)中,本品为玄参科植物地黄的新鲜或干燥块根。主要用于热入营血,温毒发斑,吐血衄血,热病伤阴,舌锋烦渴,津伤便秘,阴虚发热,骨蒸劳热,内热消渴等。熟地黄为地黄的炮制加工品,主要用于血虚萎黄,心悸怔忡,月经不调,崩漏下血,肝肾阴虚,腰膝酸软,骨蒸潮热,盗汗遗精,内热消渴,眩晕,耳鸣,须发早白等。

【文献记载】

生地黄,性味:味甘苦,性凉。功效:清热生津滋阴,养血。

熟地黄,性味:味甘,性微温。功效:补血滋阴,益精填髓。

首载于《神农本草经》曰:"根如人手指,通黄色,粗细长短不常,种之甚易,根入土即生。"

《神农本草经》曰:"干地黄,味甘,寒。主折跌绝筋,伤中,逐血痹,填骨髓,长肌肉。作汤,除寒热积聚,除痹,生者尤良。久服,轻身不老。"

《本草乘雅半偈》曰:"种植地黄之后,其土便苦,次年止可种牛膝,再二年,可种山药,足十年,土味转甜,始可复种地黄,否则味苦形瘦,不堪入药也。"

《汤液本草》曰:"生地黄,钱氏泻丙与木通同用,以导赤也,诸经之血热,与他药相随,亦能治之,溺血便血亦治之,入四散例。"

《本经逢原》曰:"生地黄,《别录》治妇人崩中血不止,及产后血上薄心,胎动下血,鼻衄吐血,皆捣汁饮之,以其能散血消瘀解烦也。其治跌扑损伤,面目青肿,以生地黄捣烂罨之即消,此即《神农本草经》治伤中血痹,折跌筋伤等证之义。"

《本草纲目》曰:"今人惟以怀庆地黄为上,亦各处随时兴废不同尔。其苗初生塌地,叶如山白菜而毛涩,叶面深青色,又似小芥叶而颇浓,不叉丫,叶中撺茎,上有细毛,茎梢开小筒子花,红黄色,结实如小麦粒,根长四五寸,细如手指,皮赤黄色,如羊蹄根及胡萝卜根,曝干乃黑。生食作土气,俗呼其苗为婆婆奶。"

《本草纲目》曰:"按王硕《易简方》云:男子多阴虚,宜用熟地黄;女子多血热,宜用生地黄。又云:生地黄能生精血,天门冬引入所生之处;熟地黄能补精血,用麦门冬引入所补之处。虞搏《医学正传》云:生地黄生血,而胃气弱者服之,恐妨食;熟地黄补血,而痰饮多者服之,恐泥膈。或云:生生地黄酒炒则不妨胃,熟地黄姜汁炒则不泥膈。此皆得用地黄之精微者也。"

《药品化义》曰:"熟地,藉酒蒸熟,制黑而为纯阴,味苦化甘,性凉变温,专入肝脏补血。因肝苦急,用甘缓之,兼主温胆。又心为肝之子,能益心血,取色黑走肾,更补肾水。凡内伤不足,苦志劳神,忧患伤血,纵欲耗精,调经胎产,皆宜用此。安五脏,和血脉,润肌肤,养心冲,宁魂魄,滋补真阴,封填骨髓,为圣药也,取其气味浓厚,为浊中浊品,以补肝肾。"

《本经逢原》曰:"熟地黄假火力蒸晒,转苦为甘,为阴中之阳,故能补肾中元气。"

《本草求真》曰:"熟地黄(专入肾,兼入肝)。甘而微温。味浓气薄。专补肾脏真水。兼培黄庭后土。土厚载物。诸脏皆受其荫。故又曰能补五脏之真阴。熟地功力甚巨。"

《珍珠囊补遗药性赋》曰:"熟地黄,味甘苦性温无毒。沉也,阴也。其用有四:活血气,封填骨髓;滋肾水,补益真阴;伤寒后腰骨最痛;新产后脐腹难禁。"

《本草从新》曰:"熟地黄,平补肝肾、养血滋阴。甘而微温。入足三阴经。滋肾水。封填骨髓。利血脉。补益真阴。聪耳明目。"

【成分研究】

熟地黄与生地黄化学成分基本相同,主要包括环烯醚萜苷类、苯丙素苷类、糖类、氨基酸和微量元素等。

1. 环烯醚萜及其苷类 地黄中含多种苷类成分,其中环烯醚萜苷类成分为最主要成分之一,包括梓醇、乙酰梓醇、桃叶珊瑚苷、单密力特苷、地黄苷(A、B、C、D)等[1]。

2. 糖类 地黄中的糖类主要为多糖及寡糖,水苏糖、葡萄糖、蔗糖、果糖、棉子糖、甘露三糖、毛蕊花糖、半乳糖及多糖 SRP Ⅰ 和 SRP Ⅱ[2]。

3. 酚酸及其苷类 地黄中含酚酸及其苷类成分,包括对羟基苯甲酸、龙胆酸、原儿茶酸、对羟1,2,4-苯三酚、香草酸、苏式-1-(4-羟基-3-甲氧基苯基)-1,2,3-丙三醇、咖啡酸[3]。

4. 其他 地黄中还含木质素类成分、多种氨基酸、多种微量元素等[4,5]。

【药理研究】

1. 保护心脑血管 生地黄中梓醇显示出对心脑血管有着显著保护作用,其能显著改善心肌缺血再灌注损伤的心脏功能,降低心肌梗死、心肌细胞凋亡和心肌坏死,主要是通过增加生理性一氧化氮生成,同时降低 ONOO⁻ 的生成起到保护作用[6]。

2. 保护中枢神经系统 地黄中的梓醇和地黄多糖对脑缺血、神经衰老和脑损伤均具有保护作用,梓醇能改善局灶性脑缺血模型动物急性期及亚急性期神经症状损伤,缩小梗死灶,减轻脑部水肿,其作用可能与抑制脑缺血引起的炎症损伤有关。地黄寡糖能够显著治疗血管性痴呆大鼠,其作用机制可能是通过调控 Bcl-2/Bax 相关蛋白的表达来实现的,同时减少组织中谷氨酸的水平和丙二醛的含量,提高超氧化物歧化酶活性等[6]。

3. 降血糖 地黄具有一定降低血糖的作用,将地黄提取的有效部分腹腔注射后能够降低四氧嘧啶所致实验性糖尿病小鼠的血糖。同时研究发现,生地黄低聚糖在使四氧嘧啶糖尿病大鼠血清胰岛素升高,肝糖原含量增加的同时肠道菌群(双歧杆菌、乳酸菌等)优势菌群的数量明显增加,菌群失调有所改善,推测其降血糖机制可能是通过调节机体微生态平衡来实现[7]。

4. 抗氧化 研究表明,生地黄不同溶剂提取物均有一定抗氧化活性,其中以乙酸乙酯提取物抗氧化活性最强[8]。

5. 对造血系统的影响 熟地黄提取物可明显改善气血双虚模型小鼠外周血红细胞、白细胞、血小板、血红蛋白等的恢复,提高血清粒细胞-巨噬细胞集落刺激因子、IL-2、IL-6 和促红细胞生成素等水平,促进血虚小鼠祖细胞和骨髓造血干细胞的增殖与分化,具有较强的促进造血功能的作用[9]。

6. 对免疫系统的影响 熟地黄提取物可明显促进小鼠脾脏和胸腺组织的淋巴细胞增殖,增强 T 细胞 Th1、Th2 等细胞因子的表达,提高 IFN-γ、IL-2、IL-4 和 IL-5 等的水平,具有较强的增强免疫力的作用[10]。

【食用方法】

1. 生地黄排骨汤

原料:生地黄 50 g,排骨 250 g,莲藕 250 g,红枣 5 枚。

功效:具有养血、润色美肤的功效,但感冒未痊愈、口干苦者不适合食用。

做法:上述材料加适量的水,大火煮沸,文火炖煮约 1 h,调味后即可食用。

2. 养生延寿地黄粥

原料:生地黄,粳米 200 g,生姜。

功效:生津滋阴。

做法:新鲜生地黄洗净切段,榨取生地黄汁约 50 mL,或干生地黄 60 g 煎取药汁。粳米 100 g 煮粥,加入地黄汁和生姜 2 片,再加热片刻即可。

3. 巴戟熟地黄酒

原料:熟地黄 45 g,巴戟天、甘菊花各 60 g,枸杞子、蜀椒各 30 g,制附子 20 g,醇酒 1 500 mL。

功效：补肾壮阳，长肌肉，悦容颜。

做法：以上原料浸入白酒。

4. 熟地黄酒

原料：熟地黄 60 g，枸杞子 30 g，白酒 1 000 mL。

功效：用于精血不足导致的健忘、脱发、不孕、腰膝酸软等。

做法：以上药材浸入白酒。

5. 熟地黄当归酒

原料：熟地黄、当归、黄芪、白术各 30 g，川芎、白芍各 20 g，香附 15 g，白酒 1 500 mL。

功效：补益气血，理气解郁，适用于血虚气弱、气郁不舒所致的妇女月经不调、痛经、身软乏力、食欲不振、神疲声微等。

做法：以上药材浸入白酒。

6. 地黄饮

原料：熟地黄 15 g，生姜 3 片，大枣 2 枚。

功效：主治腰膝酸软、遗精崩漏、目眩耳鸣之症。

做法：用水 150 mL，加生姜 3 片，去核大枣 2 枚，同煎至 100 mL，去滓，空腹时温服。

7. 熟地黄猪蹄煲

原料：熟地黄 20 g，猪蹄 500 g，油、盐、味精、胡椒粉、葱段、姜片、料酒适量。

功效：补血滋阴，益精填髓。适用于妇女更年期综合征所致月经紊乱、眩晕、心悸、失眠多梦、心烦不安、宫冷干燥、潮热盗汗者。

做法：猪蹄洗净，焯透捞出，放入砂锅并放入清汤、料酒，下入熟地黄、葱段、姜片烧开，煲至猪蹄熟烂。

8. 熟地黄祛颤汤

原料：熟地黄、木瓜、枸杞子、何首乌各 20 g，当归、川牛膝、白芍、丹参、鸡血藤各 10 g，乌鸡 1 只（500 g），料酒、姜、葱、盐适量。

功效：养血除风，滋阴补肾，用于震颤麻痹症患者。

做法：除熟地黄、当归、枸杞子、何首乌外，均装入纱布袋内扎紧口；乌鸡放入炖锅内，抹上料酒、盐，把药包放入鸡腹内，加入姜、葱、枸杞子、熟地黄片、何首乌片、当归片，武火烧沸，文火炖煮 1 h 即成。

9. 熟地黄何首乌瘦肉汤

原料：熟地黄 40 g，何首乌 80 g，猪肉（瘦）640 g。

功效：补血养颜，调理月经，主治月经不调、肌肤失养、衰老枯槁。

做法：熟地黄、何首乌洗净；瘦肉洗净，切块；把材料放锅内，加适量水，猛火煲到滚；用慢火煲 2 h，调味供用。

10. 熟地黄水鸭汤

原料：生地黄、熟地黄各 10 g，金银花 15 g，水鸭 1 只，瘦肉 100 g。盐适量。

功效：消暑清热，解皮肤湿毒。

做法：水鸭、瘦肉连同药材一起放入砂煲中，加清水适量，煮约 4 h，加油、盐调味便成。

11. 二地膏

原料：熟地黄 500 g，干地黄 500 g，蜂蜜 1 000 g。

功效：治疗形体消瘦、腰脊酸楚、脚软乏力等病症。

做法：二药净制，加适量水、蜂蜜熬膏。

【常用配伍】

生地黄配补益药，增强其滋阴养血生津之功。

生地黄配补益药，治疗阴血津液不足之证，往往需要服用较长时间，要注意其性寒易伤阳气和脾胃之弊，避免过量使用或可配伍益气护胃之品。

生地黄配清热药，发挥其清热凉血兼生津之功。用治血分热证可重点选配赤芍、牡丹皮、玄参，气分热证可重点配伍黄芩、黄连、黄柏、石膏，阴虚火旺可重点选配知母、玄参、黄柏、地骨皮。运用要注意避免生地黄和清热药之配伍寒凉易伤胃气之弊，宜中病即止。

生地黄配解表药，发挥养血明目或清肝明目功效，常配伍防风、柴胡、升麻等解表药以载药力上行。肝开窍于目，治疗目疾可选配入肝经之防风、菊花、细辛、柴胡、荆芥。与解表药相伍治疗目疾时，多重用生地黄养血明目或清肝明目，轻用解表药为引经。

生地黄配活血化瘀药，发挥其活血祛瘀兼养阴血之功。治疗血虚血瘀证，可重点选配川芎、牛膝活血补血，痛经、月经不调可选配川芎、桃仁、红花、牛膝活血调经，跌打肿痛可选配没药、乳香、延胡索、桃仁、红花、川芎活血止痛。

生地黄配利水渗湿药，发挥生地黄清热或养阴补血生津功效，茯苓、木通为其最常配伍的利水渗湿药。治疗热证时可选配茯苓、木通、泽泻，治疗虚证时可重点选配渗利兼能健脾的茯苓。

生地黄配止血药，取其养血、凉血、活血之功以治出血病证。生地黄借养血、凉血、活血多重调理血分之功可治疗血虚出血、血热出血和血瘀出血等多种出血，配伍止血药可标本兼顾。蒲黄为其最常配伍的止血药，瘀滞出血可重点配伍蒲黄。

熟地黄配山茱萸，增强滋肾养阴，固涩精气之效，适用于肝肾不足的头晕耳鸣、腰膝酸软无力、阳痿遗精、盗汗等。

熟地黄配细辛，增强补肾散寒之效，适用于肾虚腰痛。

熟地黄配山药，增强滋阴补肾，固精止遗之效，适用于肾虚遗精、遗尿等。

熟地黄配砂仁，增强补血养阴，填精益髓，化湿行气之效，适用于血少、肾精亏损、胃气不和等。

熟地黄配麻黄，增强补肾填精，散寒通滞之效，适用于寒湿阻碍之阴疽、贴骨疽、流注及肾虚寒饮喘咳、妇女经期哮喘等。于滋阴潜阳。两药配伍，可增强补血填精，滋阴潜阳的作用。适用于阴虚火旺的头晕、耳鸣、少寐、健忘、潮热盗汗、胁肋胀痛等。

熟地黄配五味子，增强补肾纳气，敛肺止咳之效，适用于肾虚不能纳气、咳嗽气喘、呼多吸少等。

熟地黄配白芍，增强补血养阴，养肝明目之效，适用于肝血不足、两目昏花、视物不明等。

【注意事项】

脾虚泄泻、胃虚食少、胸膈多痰者慎服。

《雷公炮炙论》曰："勿令犯铜、铁器，令人肾消，并白髭发，男损荣，女损卫也。"

《本草经集注》曰："得麦门冬，清酒良，恶贝母，畏芜荑。"

《品汇精要》曰："忌萝卜、葱白、韭白、薤白、铜铁器。"

《医学入门》曰："中寒有痞易泄者全禁。"

脾胃薄弱，元阳气衰，阴虚精滑之人禁用。

【药材真假伪鉴定】

本品为不规则的块片、碎块，大小、厚薄不一。表面乌黑色，有光泽，黏性大。质柔软而带韧性，不易折断，断面乌黑色，有光泽。气微，味甜。

【参考文献】

参考文献见二维码。

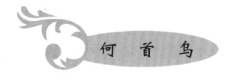

何首乌（*Polygoni Multiflori Radix*），又名野苗、交藤、交茎、夜合、地精、桃柳藤、赤葛、九真藤、芮草、蛇草、陈知白、马肝石、九真藤、疮帚、金香草、多花蓼等。《中华人民共和国药典》（2020 版）收录的是何首乌，记载其为蓼科植物何首乌的干燥块根，其藤茎称"夜交藤"。主要用于疮痈，瘰疬，风疹瘙痒，久疟体虚，肠燥便秘等。

以黑豆汁为辅料,照炖法或蒸法炮制,为"制何首乌"。主要用于关节酸痛,屈伸不利等症。

【文献记载】

何首乌,性味:味苦、甘、涩,生何首乌性微温,制何首乌性温。功效:生何首乌解毒截疟、润肠通便、消痈。制何首乌补肝肾,益精血,乌须发,强筋骨。

《本草纲目》曰:"何首乌,白者入气分,赤者入血分。肾主闭藏,肝主疏泄,此物气温,味苦涩,苦补肾,温补肝,涩能收敛精气,所以能养血益肝,固精益肾,健筋骨,乌髭发,为滋补良药,不寒不燥,功在地黄、天门冬诸药之上。气血太和,则风虚、痈肿、瘰疬诸疾可知(除)矣。"

《本草汇言》曰:"何首乌,前人称为补精益血,种嗣延年,又不可尽信其说。但观《开宝》方所云,治瘰疬,消痈肿,灭五痔,去头面热疮,苏腿足软风,其作用非补益可知矣。惟其性善收涩,其精滑者可用,痢泄者可止,久疟虚气散漫者可截,此亦莫非意拟之辞耳。"

《重庆堂随笔》曰:"何首乌,内调气血,外散疮痈、功近当归,亦是血中气药。第当归香窜,主血分风寒之病,首乌不香,主血分风热之疾为异耳。故同为妇科、疮科要药,并治虚疟,并滑大肠,无甚滋补之力,昔人谓可代熟地黄,实未然也。"

《本草经读》曰:"唯何首乌于久疟久痢多取用之。盖疟少阳之邪也,久而不愈,少阳之气惯为疟邪所侮,俯首不敢与争,任其出入往来,绝无忌惮,纵旧邪已退,而新邪复乘虚入之,则为疟,纵新邪未入,而荣卫不调之气,自袭于少阳之界亦为疟。"

《本草纲目》曰:"汉武时,有马肝石能乌人发,故后人隐此(何首乌)名,亦曰马肝石。"

《开宝本草》(宋)曰:"本出顺州南河县,今岭外江南诸州皆有。蔓紫,花黄白,叶如薯蓣而不光。生必相对,根大如拳,有赤、白两种,赤者雄,白者雌。""主瘰疬,消痈肿,疗头面风疮,五痔,止心痛,益气血,黑髭鬓,悦颜色,久服长筋骨,益精髓,延年不老;亦治妇人产后及带下诸疾。"

《本经逢原》曰:"何首乌,生则性兼发散,主寒热痎疟,及痈疽背疮皆用之。今人治津血枯燥及大肠风秘,用鲜者数钱,煎服即通。"

【成分研究】

1. 二苯乙烯苷类　何首乌中主要成分为二苯乙烯苷类化合物。目前该类化合物有:2,3,5,4-四羟基二苯乙烯-2-O-β-D-葡萄糖苷(二苯乙烯苷),为何首乌中的主要水溶性成分;2,3,5,4-四羟基二苯乙烯-2-O-(6'-O-α-D-吡喃葡萄糖)-β-D-吡喃葡萄糖苷;何首乌丙素(2,3,5,4-四羟基二苯乙烯-2,3-二-O-β-D-葡萄糖苷);2,3,5,4-四羟基二苯乙烯-2-O-(6'-O-乙酰基)-β-D-葡萄糖苷等[1]。

2. 蒽醌类化合物及其衍生物　蒽醌类化合物在何首乌中含量达到 1.1%，多以苷的形式存在。主要包括大黄素、大黄酚、大黄素甲醚、大黄酸、大黄酚蒽酮，其中大黄素含量最高[2]。

3. 磷脂类　何首乌中含磷脂类化合物，主要包括磷脂酰胆碱、溶血磷脂酰胆碱、磷脂酰乙醇胺、磷脂酰甘油、磷脂酰丝氨酸和磷脂酰肌醇[3]。

4. 其他　何首乌药材中含黄酮类成分、多糖类成分、微量元素等[3]。

【药理研究】

1. 保护中枢神经系统　何首乌提取物具有一定神经保护作用，主要是由于其能降低脑的病理变化，抑制突触体内钙离子超载，提高 P38 含量起到抗衰益智作用。并且推测可能是由于提取物的抗氧化活性物质所导致结果[4-6]。

2. 降血脂　研究表明，何首乌具有降血脂作用，其中主要是蒽醌类成分能够产生泻下的作用效果，抑制对脂质的吸收，加速胆汁酸从肠道排出；对 3-羟基-3-甲基戊二酰辅酶 A（HMG-CoA）还原酶及 7α-羟化酶活性产生一定的影响，从而抑制内源性胆固醇的合成促进胆固醇转变为胆汁酸[7]。

3. 对内分泌系统的影响　何首乌具有肾上腺皮质激素样作用，可以兴奋肾上腺皮质功能，调整机体非特异性免疫力，可以对抗柴胡、氢化可的松引起的肾上腺反馈性萎缩[3]。

4. 抗衰老　研究表明，何首乌具有一定抗衰老作用，其可能是由于何首乌中的多糖类成分及二苯乙烯苷类成分在一定程度上能够清除自由基，提高抗氧化酶活性，改变相关基因表达[8,9]。

5. 抑菌　何首乌不同溶剂提取物均具有一定抑菌作用，不同溶剂提取物对金黄色葡萄球菌、四联球菌、大肠杆菌、荧光假单胞菌显示出不同的抑制活性[10]。

6. 对造血系统的影响　研究发现，何首乌水煎液和膜分离所得上清液对造血障碍动物外周血象、红系祖细胞均有不同程度的改善。血清药理学研究表明，生何首乌水煎液含药血清能促进干细胞因子（stem cell factor，SCF）mRNA 表达，诱导间充质干细胞分泌可溶性 SCF 蛋白，促进骨髓间充质干细胞的增殖[11]。

7. 调节机体免疫功能　制何首乌中多糖类成分具有较好的兴奋免疫之功能，可促进腹腔巨噬细胞吞噬功能，促进溶血素、溶血空斑形成，促进淋巴细胞转化[12]。

【食用方法】

1. 何首乌黑豆乌鸡汤

原料：乌鸡半只，制何首乌 9 g，黑豆 9 g，红枣 10 枚，姜 1 片。

功效：补血养颜、养心安神、乌须黑发。

做法：黑豆炒至豆皮开裂，备用。制何首乌洗净，水泡过夜，切小块，备用。乌鸡洗净，切块，下锅焯水，捞出沥干。红枣洗净，去核。高压锅放入上述原料，加水适量,倒入料酒,加热炖汤,出锅前加适量盐。

2. 黑豆首乌鳝鱼汤

原料:黄鳝 100 g,黑豆 90 g,何首乌 9 g,红枣、生姜适量。

功效:补血养颜、乌须黑发。

做法:黄鳝去内脏洗净,水焯,加入洗净的何首乌、红枣、生姜,加清水适量,文火煲 2～3 h,加调味料即可。

3. 仙人粥

原料:制何首乌 30～60 g,粳米 60 g,红枣 3～5 枚,红糖适量。

功效:补气血,益肝肾。适用于肝肾亏损,须发早白,血虚头昏,耳鸣,腰膝酸软,大便干结。

做法:将制何首乌煎取浓汁,去渣,用药汁同粳米、红枣同入砂锅熬粥,待粥将熟时放入红糖,稍煮沸即可食用。

4. 首乌枸杞肝片

原料:制何首乌 20 g,枸杞子 20 g,猪肝 100 g。

功效:滋补肝肾,尤其适用于对肝阴不足型病毒性肝炎者。

做法:先煎煮制何首乌、枸杞子,药汁浓缩液,配以水发木耳、嫩青菜、葱丝、蒜片,加适量酱油、料酒、生姜片等,加入猪肝炒熟。

【常用配伍】

何首乌配蒺藜,何首乌不寒不燥,益血养肝,固精益肾,健筋骨,乌须发,为滋补良药;蒺藜性升而散,专走头目而祛风明目,通络止痛。何首乌善补,以守为主,蒺藜辛散温通,以走为要。二药合用,一守一走,互相制约,互相为用,益肾平肝,散风热,止疼痛益彰。

何首乌配枸杞子,二药都能补肝肾,益气血,何首乌并长于乌须发。相配可治肝肾不足,腰膝疼痛,白发不华。

何首乌配怀牛膝,二药都能补肝肾,何首乌又益精血,怀牛膝强筋骨,引血下行。相配可用于肝肾不足的头晕、目眩、肢体麻木等。

何首乌配桑葚,二药都能益精气,养阴血。相配可治阴虚血少的头晕、目眩、心悸不安;并常与乌须发药相配治少年白发,血亏便秘等,近有用于治高血压和神经衰弱属营血亏损者。

何首乌配桑寄生,何首乌偏于补肝养血,桑寄生则养血润筋。合用有滋肾柔肝、益精养血的功效。近有用于治老年血管硬化高血压者。

何首乌配旱莲草,二药都能滋阴养血、乌发。常相配用于治肾虚腰痛、须发早白等。

制何首乌配熟地黄,合用补肝肾、益精血、滋肾阴、填精髓,用于治疗肝肾阴虚、精血亏虚而致须发早白、早衰等。

制何首乌配蒺藜,益精血,平肝阳之功益彰。用于治疗肝肾阴虚、精血不足而致肝阳上亢的头昏、头痛、失眠健忘等。

【注意事项】

大便溏泄及有湿痰者慎服。忌铁器。

孕妇、哺乳期妇女、14 岁以下及其他医生认定不适人群禁止饮用。

制何首乌,湿痰壅盛者慎用。

《何首乌录》曰:"忌猪、羊肉血。"

《开宝本草》曰:"忌铁。"

《本草纲目》曰:"茯苓为之使。忌诸血、无鳞鱼、萝卜、蒜。"

《医学入门》曰:"茯苓使。忌诸血、萝卜铁器、无鳞鱼。得牛膝则下行。"

有些现代研究认为何首乌与药源性肝损伤有一定关系。

【参考文献】

参考文献见二维码。

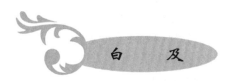

白及(*Bletillae Rhizoma*),又名白芨、小白及、白给(《名医别录》)、紫兰、雪如来、连及草、羊角七(《湖南药物志》)、甘根、臼根(《吴普本草》)、箬兰、朱兰(《花镜》)、紫蕙、百笠、白鸡(《贵州民间方药集》)、白鸟儿头、白鸡娃、刀口药(湖南)、地螺丝、千年棕、鱼眼兰(云南)、白乌儿头(《江苏植药志》)、君求子、一兜棕、白鸡儿、鞭口药、利知子《草药手册》、良姜等,为兰科植物白及的块茎。李时珍释其名曰:其根白色,连及而生,故曰白及。以"白及"为名收录在《中华人民共和国药典》(2020 版)中,本品记载为兰科植物白及的干燥块茎。主要用于咯血,吐血,外伤出血,疮疡肿痛,皮肤皲裂等。众所周知,白及含大量的黏胶质,是我国传统的中药材,具有收敛止血、消肿生肌等功效,受到中外医学家与食疗养生专家的高度重视。

【文献记载】

白及,性味:味苦、甘、涩,性微寒;功效:收敛止血,消肿生肌。

《神农本草经》曰："主痈肿、恶疮、败疽,伤阴,死肌,胃中邪气,赋风,鬼击,痱缓,不收。"

《本草经疏》曰："白及,苦能泄热,辛能散结,痈疽皆由荣气不从,逆于肉里所生;败疽伤阴死肌皆热壅血瘀所致,故悉主之也。"

《本草纲目》曰："白及,性涩而收,故能入肺止血,生肌治疮也"。

《本草汇言》曰："白及,敛气,渗痰,止血,消痈之药也。此药质极粘腻,性极收涩,味苦气寒,善入肺经。凡肺叶破损,因热壅血瘀而成疾者,以此研末,日服,能坚敛肺藏,封填破损,痈肿可消,溃败可托,死肌可去,脓血可洁,有托旧生新之妙用也"。

《本草新编》曰："功专收敛,亦能止血。败症溃疡、死肌腐肉,皆能去之。敷山根,止衄血。涂疔癣,杀虫。此物近人皆用之外治,殊不知其内治更神,用之以止血者,非外治也。"

《神农本草经百种录》曰："白及,气味冲淡和平,而体质滑润,又极粘腻,入于筋骨之中,能和柔滋养,与正气相调,则微邪自退也。"

【成分研究】

1. 联苄类　白及中最主要的化合物联苄类化合物,其是具有 1,2 -二苯乙烷母核或其聚合物的天然产物的总称,广泛存在于多种植物中,通常是植物中菲类化合物的合成前体。目前从白及的块茎中分离得到的联苄类化合物是其主要活性成分之一,共有 9 个化合物[1]。

2. 二氢菲类　二氢菲类化合物是白及块茎中另一大类成分,共有 9 个化合物[2]。该类化合物芳环上的取代基主要有羟基、甲氧基和对羟苄基。

3. 联菲类　从白及的块茎中分离得到的联菲类化合物是其另一主要活性成分之一。已报道的联菲类化合物有白及联菲(A、B、C)和白及联菲醇(A、B、C)[3]。

4. 其他　除了上述几大类化合物外,还从白及的块茎中分离得到了甾类、萜类、酯类、醚类等化合物[4]。

【药理研究】

1. 止血　白及具有较好的收敛止血,消肿生肌功效。研究表明,白及能显著增强机体血小板第三因子的活性,缩短凝血和凝血酶原形成的时间,抑制纤维蛋白溶酶的活性,对局部出血有抑制作用。其多糖可能通过激活内源性、外源性凝血系统,促进血小板聚集和调节 TXB2、6 - keto - PGF1α 的水平,从而发挥其止血功能[5,6]。

2. 保护胃黏膜　白及煎剂对由盐酸引起的大鼠胃黏膜损伤具有一定的保护作用;对麻醉犬实验性胃、十二指肠穿孔具有治疗作用;白及多糖对应激性胃溃疡亦具有保护作用,其可能与白及多糖减少攻击因子对胃黏膜损伤、增强胃黏膜屏障和增强自由基清除能力等因素有关[7,8]。

3. 抗菌、抗真菌　白及的乙醇浸液对金黄色葡萄球菌、枯草杆菌、人型结核杆菌均有抑制作用;水浸剂对奥杜益小孢子菌有抑制作用;同时研究表明白及所含的 2 个双氢菲类和 3 个联苯类化合物对金黄色葡萄球菌、发癣菌 QM_{248} 及白念珠菌 $ATCC_{1057}$ 有抑制作用[9]。

4. 抗癌及防癌　研究表明,白及用于多种肿瘤的治疗。白及黏液质经腹腔注射对小鼠子宫颈癌和艾氏腹水癌及大鼠瓦克癌的实体型均有抑制作用;对小鼠肉瘤 180、肝癌也有一定的抑制作用。其注射液对由大鼠二甲氨基偶氮苯诱发的肝癌也显示出明显抑制作用[10]。

5. 抗氧化　研究表明,白及不同提取物均具有一定抗氧化作用,以乙酸乙酯提取物抗氧化效果作用最好[11]。

6. 其他　白及提取物具有治疗黄褐斑作用,其主要通过抑制 TYR 的活性来抑制 A375 细胞与 Hacat 细胞共培养体系的黑素合成,为临床使用提供了新的依据[12,13]。

【食用方法】

1. 白及炖燕窝

原料:白及、燕窝各 9 g,冰糖适量。

功效:敛肺止血,消肿生肌,补肺养阴,止咳;对小儿哮喘,润肺效果非常好。

做法:白及稍浸泡,洗净;燕窝清水浸泡 1 h,再用温水浸泡 1 h,挑出杂质。一起与冰糖放进炖盅内,加入冷开水 250~500 mL(1~2 碗量),加盖隔水炖 2.5 h 便可。弃白及留燕窝。

2. 白及大米粥

原料:白及 15 g,粳米 100 g,白糖 20 g,高汤 4 杯。

功效:益气理血,止血止咳。对胃溃疡出血患者尤佳。

做法:白及打成细粉,待用。粳米 100 g 用水洗净,加入清水浸泡 30 min,捞出,控水,锅中加入鲜汤、精米煮沸,转小火煮约 1 h 至米粒软烂黏稠即可。将煮好的粥中加入备好的白及粉,将锅置旺火上烧沸,再用小火炖煮 30 min,加入白糖拌匀即成。

3. 白及薏米绿豆汤

原料:白及 15 g,薏苡仁 30 g,绿豆 50 g,冰糖适量。

功效:白及有良好的局部止血作用,对痤疮的瘢痕有淡化、美白作用。薏苡仁、绿豆有清热解毒、利水消肿的作用,白及薏米绿豆汤除了可以美白淡化瘢痕、让皮肤白皙、有弹性外,还可缓和口干舌燥、关节不灵活的现象。

做法:薏苡仁、绿豆分别淘净,用冷水浸泡 4 h。将白及、薏苡仁、绿豆一道放进煮锅内加 5~6 碗水,双大火烧沸后,改小火慢熬。熬至薏苡仁、绿豆成糜烂状,加冰糖调味,再煮片刻,熄火后再焖约 10 min 即可食用。

4. 白及粥

原料:白及粉 10 g,糯米 100 g,大枣、蜂蜜适量。

功效：补肺止血，养胃生肌。适用于肺胃出血病，包括肺结核、支气管扩张、胃及十二指肠溃疡出血等。

做法：糯米、大枣、蜂蜜加水煮粥至将熟时，加入白及粉，改文火稍煮片刻，待粥汤稠黏时即可。

【常用配伍】

白及配煅石膏，清热止血。

白及配海螵蛸，收敛止血。

白及配百部，止血止咳。

白及配枇杷叶，适用于肺。

白及配虎杖，治烫伤。可制成药膜外用，具有消炎止痛，生肌结痂的作用。阴不足者，主治治肺络受损之咯血。

白及配乌贼骨，治胃出血之吐血、便血，即乌及散。现代临床以本品治上消化道出血及肺结核空洞出血。

白及配银花，能消肿生肌。用于痈肿，烫伤及手足皲裂，肛裂等，初起者可消肿散结。

白及配三七，白及收敛止血、消肿生肌，三七散瘀止血、消肿定痛。两者配伍使用，既可加强止血作用，又起到去瘀血不留滞的功效。

【注意事项】

外感咯血，肺痈初起及肺胃有实热者忌服。反乌头。

《本草经集注》曰："紫石英为之使，恶理石，畏李核、杏人。"

《蜀本草》曰："反乌头。"

《本草经疏》曰："痈疽已溃，不宜同苦寒药服。"

【参考文献】

参考文献见二维码。

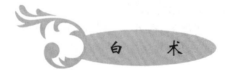

白 术

白术（*Atractylodis Macrocephalae Rhizoma*），又名术、於术、于术、枹蓟（《尔雅》）、

于潜术、浙术(俗呼云头术)、焦术、焦白术、冬术、广术、贡术、杨、杭术、仙居术、吃力伽、种术、山连(《名医别录》)、蓟、山蓟、马蓟、山芥、天苏(《吴普本草》)、山姜(《广雅》)、乞力伽(《南方草木状》)、山精(《神药经》)、冬白术(《得配本草》)、祁术、桴蓟、冬白术、杨桴、吴术、片术、炒白术等,《中华人民共和国药典》(2020 版)收载的白术为菊科植物白术的干燥根茎。主产于浙江省,后安徽省、湖南省、河北省、福建省等地亦有栽培。白术是具有很高医用价值的中药,被称为脾家之要药。具有健脾化湿,燥湿利水、抗炎、抗肿瘤的功效。

【文献记载】

白术,性味:味甘、苦,性温。功效:健脾益气、止汗安胎、燥湿利水。

《证类本草》曰:"术味苦、甘,温,无毒。主风寒湿痹,死肌痉(巨井切)疸,止汗除热,消食。主大风在身面,风眩头痛,目泪出,消痰水,逐皮间风水结肿,除心下急满及霍乱吐下不止,利腰脐间血,益津液,暖胃,消谷,嗜食。作煎饵,久服轻身、延年、不饥。"

《本草新编》曰:"白术利腰脐之气,原是利肾中之湿也。肾不湿则腰不疼,湿去而腰脐自利矣。有汗能止,无汗能发,与黄芪同功,实君药而非偏裨。往往可用一味以成功,世人未知也,吾今泄天地之奇。如人腰痛也,用白术二三两,水煎服,一剂而疼减半,再剂而痛如失矣。夫腰疼乃肾经之症,人未有不信。肾属水,用熟地黄、山茱萸以补水未效,用杜仲、破故纸以补火未效也,何以用白术一味而反能取效哉?"

《神农本草经》曰:"主风寒湿痹,死肌、痉、疸,止汗,除热,消食,作煎饵。久服轻身延年,不饥。"

《本草经集注》曰:"主大风在身面,风眩头痛,目泪出,消痰水,逐皮间风水结肿,除心下急满,及霍乱、吐下不止,利腰脐间血,益津液,暖胃,消谷,嗜食。作煎饵。久服轻身,延年,不饥。"

《药性论》曰:"主大风顽痹,多年气痢,心腹胀痛,破消宿食,开胃,去痰涎,除寒热,止下泄,主面光悦,驻颜去黚,治水肿胀满,止呕逆,腹内冷痛,吐泻不住,及胃气虚冷痢。"

《医学启源》曰:"除湿益燥,和中益气,利腰脐间血,除胃中热。温中,去脾胃中湿,除胃热,强脾胃,进饮食,和胃生津液,主肌热,四肢困倦,目不欲开,怠惰嗜卧,不思饮食,止渴,安胎。"

【成分研究】

1. 挥发油类　挥发油类是白术中众多主要有效成分中的一种,在白术中含量达 1.4%,已发现的白术内酯和相关成分有白术内酯Ⅰ、白术内酯Ⅱ、白术内酯Ⅲ、白术内酯Ⅳ、双白术内酯、白术内酯Ⅴ、白术内酯Ⅵ、白术内酯Ⅶ、苍术酮、3β-乙酰氧基苍术酮、脱水苍术内酯、异苍术内酯 A、白术内酰胺等[1]。

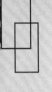
2. 苷类　白术中的苷类成分主要为倍半萜糖苷和黄酮苷,主要包括苍术苷 A、淫羊藿次苷 F2、淫羊藿次苷 D1、紫丁香苷、$(2E)$-癸烯-4,6-二炔-1 8-二醇-8-O-β-D-呋喃芹糖基-$(1→6)$-β-D-吡喃葡糖苷和莨菪亭-β-D-吡喃木糖基-$(1→6)$-β-D-吡喃葡糖苷等[2]。

3. 多糖类　白术多糖作为白术的一个重要组成成分,具有抗氧化、抗肿瘤、降血糖等作用。目前,得到的多糖为由半乳糖、鼠李糖、阿拉伯糖、甘露糖组成的白术多糖 PSAM-1 和由木糖、阿拉伯糖、半乳糖组成的白术多糖 PSAM-2,以及由葡萄糖、半乳糖、鼠李糖、甘露糖组成的水溶性多糖 AMP[3]。

4. 其他　白术中还含丰富的微量元素、氨基酸等物质[4,5]。

【药理研究】

1. 利尿　白术具有持久而明显的利尿作用,研究表明,其对狗、大鼠和兔均能产生持久的利尿作用,其推测白术增加水排泄的主要原因可能不是影响水的主动性重吸收,而是源于电解质重吸收的减少[6]。

2. 降血糖　白术中具有较好的降血糖作用,其中白术甲醇提取物具有抑制老鼠肠道内 α-葡萄糖苷酶的活性。同时其糖复合物 AMP-B 能显著降低四氧嘧啶糖尿病大鼠血糖水平,减少糖尿病[7]。

3. 对子宫平滑剂的影响　白术醇提物及石油醚提取物对未受孕小鼠离体子宫的自发性收缩呈显著抑制作用,亦对益母草和催产素等引起的子宫兴奋性收缩呈现抑制作用,但其水提物对离体子宫抑制作用相对较弱[8]。

4. 对心血管系统的影响　白术有扩张血管的作用,但对心脏呈抑制作用,剂量过大时可致脉搏停止跳动。其中所含双白术内酯可减慢离体豚鼠的心率,降低其右心房心肌收缩能力,但对左心房静息后的心肌增强作用无明显影响[9]。

5. 抗肿瘤　研究表明,白术具有抗肿瘤作用,白术甲醇提取物能够诱导人 T 淋巴瘤 Jurkat 细胞、U937 和 HL-60 白血病细胞凋亡。其中所含成分苍术酮、白术内酯Ⅰ和白术内酯Ⅲ可诱导 HL-60 和 P-388 肿瘤细胞凋亡发挥细胞毒作用[10]。

6. 对消化道的影响　白术对消化道起到一定作用,其能够提高小鼠空肠收缩幅度、胃肠道排空速度及抗缺氧的能力;同时能够使胃黏膜细胞增殖,刺激胃蛋白酶分泌,浓度较高相对效果越好。白术中的醇提取物及白术内酯Ⅰ还能能够增强唾液淀粉酶活性、调节肠道功能、促进肠管吸收,但白术内酯Ⅲ却显示抑制酶活性[11,12]。

7. 其他　白术对机体呼吸有短暂的兴奋作用;煎剂对小鼠因四氧化碳引起的肝损伤具有一定的保护作用;白术的乙酸乙酯提取物,大鼠十二指肠给药,可明显增加其胆汁的分泌[13,14]。

【食用方法】

1. 白术扣烧牛肉

原料：牛肉(瘦)25 g,白术15 g,香菜10 g,黄酒10 g。

功效：健脾益气,牛肉中富含的氨基酸和蛋白质均能提高机体抗病力,对生长发育及手术后调养的人在修复组织、补充失血等方面尤其适用,且寒冬食牛肉可达到以暖胃的效果;同时牛肉具有滋养脾胃、强健筋骨、补中益气的功作用,尤适用于筋骨酸软、中气下隐、贫血久病及面黄目眩之人。

做法：熟白煮牛肉抹匀酱油。锅置旺火上,倒入花生油,烧至六成热时,下牛肉炸至呈金黄色时捞出,沥去油,切厚片放入蒸碗内。香菜、葱切段,姜切片,蒜一半切成蒜末、一半切成蒜片。锅置火上,放入香油烧热,投入大料、葱段、姜片、蒜片煸出香味,加料酒、白汤、酱油、精盐、白术同煮,倒入碗里,上笼蒸至烂熟取出。将蒸好的牛肉扣入汤盘内,原汤滗出倒在锅里,上火,加白汤、绍酒、盐、味精、蒜末烧开,用湿淀粉勾成薄芡,放入米醋、香油,烧在牛肉上,撒上香菜即可。

2. 白术党参猪肘汤

原料：猪肘320 g,白术40 g,党参40 g。

功效：具有很好的健脾止泻,补益身体的效果。尤其适用于食欲欠佳、精神不振的幼儿,但切忌感冒发热时食用。

做法：白术切片,党参、生姜切段,猪肘洗净。猛火加热至水滚,放入以上准备好的原料,改用文火继续煲约3 h,出锅前加调味料。

3. 白术陈皮煲鱼汤

原料：泥鳅640 g,白术40 g,陈皮8 g,姜、盐适量。

功效：此汤具有补脾益气、滋养补虚、行气开胃的功效。适用于营养不良、体虚浮肿、脾胃虚弱、食欲不振、形瘦体弱、少气乏力者。如脾虚而致的营养不良、面部发黄等。

做法：泥鳅洗净,去肠,切段;白术洗净,陈皮浸软刮去白,生姜洗净切丝,放入煲内,加不水适量,猛火煮滚,放入鱼,改慢火煲2 h,调味即可饮用。

【常用配伍】

白术配党参、甘草,用于脾胃虚弱、食少胀满、倦怠乏力、泄泻。

白术配枳壳,补脾胃消痞除胀。

白术配陈皮、茯苓,健脾燥湿止泻。

白术配茯苓、桂枝,用于水湿停留、痰饮、水肿。

白术配茯苓皮、大腹皮,治水肿。

白术配黄芪、浮小麦,固表止汗,用于表虚自汗。

白术配杜仲、桑寄生,可用于安胎,治妊娠足肿、胎气不安腰酸者等;有内热者,

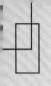
可与黄芩等配伍。

【注意事项】

《本草经集注》曰:"防风、地榆为之使。"

《药品化义》曰:"凡郁结气滞,胀闷积聚,吼喘壅室,胃痛由火,痈疽多脓,黑瘦人气实作胀,皆宜忌用。"

《雷公炮制药性解》曰:"伤寒门有动气者,不宜用之"。

《本草蒙筌》曰:"奔豚积忌煎,因常闭气;痈疽毒禁用,为多生脓"。又曰:"哮喘误服,壅室难当"。

《神药经》曰:"必欲长生,长服山精。"

《本草新编》曰:"盖宜于湿者,不宜于燥也。去湿既受其益,则添燥安得不受其损哉。"

【参考文献】

参考文献见二维码。

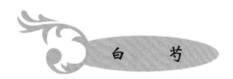

白芍

白芍(*Paeoniae Radix Alba*),又名白花芍药、花子、炒杭芍、杭芍、白芍药、生白芍、炒大白芍、酒白芍、醋白芍、金芍药、焦白芍、白芍炭等。现主产于四川省、贵州省、浙江省、安徽省、山东省等地。《中华人民共和国药典》(2020 版)记载本品为毛茛科植物芍药的干燥根。主要用于胁痛、腹痛、头晕、血虚萎黄、月经不调等。

【文献记载】

白芍,性味归经:味苦、酸,性微寒。功效:养血敛阴,柔肝止痛,平抑肝阳。

《神农本草经》曰:"主邪气腹痛,除血痹,破坚积,寒热,疝瘕,止痛,利小便,益气"。陶弘景始分白芍,赤芍两种。

《名医别录》曰:"味酸,微寒,有小毒。主通顺血脉,缓中,散恶血,逐贼血,去水气,利膀胱、大小肠,消痈肿,时行寒热,中恶,腹痛,腰痛。"

《药性论》曰:"臣。能治肺邪气,腹中绞痛,血气积聚,通宣脏腑拥气,治邪痛败血,主时疾骨热,强五脏,补肾气,治心腹坚胀,妇人血闭不通,消瘀血,能蚀脓。"

【成分研究】

1. 单萜及其苷类　白芍中单萜及其苷类成分是主要的一类成分,包括芍药苷、氧化芍药苷、苯甲酰芍药苷、白芍苷、苯甲酰氧化芍药苷、氧化苯甲酰芍药苷、芍药新苷等[1]。

2. 三萜类　白芍中存在三萜类,主要包括: 11α, 12α -环氧- 3β, 12α -二羟基齐墩果- 28 - 13β -交酯、3β -羟基- 11 -氧代齐墩果- 12 -烯- 28 -酸、齐墩果酸等[2]。

3. 黄酮类　白芍中还包括黄酮类成分,分别为 kaemp ferol - 3, 7 - di - O - β - D - glucoside 和 kaempferol - 3 - O - β - D - glucoside[3]。

4. 其他　除此之外,白芍中还含脂肪油、糖类、树脂、挥发油[4]、棕榈酸、D -儿茶素、淀粉、黏液质、蛋白质、邻苯三酚、微量元素及多种氨基酸[5,6]。

【药理研究】

1. 镇痛　白芍中部成分被认为具有明显的镇痛和镇静作用。研究表明其具有加强药物吗啡、可乐定的抑制小鼠扭体反应的作用,且纳洛酮无法阻断 TGP 的镇痛作用,提示白芍总苷镇痛作用不是兴奋阿片受体所致[7,8]。

2. 抗心肌缺血　研究表明,白芍中白芍总苷具有抗心肌缺血作用。研究表明,白芍总苷能对缺血再灌注模型大鼠中心肌葡萄糖调节蛋白 78(GRP78)的表达有一定影响,这一影响可能通过上调 GRP78 的表达来对抗缺血应激损伤,从而发挥心肌保护作用[9]。

3. 保护肝脏　研究表明,白芍中总苷成分具有一定保肝作用,其对由 D -半乳糖胺或四氯化碳诱导的小鼠肝炎具有保护作用,能够抑制肝损伤后的血清谷丙转氨酶的升高,并可能使机体肝细胞的坏死和变性得到明显的改善,同时研究发现其能够抑制白芍总苷在体外能够抑制人肝癌细胞 SMMC - 7721 的增殖,并能诱导细胞凋亡[10]。

4. 抗炎　白芍提取物及其中成分具有一定抗炎作用,白芍提取物能够显著抑制二甲苯致小鼠耳片肿胀和减少琼脂致小鼠肉芽肿。同时静脉滴注白芍总苷能够抑制由角叉菜胶引起的大鼠棉球肉芽肿胀和足部肿胀,抑制小鼠耳二甲苯所引起的炎症,说明白芍总苷对慢性、急性及免疫性炎症均有很好的治疗作用[11]。

5. 对消化系统的影响　白芍能抑制副交感神经的兴奋而产生解痉作用。实验结果表明,白芍水提物可以降低兔肠管收缩频率,从而抑制兔肠道的平滑肌运动[12]。

【食用方法】

1. 当归白芍蒸乳鸽

原料: 乳鸽 2 只,当归 15 g,白芍 20 g,黑木耳 30 g。

功效：可作为慢性肝病、肝硬化患者肝血不足、肝肾阴虚型的辅助药膳，也可作为妇女月经不调的常用药膳。

做法：当归、白芍洗净后用纱布包扎，黑木耳泡发后洗净，与乳鸽一同放入瓦盆内，加入适量清汤、料酒、调料，上笼屉蒸约 90 min 即成。

2. 白芍炖猪肘

原料：白芍 25 g，猪肘 500 g，料酒、姜片、葱段适量。

功效：活血凉血，消肿止疼，柔肝养血，用于治疗月经不调、崩漏带下、阴虚发热等症效果明显。

做法：以上原料按常法入锅炖熟即可。

3. 白芍麦枣粥

原料：糯米（江米）150 g，红枣 30 g，白芍 20 g，小麦 25 g，蜂蜜 15 g。

功效：养血，益肾，健脾养胃，比较适用于病后体虚、肝硬化、女士血虚、心血管病患等。

做法：糯米淘洗干净，用冷水浸泡 1~2 h，捞出沥干；小麦、白芍装入纱布袋，扎紧，放入锅内，文火煎煮 20 min 后，取出药袋，放入糯米、红枣，武火煮沸后文火煮至糯米软烂，下蜂蜜拌匀即可。

【常用配伍】

白芍配山茱萸，山茱萸酸涩入肝肾、补收兼具、既补肝肾、又涩精止遗，白芍味酸入肝、补肝体以养血、同时酸敛阴液。两者配伍使用，具有养血敛阴的功效。尤适于脾肾亏虚，冲任不固等的崩漏诸证。

白芍配阿胶，阿胶为血肉有情之品，味甘质润且黏，为补血止血要药，《伤寒论》曰："黄连阿胶汤主治阴虚火旺、心肾不交的失眠证，以白芍为臣药，借其酸寒，养血敛阴，配黄连则泻火而不伤阴，敛阴而不碍邪；配阿胶则益水之力更强。"

白芍配生地黄，白芍酸苦，补肝体泻肝用，性寒清热，养血敛阴，凉血和营；生地黄苦寒泄热，甘寒养阴，集养阴清热、凉血止血为一体。两者配伍使用，具有凉血和营的作用。

白芍配黄连，黄连大苦大寒，质重力峻，直达魄门，泻下攻积力强，能泻大肠之热，为泻痢的要药。两者配伍使用，具有清热燥湿，缓急止痛的作用。

白芍配桂枝，起到调和内外的作用。桂枝重在温阳，外达肌表以助卫阳，内补脏腑以助阳气；白芍酸补肝阴而益血，二药配伍能调和内外气血。如《伤寒论》的桂枝汤，主治外感风寒表虚汗证。

白芍配白术，具有补土泻木的作用。白术甘温补脾，被誉为"脾脏补气健脾第一要药"，二药合用则补脾泻肝，寓"土中泻木"之意。如《景岳全书》的痛泻要方，主治土虚木乘、脾受肝制、升降失常的腹痛泄泻。

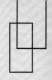

白芍配柴胡,具有补体泻用的作用。如《伤寒论》的四逆散,主治邪气内传,阳气内郁,兼以肝脾不和的阳郁厥逆证及肝脾气郁证。方中以白芍为臣,敛阴养血柔肝,与柴胡合用,敛阴和阳,条达肝气,使柴胡升散,而无耗伤阴血之弊。

【注意事项】

《本草衍义》曰:"血虚寒人禁此一物。古人有言曰,减芍药以避中寒,诚不可忽。"

《本草经疏》曰:"白芍药酸寒,凡中寒腹痛,中寒作泄,腹中冷痛,肠胃中觉冷等证忌之。"

《本草正》曰:"若脾气寒而痞满难化者忌用。"

《药品化义》曰:"惟疹子忌之。"

《本草经集注》曰:"须丸为之使。恶石斛、芒硝。畏消石、鳖甲、小蓟。反藜芦。"

《得配本草》曰:"脾气虚寒,下痢纯血,产后,三者禁用。"

【参考文献】

参考文献见二维码。

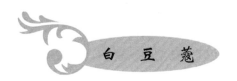

白豆蔻(*Amomi Fructus Rotundus*),出自《本草拾遗》:"白豆蔻,其草形如芭蕉,叶似杜若,长八、九尺而光滑,冬夏不凋,花浅黄色,子作朵如葡萄,其子初出微青,熟则变白,七月采之。"又名白蔻(《本草经解》)、白叩、白扣仁、紫蔻、白豆叩、白豆扣、圆豆蔻、波扣、十开蔻、东波蔻、蔻仁、壳蔻(《本经逢原》)、扣米、多骨(《本草拾遗》)、白蔻仁、原豆蔻、印尼白蔻、紫油蔻等,以"豆蔻"为名收录在《中华人民共和国药典》(2020版)记载本品为姜科植物白豆蔻或爪哇豆蔻的干燥成熟果实。临床用名为白豆蔻。主要用于湿浊中阻,不思饮食,胸闷不饥,寒湿呕逆,胸腹胀痛,食积不消等。

【文献记载】

白豆蔻,性味归经:味辛,性温。功效:化湿行气,温中止呕。

《本草蒙筌》曰:"味辛,气大温。味薄气厚,阳也。无毒。入手太阴肺经,别有清高之气。散胸中冷滞,益膈上元阳。温脾土却疼,退目云去障。止翻胃呕,消积食膨。"

《本草纲目》曰:"治噎膈,除疟疾,寒热,解酒毒。"

《景岳全书》曰:"味辛,气温,味薄气厚,阳也。入脾肺两经,别有清爽之气。散胸中冷滞,温胃口止疼,除呕逆翻胃,消宿食膨胀,治噎膈,除疟疾,解酒毒,祛秽恶,能退翳膜,亦消痰气。欲其速效,嚼咽甚良,或为散亦妙。"

《本草新编》曰:"白豆蔻,味辛,气大温,阳也,无毒。入手太阴肺经。别有清高之气,非草豆蔻之可比也。散胸中冷滞之气,益心包之元阳,温脾胃,止呕吐翻胃,消积食目翳。但此物尤难识,铺家多以草豆蔻充之,所以用多不效。总之,必须白者为佳。或问白豆蔻与砂仁相似,用砂仁,可不必用白豆蔻矣,而不知各有功效,砂仁宜用之于补药丸中,而白豆蔻宜用之于补剂汤中。盖砂仁性缓,而白豆蔻性急也。"

【成分研究】

1. 挥发油　白豆蔻中含大量的挥发油,是该药物的主要有效成分。主要包括芋酮、α-萜品醇、3,8,11—三氧杂四环〔$4,4,0^2,4,0^7,9$〕十一烷($1\alpha,2\beta,4\beta,6\alpha,7\beta,9\beta$),3-蒈烯、樟脑、4-松油烯醇等[1]。

2. 金属元素　白豆蔻中含丰富的金属元素,研究表明其中所含的金属元素主要包括钙、铁、锌、镁、钾、锰、铜、镉、铝[2]。

【药理研究】

1. 平喘　白豆蔻所含的化学成分α-萜品醇,平喘作用较强。研究表明白豆蔻对豚鼠气管平滑肌作用明显强于艾叶油;4-松油醇亦有显著的平喘作用[3]。

2. 健胃　挥发油为白豆蔻的主要有效成分,其中能够促进胃液分泌,增强胃肠的蠕动,抑制肠内异常发酵现象,驱除胃肠内积气。研究表明,白豆蔻与西药联合使用对腹部手术患者具有促性后胃肠功能恢复,缩短病程,提前排气,促进胃肠蠕动等显著效果[3]。

3. 止呕　呕吐是肿瘤化疗的常见副作用之一,严重影响患者的化疗效果和生活质量。研究表明,白豆蔻汤,可延迟顺铂所致的水貂呕吐[4]。

4. 增强消化功能　研究表明,白豆蔻中挥发油成分具有增加胃黏膜血流,提高血清胃泌素水平和减少胃黏膜组织抗自由基损伤,故可以用于胃部病变的消除和促进其正常功能的恢复[5]。

5. 其他　低浓度的白豆蔻煎剂对豚鼠离体肠管有一定的兴奋作用;但当其浓度高于1%及挥发油饱和水溶液均呈兴奋抑制作用;且挥发油对豚鼠实验性结核,对小剂量链霉素有一定的增强作用[6]。

【食用方法】

1. 肉豆蔻茶

原料:白豆蔻10 g。

功效:缓解妇女妊娠时期呕吐的症状。

做法：肉豆蔻洗净热水冲泡。

2. 豆蔻馒头

原料：白豆蔻 3 g,面粉 1 000 g。

功效：消食导滞,健脾和胃,可用于脾胃不和、脘腹胀满等。

做法：白豆蔻研为细末。面粉发酵后,加碱适量,撒入白豆蔻末,揉匀,制成馒头坯,上笼用武火蒸约 15 min 至熟。

3. 藿香豆蔻粥[7]

原料：藿香、白豆蔻、煨姜各 6 g,防风 3 g,粳米 100 g。

功效：适用于风寒或寒湿型泄泻。

做法：粳米 100 g 煮成粥,加入上述药材所煎药汁再稍煮即可。趁热服,微汗为佳。

【常用配伍】

白豆蔻配厚朴,两者相须为用,有宽中和胃,理气化湿之效。

白豆蔻配丁香,起到温中祛寒的效果。

白豆蔻配木香,能芳香行气,调理脾胃,疏理气滞。

白豆蔻配砂仁,二药配伍使用,宣通上、中、下三焦之气机,具有开胸顺气、行气止痛的功效。

白豆蔻配黄连,黄连苦寒、泻中焦湿热,白豆蔻味辛性温、善理气健脾止呕。二药合用,用于湿热阻于中焦的脘腹胀闷,恶心呕吐等。

白豆蔻配半夏、藿香、生姜等,具有温中化湿、行气止呕的功效;尤适用于脾胃寒湿呕吐者。

白豆蔻配陈皮、生麦芽、香稻芽等理气健脾,可用于脘腹胀满引起的食欲不振。

白豆蔻配杏仁、薏苡仁、滑石等,能够宣上畅中渗下,用治湿温初起,胸闷不饥,身热不扬等,尤适用于湿重于热者。

【注意事项】

《本经逢原》曰:"忌见火。"

《本草经疏》曰:"凡火升作呕,因热腹痛,法咸忌之。"

《本草备要》曰:"肺胃火盛及气虚者禁用。"

《本草汇言》曰:"凡喘嗽,呕吐,不因于寒,而因于火者;疟疾不因于瘴邪,而因于阴阳两虚者;目中赤脉白翳,不因于暴病寒风,而因于久眼血虚血热者,皆不可犯。"

【参考文献】

参考文献见二维码。

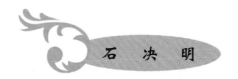
石　决　明

石决明(*Haliotidis Concha*)，既是动物药又是矿物药，为常用中药。《中华人民共和国药典》(2020版)记载本品为鲍科动物杂色鲍、皱纹盘鲍的、羊鲍、澳洲鲍、耳鲍或白鲍的贝壳。主要用于头痛眩晕，目赤翳障，视物昏花，青盲雀目等症。

【文献记载】

石决明，性味：味咸，性寒。功效：平肝潜阳，清肝明目。

《名医别录》曰："主治目障翳痛，青盲。久服益精，轻身。"

《海药本草》曰："主青盲内障，肝肺风热骨蒸劳极。"

《本草求原》曰："软坚，滋肾，除肝风肺热，为磨翳障要药""五淋、痔漏""解酒酸、骨蒸劳热。"

【成分研究】

1. 无机盐　石决明中主要以碳酸钙为主要成分，研究表明石决明中钙含量约为92.54%，其含钙量很高，可以利用石决明中的钙，来制备各种功能的钙盐[1]。

2. 微量元素　石决明中含大量微量元素，主要包括钙、镁、铁、锌、铜、铅等，部分石决明中也能够检测出有害元素砷、铅和汞[1]。

3. 氨基酸　石决明中的角质蛋白，经盐水解后能够得16种氨基酸[2-4]。

4. 其他　石决明中还包括咖啡因、邻苯二甲酸二丁酯、藻胆素等[2-4]。

【药理研究】

1. 预防白内障　石决明提取液对白内障大鼠的晶状体有保护作用，作用等同或优于吡诺克辛钠[5]；同时发现能够保护人晶状体上皮细胞氧化损伤，减少有害产物的生成。故推测预防白内障的机制主要是通过提高人晶状体的抗氧化能力达到[6]。

2. 抗菌　石决明提取物具有一定抑菌效果，其对金黄色葡萄球菌、枯草芽孢杆菌、大肠杆菌、四联小球菌、卡氏酵母、酿酒酵母和绿脓杆菌均有显著抑菌作用[7]。

3. 降血压　石决明具有一定降血压作用，其中对长期紧张引发的高血压效果更佳[8]。

4. 中和胃酸　石决明中含大量碳酸钙，研究表明石决明提取物对于治疗胃溃疡、胃炎等胃酸过多的患者，具有显著的效果，是一种有效的中和胃酸的天然药物[9]。

【食用方法】

1. 石决明粥

原料：石决明30 g，粳米100 g。

功效：平肝清热；明目去翳。主治高血压。

做法：将石决明打碎入砂锅内,加水猛火煎1 h,去渣取汁,加入粳米,再加水煮为稀粥。

2. 天麻石决明猪脑汤

原料：石决明15 g,猪脑1个,天麻10 g,盐、油等适量。

功效：降血压,止眩晕、胸闷、心烦、失眠、多梦、舌质嫩红、苔少、脉细数。

做法：原料一同入锅,加水适量,文火炖1 h,捞去天麻、石决明即可。

【常用配伍】

石决明配草决明,平肝潜阳,清热明目。

石决明配嫩桑枝,平肝泄风。

石决明配菊花,凉肝潜阳,泄热明目。

石决明配紫石英,镇肝潜阳,平肝降逆。

石决明配女贞子,补肝肾,清虚热,明目。

石决明配黑山栀,平肝明目、清热降火。

【注意事项】

脾胃虚寒者慎服,消化不良、胃酸缺乏者禁服。

《本草经疏》曰:"畏旋覆花。"

《本经逢原》曰:"反云母。不宜久服,令人寒中。"

【参考文献】

参考文献见二维码。

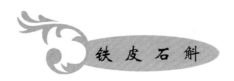

铁皮石斛(*Dendrobii Officinalis Caulis*),又名黑节草。属微子目,石斛属,兰科,多年生附生草本植物;生长于高山峻岭、悬崖峭壁和岩石缝隙中或是高大的乔木上。据《中国植物志》记载,中国石斛属植物共有76种(2变种),由于铁皮石斛的性状、化学成分等与金钗石斛、马鞭石斛等均不同,且铁皮石斛是石斛属中最珍贵的品种,《道藏》(唐)将铁皮石斛列为中华九大仙草之首。《中华人民共和国药典》

（2020版）记载本品为兰科植物铁皮石斛的干燥茎，11月至翌年3月采收。主要用于热病津伤，口干烦渴，胃阴不足，食少干呕，病后虚热不退，阴虚火旺，骨蒸劳热，目暗不明，筋骨痿软等症。根据食品安全法要求，经食品安全评估测试，2019年11月国家卫生健康委、国家市场监督管理总局对铁皮石斛开展既是传统食品又是中药材的物质（食药物质）生产经营试点管理（国卫食品函〔2019〕311号）。

【文献记载】

铁皮石斛，性味：味甘，性平。功效：滋阴清热，益胃生津。

东汉时期中国的第一部药学专著《神农本草经》将石斛列为上品："味甘，平，主伤中，除痹，下气，补五脏虚劳，羸瘦，强阴。久服厚肠胃，轻身延年。"

《名医别录》曰："石斛，无毒，主益精，补内绝不足，平胃气，长肌肉，逐皮肤邪热痱气，脚膝疼冷痹弱。久服定志，除惊。一名禁生，一名杜兰，一名石蓫。生六安水傍石上。七月、八月采茎，阴干。"

《新修本草》曰："石斛味甘，平，无毒。主伤中……定志除惊。今用石斛，出始兴。生石上，细实，桑灰汤沃之，色如金，形似蚱蜢髀者为佳。近道亦有，次宣城间。生栎树上者，名木斛。其茎形长大而色浅。六安属庐江，今始安亦出木斛，至虚长，不入丸散，惟可为酒渍煮汤用尔。"

《增广和剂局方药性总论》曰："石斛，味甘，平，无毒。主伤中，除痹，下气，补五脏虚劳羸瘦，强阴，益精，补内绝不足平胃气，长肌肉，逐皮肤邪热痱气，脚膝疼冷痹弱，久服浓肠胃，轻身延年，定志除惊。"

《本草纲目》曰："石斛味甘、平、无毒。除痹下气……轻身延年，益气除热，治男子腰膝软弱，健阳，逐皮肤风痹、骨中久冷，补肾益力，壮筋骨，暖水脏，益智清气，治发热自汗，痈疽排脓内塞。"

《本草经解》曰："石斛气平，味甘，无毒，主伤中，除痹，下气，补五脏虚劳羸瘦，强阴益精，久服浓肠胃。"

【成分研究】

1. 石斛多糖　多糖是铁皮石斛的主要药效成分，其中包括铁皮石斛多糖DOP-1-A1，这是1个2-O-乙酰基葡甘露聚糖；铁皮石斛多糖DT2、DT3，其主链均由α-(1→4)-D-葡萄糖构成，末端糖为半乳糖、葡萄糖和阿拉伯糖，葡萄糖和半乳糖上有少量的分支，铁皮石斛原球茎多糖DOPW-1、DOPW-2、DOPW-3、DOPW-4、DOPW-5、DOPW-6，这些多糖中的单糖组成均以半乳糖为主，甘露糖所占的比例均很小；6个多糖分子的糖链结构特点均不相同，但其中的1→3糖苷键均主要由半乳糖组成，还含有阿拉伯糖、葡萄糖和鼠李糖[1]。

2. 芪类及其衍生物　铁皮石斛茎中含大量芪类及其衍生物，如铁皮石斛素A~I、二氢白藜芦醇、4,4′-二羟基-3,5-二甲基联苄，2,4,7-三羟基-9,10-二氢菲等[2]。

3. 酚类　铁皮石斛中含丰富的酚类物质，包括 $N-p-$香豆酰酪胺、反$-N-$（4-羟基苯乙基）阿魏酸酰胺、二氢松柏醇、二氢对羟基桂皮酸酯、二氢阿魏酸酪胺、对羟基苯丙酰酪胺、丁香酸、丁香醛、香草酸、对羟基苯丙酸等[3]。

4. 木脂素类　铁皮石斛中含的木脂素类主要有：（+）-丁香脂素$-O-\beta-D-$吡喃葡萄糖苷、淫羊藿醇 A2$-4-O-\beta-D-$吡喃葡萄糖苷、（+）-南烛木树脂酚$-3\alpha-O-\beta-D-$吡喃葡萄糖苷、裂异落叶松脂醇和丁香脂素等[4]。

5. 氨基酸　研究发现，铁皮石斛含多种氨基酸，主要为天冬氨酸、谷氨酸、甘氨酸、缬氨酸和亮氨酸，这 5 种氨基酸占总氨基酸的 53%[5]。

6. 其他　研究发现，铁皮石斛含大量人体所需金属元素，如钙、钾、钠、镁、铁、锌、锰、铜、锶[6]，以及反$-2-$辛烯醛、$\beta-$紫罗兰酮、芳樟醇（linalool）、任醛、$\beta-$环柠檬醛等几十种挥发性成分[7,8]。

【药理研究】

1. 增强免疫力　铁皮石斛中多糖类具有增强免疫作用，其中对 S180 肉瘤小鼠 T 细胞转化功能、NK 细胞活性、巨噬细胞吞噬功能及溶血素值均有明显提高作用，表明铁皮石斛多糖具有增强免疫功能的作用[9]。

2. 降血糖　研究表明，铁皮石斛浸膏具有降血糖作用，其对肾上腺素性高血糖小鼠及 STZ-DM（链脲佐菌素性糖尿病）大鼠均显示出明显的降血糖作用。其降血糖的胰内机制是促进胰岛 β 细胞分泌胰岛素，抑制胰岛 A 细胞分泌胰高血糖素，其他作用机制：抑制肝糖原分解和促进肝糖原合成[10]。

3. 抗氧化　研究发现，铁皮石斛对急性酒精性肝损伤模型小鼠具有抗氧化作用，主要通过能提高血清超氧化物歧化酶、肝谷胱甘肽过氧化物酶；降低血清丙二醛来达到效果[11]。

4. 抗衰老　研究表明，铁皮石斛多糖能够改善 $D-$半乳糖诱导衰老小鼠的学习记忆能力，并可拮抗 $D-$半乳糖诱导的衰老小鼠免疫器官及组织的萎缩和病变[12]。

5. 抗肿瘤　铁皮石斛中联苄类化合物 4,4′-二羟基$-3,5-$二甲氧基联苄对人卵巢癌细胞株（A2780）有活性，4,4′-二羟基$-3,3′,5-$三甲氧基联苄对人胃癌细胞株（BGC-823）和人卵巢癌细胞株（A2780）有活性[13]。

6. 镇痛、抗炎　研究表明，新鲜铁皮石斛具有镇痛、抗炎作用，其鲜榨汁液可减少醋酸致小鼠扭体次数，能明显提高热板法小鼠的痛阈值；明显减轻二甲苯致小鼠耳郭肿胀程度，抑制醋酸所致毛细血管通透性增高及抑制棉球肉芽肿生长。说明铁皮石斛鲜汁具有镇痛、抗炎[14]。

【食用方法】

1. 铁皮石斛鸡/鸭汤

原料：铁皮石斛 20 g，鸡（或鸭）半只。

功效:滋阴清热,益胃生津。

做法:将铁皮石斛洗净切碎或拍破和鸡/鸭等材料一起文火炖 2~3 h,连渣食用,或用文火煎煮后取汁备用,加入其他原料可煮粥、做羹、煲汤等。

2. 铁皮石斛茶

原料:铁皮石斛 10 g。

功效:滋阴清热,益胃生津。

做法:将铁皮石斛洗净后切薄片,用开水冲泡后饮用,可重复冲泡,连渣食用。

3. 铁皮石斛菜

原料:铁皮石斛适量。

功效:滋阴清热,益胃生津。

做法:取新鲜铁皮石斛若干,洗净入口细嚼,味甘而微黏,清新爽口,余渣吞咽即可。

4. 铁皮石斛汤

原料:铁皮石斛 100 g,西洋参 1~2 g。

功效:滋阴清热,益胃生津。

做法:将铁皮石斛洗净切碎或拍破加水入锅,用文火先煎煮 30 min,后放入 1~2 g 西洋参再煮 30 min,可重复煎煮,连渣食用。

5. 铁皮石斛酒

原料:铁皮石斛 200 g,适量酒。

功效:滋阴清热,益胃生津。

做法:将铁皮石斛洗净切碎、单味或和其他物料一起浸入 40℃以上酒中,3 个月后即可食用。

6. 铁皮石斛汁

原料:新鲜铁皮石斛 30 g。

功效:滋阴清热,益胃生津。

做法:取新鲜铁皮石斛 30 g(2~3 人饮用),洗净,加入 750 mL 纯净水或温开水,启动榨汁机 7~8 s(两次),滤渣后即可享用(加入适量蜂蜜,搅匀后饮用口味更佳)。余渣可放入冰箱和面后煎饼吃。

7. 铁皮石斛护肤品

如眼霜、干性/油性皮肤、精华液等。

【常用配伍】

铁皮石斛配伍女贞子、黄芪和西洋参,气阴双补,阴阳并调,培元固本之功[15]。

铁皮石斛配伍西洋参、天花粉、葛根和五味子,养阴生津除热,补气养阴,生津清热[16]。

铁皮石斛配伍党参、牛膝、益母草和三七,滋阴补气,化瘀通络[17]。

铁皮石斛配伍西洋参,益气养阴,养胃生津,补而不腻,清而不伤胃。将铁皮石斛与西洋参单用、两者合用的养阴生津作用进行研究,实验验证了铁皮石斛和西洋参的养阴生津功效,同时发现两药合用具有协同作用,为铁皮石斛、西洋参配伍组方提供了实验依据。

铁皮石斛配花粉,治胃热津亏,消渴、虚热舌绛少津。

铁皮石斛配麦冬,治胃阴不足之胃脘不适、干呕、舌红。

铁皮石斛配麦冬、沙参,治热性病口干渴。

铁皮石斛配忍冬藤,治风湿热痹。

铁皮石斛配沙参、枇杷叶,治肺阴不足、干咳气促、舌红口干等。

铁皮石斛配白薇、知母、白芍,治热病后期、虚热微烦、口干、自汗等。

铁皮石斛配南沙参、山药、生麦芽,治胃阴不足而见少食干呕、舌上无苔等。

铁皮石斛配北沙参、麦冬、玉竹,治肺胃虚弱,舌红口干或干咳无痰、呼吸急促。

铁皮石斛配生地黄、玄参、沙参,治热病后期仍有虚热,微汗、目昏口渴或筋骨酸痛、舌干红、脉软数无力、症状日轻夜重者。

铁皮石斛配生地黄、麦冬、花粉,治热病胃火炽盛、津液已耗、舌燥、口干或舌苔变黑、口渴思饮。

铁皮石斛配麦冬、花粉、石膏、知母,治热病早期、热未化燥、但津液已损、有口干烦渴、舌红等。

铁皮石斛配花粉、生地黄、知母、沙参,治消渴。

铁皮石斛配生地黄、麦冬、百合、秦艽、银柴胡,治阴虚内热之干咳、盗汗低热口渴舌红脉细数等。

新鲜铁皮石斛配生地黄,治热病伤阴、口干烦渴、久病阴虚、虚热内灼诸证。

铁皮石斛配生黄芪、焦白术、茯苓、白芍,益气养阴,健脾和肝,治疗慢性肝炎见有面黄、消瘦、乏力、气短、口干苦、便溏等气阴两伤、脾胃虚弱者。

铁皮石斛配生地黄、当归、白芍、丹参、枸杞子、沙参,有养血柔肝的功效。可用于肝阴、肝血不足,症见面色萎黄,肝区隐痛,劳后加重,目眩目干,视物不清,或见夜盲,身倦肢麻。失眠,妇女月经涩少或经闭,唇舌色淡,脉沉细,亦可用。

铁皮石斛配制何首乌,育阴,合四物汤滋阴养血。

【注意事项】

虚寒湿重者不适宜服用,女性经期不宜服用。

《本草经集注》曰:"恶凝水石、巴豆,畏僵蚕、雷丸。"

单独服用干品铁皮石斛(即铁皮枫斗),建议加水煎熬 2 h 以上,效果比较好,《中药大辞典》建议"煎汤须久煎"。

在处方中,铁皮石斛与其他中药材一起煎熬食用时,应提前煎煮 30 min 及以上,再与其他中药一起煎煮,以便发挥其药效。

【参考文献】

参考文献见二维码。

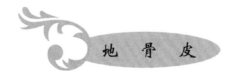

地骨皮(*Lycii Cortex*),又名杞根、地骨、地辅、地节、枸杞根、苟起根、枸杞根皮、山杞子根、甜齿牙根、红耳堕根、山枸杞根、狗奶子根皮、红榴根皮、狗地芽皮。《中华人民共和国药典》(2020 版)记载本品为茄科枸杞属植物枸杞、宁夏枸杞的根皮。适用于阴虚潮热,骨蒸盗汗,肺热咳嗽,咯血,衄血,内热消渴等。

【文献记载】

地骨皮,性味:味甘,性寒。功效:凉血除蒸,清肺降火。

《本草纲目》曰:"枸杞之滋益不独子,而根亦不止于退热而已。但根、苗、子之气味稍殊,而主治亦未必无别。盖其苗乃天精,苦甘而凉,上焦心肺客热者宜之;根乃地骨,甘淡而寒,下焦肝肾虚热者宜之,此皆三焦气分之药,所谓热淫于内,泻以甘寒也。至于子则甘平而润,性滋而补,不能退热,止能补肾润肺,生精益气,此乃平补之药,所谓精不足者,补之以味也。分而用之,则各有所主,兼而用之,则一举两得。"

《本草汇言》曰:"王绍隆先生曰:骨中火热为眚,煎熬真阴,以地中之骨皮,甘寒清润,不泥不滞,非地黄、麦冬同流。"

《本草新编》曰:"地骨皮,非黄柏、知母之可比,地骨皮虽入肾而不凉肾,止入肾而凉骨耳,凉肾必至泄肾而伤胃,凉骨反能益骨而生髓,黄柏、知母泄肾伤胃,故断不可多用以取败也,地骨皮益肾生髓,不可少用而图功。欲退阴虚火动,骨蒸劳热之症,用补阴之药,加地骨皮或五钱或一两,始能凉骨中之髓,而去骨中之热也。"

《本草述钩元》曰:"地骨皮,能裕真阴之化原,而不伤元阳,故与苦寒者特殊。凡人真阴中有火,自相蒸烁,而见有汗骨蒸,宜此对待之。须知此味不兼养血,却专以益阴为其功,虽能除热,却不以泻火尽其用,即曰益阴气者,便能泻火,但直以为泻火而用,则此味专于除热,不能治虚矣。"

【成分研究】

1. 有机酸及其酯类　地骨皮中含多种有机酸类化合物,主要有亚油酸、亚麻酸、蜂花酸、肉桂酸[1]、棕榈酸、硬脂酸、油酸,以及具有抗血管紧张素 I 转换酶活性作用的有机酸:(S)-9-羟基-10E,12Z-十八碳二烯酸、(S)9-羟-10E,12Z,15Z-十八碳三烯酸。还含有阿魏酸二十八酯、香草酸、紫丁香酸葡萄糖苷及地骨皮苷甲。

2. 生物碱类化合物　地骨皮中含多种生物碱,包括具有抗脂肪肝作用的甜菜碱,胆碱,1,2,3,4,7-五羟基-6-氮杂双环[3.3.0]辛烷、1,4,7,8-四羟基-6-氮杂双环[3.3.0]辛烷[2]、枸杞酰胺。

3. 蒽醌类　地骨皮中含蒽醌类化合物,包括 2-甲基-1,3,6-三羟基-9,10-蒽醌、2-甲基-1,3,6-三羟基-9,10-蒽醌-3-O-(6'-O-乙酰基)-α-鼠李糖基(1→2)-β-葡萄糖苷[3]、大黄素甲醚、大黄素。

4. 甾醇类　地骨皮中含多种甾醇类,主要有胆甾醇、菜油甾醇、豆甾醇、谷甾醇、5α-豆甾烷-3,6-二酮等[4,5]。

5. 其他类　地骨皮中还包括其他类成分,如黄酮类、木质素类等[6]。

【药理研究】

1. 降血糖和降血脂　地骨皮的甲醇提取物静脉注射,对大鼠有明显降血压活性。其水煎剂灌胃,对葡萄糖性高血糖和肾上腺素高血糖小鼠有明显降血糖作用,而对正常空腹小鼠血糖无作用[7]。

2. 抑菌　地骨皮醇提物对甲型溶血性链球菌、肺炎双球菌、铜绿假单胞菌均有一定抑制作用[8]。

3. 解热　地骨皮水提取物、乙醇提取物及乙醚残渣水提取物灌服或注射对人工发热家兔有显著退热作用。其乙醚提取物及乙醇提取后残渣之水提取物并无作用。其解热作用比氨基比林弱,约与其他解热药相等[7]。

4. 其他　地骨皮多糖对环磷酰胺和^{60}Co 照射所致的白细胞数降低有明显的升白细胞作用,而对免疫器官的重量和常压耐缺氧作用无明显影响。地骨皮醇提取物能够抑制小鼠扭体反应次数,提高小鼠热致痛及家兔电刺激致痛痛阈值[7]。

【食用方法】

1. 地骨皮猪骨汤

原料:地骨皮 25 g,猪骨头 500 g,陈皮 5 g,玉米、红萝卜、蜜枣、盐适量。

功效:凉血,退虚热,泻肺火。

做法:猪骨焯水去血污,重新加水,放入地骨皮、陈皮、玉米、红萝卜、蜜枣,武火烧开,文火煲 2 h,食用前加入调味料。

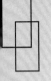
2. 地骨皮粥

原料：地骨皮、桑白皮、麦冬各 15 g。

功效：清肺凉血，生津止渴。适用于糖尿病、多饮、身体消瘦者。

做法：地骨皮、桑白皮、麦冬放入砂锅浸泡 20 min，煎 20 min，去渣取汁，面粉调成糊共煮为稀粥。

【常用配伍】

地骨皮配牡丹皮，可加强退热除蒸作用，故凡阴虚血热所致的午后潮热、两颧发红、手足心热、骨蒸烦躁等，无论有汗无汗，皆可应用。

地骨皮配白薇，相辅相成，透邪与清里并用，加强退热之效。

地骨皮配桑白皮，具有清肺热而不伤阴，护阴液而不致恋邪的特点。

地骨皮配浮小麦，心肾双补，养阴敛汗，对大病久病之后，津亏液耗之阴虚火旺、心烦盗汗等证，均可选用。

地骨皮配白茅根，用治血热妄行之吐血、尿血等证，疗效大增。

【注意事项】

脾胃虚寒者忌服。

《医学入门》曰："忌铁。"

《本草汇言》曰："虚劳火旺而脾胃薄弱，食少泄泻者宜减之。"

《本草正》曰："假热者勿用。"

【参考文献】

参考文献见二维码。

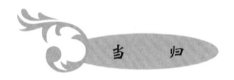

当归

当归（*Angelicae Sinensis Radix*），又名干归、秦哪、西当归、岷当归、金当归、当归身、涵归尾、当归曲、土当归。其根可入药，是最常用的中药之一。主产甘肃东南部，以岷县产量多，质量好。《中华人民共和国药典》（2020 版）记载本品为伞形科植物当归的干燥根。主要用于经闭痛经，风湿痹痛，跌扑损伤等。2019 年 11 月，国家卫生健康委、国家市场监督管理总局将当归列为《关于当归等 6 种新增按照传统既是食品又是中药材的物质公告》(2019 年第 8 号),明确其可作为食品香辛料和调味品使用。

【文献记载】

当归,性味:味甘、辛,性温。功效:补血活血,调经止痛,润肠通便。

李时珍在《本草纲目》中称:"古人娶妻为嗣续也,当归调血为女人要药,有思夫之意,故有当归之名。"正与唐诗"胡麻好种无人种,正是归时又不归"之旨相同。因为当归为妇科要药,引申"思夫归来"而得名。

《本草正》曰:"当归,其味甘而重,故专能补血,其气轻而辛,故又能行血,补中有动,行中有补,诚血中之气药,亦血中之圣药也""大约佐之以补则补,故能养营养血,补气生精,安五脏,强形体,益神志,凡有形虚损之病,无所不宜。佐之以攻则通,故能祛痛通便,利筋骨,治拘挛瘫痪燥涩等证。"

《本草正义》曰:"归身主守,补固有功,归尾主通,逐瘀自验,而归头秉上行之性,便血溺血,崩中淋带等之阴随阳陷者,升之固宜,若吐血衄血之气火升浮者,助以温升,岂不为虎傅翼?是'止血'二字之所当因症而施,固不可拘守其'止'之一字而无投不利矣。且凡失血之症,气火冲激,扰动血络而循行不守故道者,实居多数,当归之气味俱厚,行则有余,守则不足,此不可过信归所当归一语,而有循名失实之咎。"

《本草汇编》曰:"当归治头痛,酒煮服,取其清浮而上也。治心痛,酒调末服,取其浊而半沉半浮也。治小便出血,用酒煎服,取其沉入下极也,自有高低之分如此。王海藏言,当归血药,如何治胸中咳逆上气,按当归其味辛散,乃血中气药也,况咳逆上气,有阴虚阳无所附者,故用血药补阴,则血和而气降矣。"

《注解伤寒论》曰:"《内经》曰:脉者,血之府也。诸血者,皆属心。凡通脉者,必先补心益血,故张仲景治手足厥寒,脉细欲绝者,用当归之苦以助心血。"

【成分研究】

1. 挥发油　当归挥发油含量较高,挥发油的主要成分有:Z-藁本内酯、E-藁本内酯、洋川芎内酯 A、E-丁烯基苯酞、Z-丁烯基苯酞、Z-3′,8′,3′$α$,7′$α$-四氢-6,3′,7,7′$α$-二聚藁本内酯-8′-酮、Z,Z′-6,6′,7,3′$α$-二聚藁本内酯、levistolide A、$(3Z,3Z′)$-6,8′,7,3′-双藁本内酯、当归双藁苯内酯 A、$α$-蒎烯、p-雪松烯、氧化石竹烯、以丁烯基苯酚、丁香油酚、对-乙烯基愈创木酚、十四烷、壬烷、正十一烷[1]。

2. 有机酸类　当归中含多种有机酸类化合物,其代表为阿魏酸。当归中还含有丁二酸、烟酸、十六烷羧酸、香荚兰酸、邻二苯酸、茴香酸、壬二酸等酸性成分[2]。

3. 多糖类　当归中多糖类成分是水溶性有效成分,其含量可达到15%,其中多糖组成主要为葡萄糖、阿拉伯糖、鼠李糖、半乳糖等,酸性多糖为糖醛酸。但是单糖

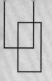

的组成及其比例不同[3]。

4. 其他　当归中含苏氨酸、亮氨酸、异亮氨酸等多种氨基酸,以及铜、铁、锰、锌等多种微量元素[4]。

【药理研究】

1. 对子宫平滑肌的影响　当归含兴奋和抑制子宫平滑肌的两种成分,具有双向性作用。抑制成分主要为挥发油,兴奋成分为水溶性或醇溶性而乙醚不溶性的非挥发性物质[4]。

2. 对心血管系统的影响　当归对增加心脏血液供应、降低心肌耗氧量有一定作用,其对保护心肌细胞有较明显作用。此外,当归还能减慢心肌细胞团搏动频率,降低耗氧量,减轻心肌损伤,保护心肌细胞缺氧性损伤,从而改善动脉粥样硬化发生[4]。

3. 对血液系统的影响　当归用于贫血的治疗,其中多糖成分具有促进血红蛋白及红细胞的生成作用。曾有人认为,当归的补血作用可能与含维生素 B_{12} 有关[4]。

4. 影响免疫系统　当归多糖能使单核吞噬细胞系统的吞噬功能增强,增强皮质激素所致的免疫抑制作用[4]。

5. 保肝　当归可有效保护肝损伤,当归减轻肝硬化细胞的损伤作用是通过抑制氧自由基所引起的脂质过氧化,可明显保护肝硬化患者的肝细胞[4]。

6. 抗肿瘤　有人推测,当归多糖的抗肿瘤作用可能与增加机体免疫功能有密切关系[4]。

7. 镇痛、抗炎　当归可显著抑制由多种致炎剂引起的急性毛细血管通透性增加、组织水肿及慢性炎症损伤,且炎症后期肉芽组织增生亦有抑制作用,但不能拮抗组胺的致炎作用[5]。

8. 抗菌　当归对体外痢疾、伤寒、副伤寒、大肠杆菌、白喉杆菌、霍乱弧菌及 a、b 型溶血性链球菌等均有抗菌作用[4]。

9. 平喘　中医认为,当归主治咳逆上气。现已证明,当归成分正丁烯酰内酯和藁本内酯对气管平滑肌具有松弛作用;并能对抗组胺-乙酰胆碱引起的支气管哮喘[4]。

【食用方法】

1. 当归补血汤

原料:红蟹 2 只,当归 10 g,黄芪 50 g,枸杞子 50 g,杜仲 50 g,黑枣 100 g,米酒 250 g,清水适量。

功效:益气养血,适用于气血不足之少气懒言、面色无华、倦怠乏力等。

做法:红蟹洗净、起壳、去鳃,切块,放入锅内,加入当归、黄芪、枸杞子、杜仲、黑枣及适量清水,再加入米酒,用文火焖煮约 1 h 即可。

2. 土鸡汤

原料：土鸡半只，当归 10 g，花生仁、红枣、黑木耳、姜片适量。

功效：甘温质润，补血，用于心肝血虚、面色萎黄、眩晕心悸等。

做法：土鸡切块，焯水沥干，放入高压锅，加水、姜片、当归、花生仁、黑木耳一起炖。

【常用配伍】

当归配人参，多用于崩漏、小产、难产及产后属气血双亏，元气衰微等。

当归配熟地黄，常用于肝血亏虚，肾精不足而致的月经不调、不孕等。

当归配白芍，用于血虚肝郁或阴虚肝郁之月经病、妊娠病、不孕症等。

当归配白术，多用于脾弱血虚之血崩、不孕等。

当归配川芎，补血、活血、通经、催产。

当归配荆芥穗，常用于出血而兼见瘀血阻络等。

【注意事项】

湿阻中满及大便溏泄者慎服。

《本草经集注》曰："畏菖蒲，海藻，牡蒙。"

《药对》曰："恶湿面，畏生姜。"

《本草经疏》曰："肠胃薄弱，泄泻溏薄，及一切脾胃病，恶食不思食及食不消，并禁用之，即在产后胎前，亦不得入。"

【参考文献】

参考文献见二维码。

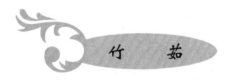

竹茹（*Bambusae Caulis Taenias*），出自张仲景《金匮要略》，名为"竹皮"，载有橘皮竹茹汤和竹皮大丸，是竹茹入药的最早记载。竹茹为临床常用中药之一，又是卫生部批准的"可用于保健食品的药品"。《中华人民共和国药典》（2020 版）记载本品为禾本科植物青秆竹头典竹或淡竹的茎秆的干燥中间层。主要用于痰热咳嗽，胆火挟痰，惊悸不宁，心烦失眠，中风痰迷，舌强不语，胃热呕吐，妊娠恶阻，胎动不安等。

【文献记载】

竹茹,性味:味甘,性微寒。功效:清热化痰,除烦,止渴。

《名医别录》曰:"主呕呕啘,温气寒热,吐血,崩中,溢筋。"

《药性论》曰:"止肺痿唾血,鼻衄,治五痔。"

《食疗本草》曰:"苦竹茹,主下热壅;淡竹茹,主噎膈,鼻衄。"

《本草纲目》曰:"淡竹茹,治伤寒劳复,小儿热痫,妇人胎动;苦竹茹,水煎服,止尿血。"

《本草汇言》曰:"清热化痰,下气止呃。"

《金匮要略》曰:"妇人乳中虚,烦乱呕逆,安中益气,竹皮大丸主之。"

【成分研究】

1. 三萜类 竹茹中含三萜类,其中包括代表性化合物木栓酮、木栓醇、羽扇豆烯酮和羽扇豆醇等[1]。

2. 多糖类 竹茹中含竹茹多糖,分别为 BSP-JZ、BSP-30、BSP-60、BSP-80,其组成主要为多糖、水质素、酚酸、黄酮和蛋白质,主要单糖组成为木糖和葡萄糖[2-4]。

3. 其他 竹茹中含有生物碱、鞣质、皂苷、氨基酸、有机酸、还原糖等多种有机成分,还含有微量元素、乙酸、甲酸、甲酚、苯酚、苯甲酸、水杨酸、愈创木酚等[5]。

【药理研究】

1. 降血脂 竹茹超临界萃取物能显著降低高脂血症大鼠血清总胆固醇和三酰甘油含量,且呈剂量依赖关系,表明其有调节血脂的作用。但对高密度脂蛋白胆固醇的含量水平无显著影响[6]。

2. 降血压 竹茹超临界萃取物有很显著的降血压作用,降血压作用在 4~6 h 到达峰值,维持时间小于 24 h;对大鼠心率没有显著的影响[6]。

3. 抗疲劳 竹茹超临界萃取物具有抗疲劳作用,在一定程度下能明显延长小鼠负重游泳时间,明显降低小鼠运动后的尿素氮和血乳酸的含量。表明竹茹超临界萃取物具有抗疲劳的保健功效,可用作抗疲劳保健食品的功效因子[6]。

4. 抗菌 竹茹提取物抑菌效果与浓度之间正相关,对细菌的抑制作用明显大于酵母和霉菌,其中对枯草芽孢杆菌的抑菌效果最明显,不同的热处理条件对抑菌效果影响不大[7]。

5. 抗衰老 竹茹提取物中黄酮、内酯可能具有延缓皮肤细胞衰老的作用,研究表明,这两种提取物具有良好的抗氧化损伤作用,且竹茹黄酮可促进皮肤细胞的增殖,有望用于制造抗衰老型护肤化妆品中[8]。

6. 其他 竹茹提取物具有抗肿瘤、抗肝损伤等作用[9]。

【食用方法】

1. 竹茹茶

原料：竹茹适量。

功效：清热凉血,化痰止呕。

做法：竹茹和绿茶用开水冲泡。

2. 竹橘茶

原料：竹茹、橘皮、大枣、生姜、绿茶适量。

功效：用于热病胃中不适呕吐。

做法：开水直接冲泡饮用。

3. 鲜芦根竹茹粥

原料：芦根 100 g,竹茹 200 g,粳米 100 g,姜 10 g。

功效：清热除烦,生津止吐。

做法：粳米洗净加水适量煮成稀粥,待粳米将烂时,加入芦根、竹茹药液(提前煮好),文火煮 15 min 左右,调味食用。

4. 橘茹饮

原料：竹茹 30 g,橘皮 30 g,柿饼 30 g,姜、白砂糖适量。

功效：清胃降逆。

做法：橘皮洗后切条,竹茹挽成小团,柿饼、生姜切薄片。四者放入锅内,加水,煮沸约 20 min,滗出药汁,再煎一次,合并煎液,加入白糖,搅匀即成。

【常用配伍】

竹茹配半夏,健脾燥湿,和胃止呕。

竹茹配枳实,和胃降逆,清热止呕,消积化痰,宽中利膈。

竹茹配陈皮,和胃降逆,除胃中寒热甚妙。

竹茹配生姜,和胃止呕,调中降逆。

竹茹配黄连,收清心胆,化痰浊。

竹茹配石斛,清胃热,养胃阴,和胃气,降呕逆。

【注意事项】

寒痰咳嗽、胃寒呕逆及脾虚泄泻者禁服。

【参考文献】

参考文献见二维码。

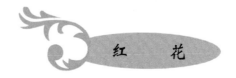

红　花

红花(*Carhami Flos*)，又名刺红花、草红花、金红花、杜红花。《中华人民共和国药典》(2020版)记载本品为菊科植物红花的干燥花。具特异香气，味微苦。以花片长、色鲜红、质柔软者为佳。主要用于经闭，痛经，恶露不行，癥瘕痞块，胸痹心痛，瘀滞腹痛，胸胁刺痛，跌扑损伤，疮疡肿痛。

【文献记载】

红花，性味：味辛，性温。功效：活血通经，去瘀止痛。

《本草述钩元》曰："红花，养血水煎，破血酒煮。"

《本草衍义补遗》曰："红花，多用则破血，少用则养血。"

【成分研究】

1. 黄酮类　红花中最主要的成分为黄酮类成分，其中包括 6-羟基山柰酚、6-羟基山柰酚-3-O-β-D-葡萄糖苷、6-羟基山柰酚-3,7-O-β-D-葡萄糖苷、芦丁(rutin)、野黄芩苷、红花醌苷、黄色素、羟基红花黄色素 A 等[1-2]。

2. 脂肪酸　红花中含脂肪酸类成分，包括棕榈酸、月桂酸、肉豆蔻酸(十四烷酸)、油酸、亚油酸、二棕榈酸，其中亚油酸含量达 80%[3]。

3. 挥发油　红花中挥发油成分较多，如 2-苯基乙醇、萘、2-丁烯酸内酯、高级脂肪酸(桐酸、油酸、亚油酸、亚麻酸等)及一些三甲基环己烯衍生物等[3]。

4. 其他　红花中还含有钙、铬、镁、铜和锌等微量元素，尤其是铜元素的含量高过同类中草药 10 多倍[4]，还含多糖类[5]。

【药理研究】

1. 抗癌　研究发现，红花多糖对 H22 荷瘤小鼠有一定的抑瘤作用，其能明显提高 H22 荷瘤小鼠胸腺和脾脏指数以增强机体免疫功能，且可以下调荷瘤鼠机体内血管内皮生长因子、Ki67 表达水平，说明红花多糖具有调节肿瘤细胞相关因子的分泌，增强机体抗肿瘤的作用[6]。同时发现红花多糖对体外培养的人肝癌 SMMC-7721 细胞有抑制与诱导凋亡作用[7,8]。

2. 免疫调节　研究表明，红花多糖对免疫功能具有正向调节作用，能促进单核细胞 IFN-γ、IL-2 的产出量。因此，红花多糖可作为免疫调节剂而用于免疫相关疾病治疗[9,10]。

3. 抗炎　研究表明，红花及其活性成分可以调控多种与炎症反应相关的生长因子和细胞黏附分子的基因表达，其中有效成分——红花黄素对甲醛性大鼠足肿胀、组胺引起的大鼠皮肤毛细血管通透量增加及大鼠棉球肉芽肿形成均有明显抑制作用[11]。

4. 对血液系统的影响 研究表明,红花中红花黄色素可抑制血小板活化因子诱发的家兔血小板聚集、释放钙离子及促使血小板内游离钙浓度升高[12]。其羟基红花黄色素通过抑制血小板活化因子所致血小板黏附,释放钙离子及促使血小板内游离 Ca^{2+} 浓度升高而使血小板活化受到抑制,缓解血栓形成,减轻血液循环障碍[13]。

5. 镇痛 研究表明,红花总黄酮、红花黄色素均具有明显镇痛作用[14]。

6. 对心血管系统的影响 小剂量红花煎剂对蟾蜍心脏有轻微兴奋作用,能使心跳有力、振幅加大,对心肌缺血有益。其中,红花黄色素能有效增加冠脉血流量和心肌营养性血流量,改善心肌缺血,维持心肌细胞膜电位及心肌中高能磷酸化合物浓度;还能改善外周微循环障碍,用于治疗心绞痛[15]。

【食用方法】

1. 红花茶一

原料:红花 15 g,玫瑰花 20 g。

功效:闭经、痛经。

做法:二者放入瓷杯中,开水冲泡饮用。

2. 红花茶二

原料:红花 3 g。

功效:跌打肿痛,肌肉劳损。

做法:红花放入瓷杯中,开水冲泡代茶饮用。

3. 橘络红花燕窝汤

原料:橘络、红花、红枣、丹参各 5 g,红糖、燕窝各 10 g,鸡汤 1 500 mL。

功效:活血化瘀,滋阴养颜。

做法:燕窝温水发透,去燕毛,加入红枣、橘络、红花、丹参、红糖、鸡汤,蒸杯置蒸笼内,武火大气蒸 30 min 即成。

4. 猪心红花汤[16]

原料:红花 10 g,猪心 1 个,姜丝、精盐、麻油、水适量。

功效:适用于气滞血瘀,肋下痞块胀痛。

做法:红花加水煎,去渣留汁于锅中,再将猪心洗净切片和姜丝、精盐一起放入,煮至熟透,淋入麻油即成。

5. 丹参红花酒

原料:丹参 50 g,红花 50 g,白酒 500 mL,红糖适量。

功效:养血养肤,活血通经。

做法:丹参切片,与红花一同置容器中,加入白酒,密封,浸泡7天后,即成。

【常用配伍】

红花配伍桂枝、瓜蒌、丹参,治心脉瘀阻、胸痹心痛。

红花配伍当归、赤芍、乳香、没药等,用于血栓闭塞性脉管炎。

红花配伍当归、紫草、大青叶、牛蒡子,用于斑疹发不畅、麻疹出而复收等。

【注意事项】

孕妇忌服。

【参考文献】

参考文献见二维码。

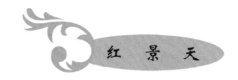

红景天(*Rhodiolae Crenulatae Radix Et Rhizoma*),又名蔷薇红景天,藏名扫罗玛布尔,多年生草本或亚灌木野生植物,常具有肉质匍匐的根状茎,因其花、根、茎的浸泡液均为红色得名红景天,可全草入药。是珍贵、稀缺的药用植物,有"高原人参""东方神草""雪山仙草"的美称。全世界有96种红景天,我国有73种,多分布在北半球的高寒地带。《中华人民共和国药典》(2020版)记载本品为景天科植物大花红景天的干燥根和根茎。主要用于气虚血瘀,胸痹心痛,中风偏瘫,倦怠气喘等。

【文献记载】

红景天,性味:味甘、苦,性平。功效:益气活血,通脉平喘,清肺止咳。

《神农本草经》曰:"主养命以应天,无毒,多服久服不伤人",有"轻身益气、不老延年"之功效,并将红景天列为药中上品。

《本草纲目》曰:"红景天为'景天、上品,甘涩、寒、无毒,治肺疾',具有扶正固本、补气养血、清热润肺的功效。"

《晶珠本草》曰:"红景天活血清肺、止咳退烧、止痛,用于治疗肺炎、气管炎、身体虚弱、全身乏力、胸闷、难于透气、嘴唇和手心发紫。"有记载,藏医以红景天根茎入药,用于清热解毒以及肺炎、腹泻等的治疗。

《千金翼方》曰:"景天,味苦酸,平,无毒。主大热大疮,身热,烦邪恶气,诸蛊毒,痂疕,寒热风痹,诸不足,花主女子漏下赤白,轻身明目,久服通神不老。"

《中药大辞典》曰:"性寒,味甘涩。活血止血,清肺止咳。治咳血,咯血,肺炎咳嗽。"

【成分研究】

1. 苷类 红景天包括的苷类物质主要有红景天苷、熊果苷、芦丁苷、异槲皮苷、云杉素等;其中被认为最有效成分为红景天苷[1]。

2. 多糖 红景天多糖目前证明有显著的药理活性,主要由阿拉伯糖、葡萄糖、半乳糖、甘露糖、鼠李糖、木糖与半乳糖醛酸组成[2]。

3. 氨基酸 研究表明,红景天中含一定含量氨基酸,包括脯氨酸、酪氨酸、丝氨酸、缬氨酸、甘氨酸、组氨酸、亮氨酸、精氨酸、苏氨酸、胱氨酸等[3]。

4. 微量元素 含具有生物活性的铁、锌、铝、铬、钦、锰等多种微量元素,铁>锰>锌>铜[4]。

5. 香豆素 红景天中含香豆素类成分,主要包括香豆素、7-羟基香豆素、莨菪亭[5]。

6. 挥发油 红景天中挥发油包括香叶醇、正辛醇、2-甲基-3-辛烯-2-醇、香茅醇、3-甲基-2-丁烯-1-醇、月桂烯醇及芳樟醇等成分[6]。

7. 其他 红景天中的化学成分还含有谷甾醇、单宁、蒽醌、果胶、鞣质、萜类内酯化合物、生物碱类、纤维素类、脂肪、蛋白质、有机酸、淀粉类及丰富的维生素类和一些重要的无机元素等[5]。

【药理研究】

1. 抗疲劳 红景天能显著提高实验动物运动时间,具明显抗疲劳作用,可能与减缓或清除超氧自由基,减少运动时乳酸含量有关[7]。

2. 抗辐射 红景天苷能够影响对 γ 射线和 Χ 射线所致 DNA 损伤的影响,发现其可减少自由基对 DNA 损伤,并能抑制外周血骨髓微核形成,对辐射所致淋巴细胞转化能力下降有防护作用[8]。

3. 抗缺血、缺氧 红景天苷能增强心肌细胞葡萄糖摄取和乙酰氨基葡萄糖表达,且能降低肌酸激酶、乳酸脱氢酶活性及 TNF-α、IL-1β 和 IL-6 含量,从而对心肌缺血再灌注损伤产生保护作用[9]。

4. 预防急性高原病,提高运动能力 通过预防毛细血管的收缩而加快血液循环,红景天能够增强组织代氧能力,提高对低氧环境的适应性[10]。

5. 保护神经细胞 研究表明,红景天苷对谷氨酸和 Ca^{2+} 诱导的神经细胞损伤有显著保护作用,能减少乳酸脱氢酶释放而显著降低神经细胞凋亡及坏死百分率;另外,对 H_2O_2 诱导 PC12 细胞凋亡有拮抗作用。实验研究发现,红景天苷可增强生长相关蛋白和促进突触素免疫阳性表达强度,重塑受损神经细胞[11]。

6. 抑制心肌细胞凋亡 红景天中成分——红景天苷能够通过线粒体保护途径

对抗 H_2O_2 诱导的 H9C2 细胞氧化应激损伤,其保护机制可能是通过 PI3K/AKt 通路促进其下游因子 GSK - 3β 的磷酸化,从而抑制 mPTP 的开放实现的[12,13]。

7. 调节免疫、抗肿瘤　研究表明,红景天可提高机体免疫力并具有双向调节功能,可有效对抗肾上腺素所致升压和组胺所致降血压。其中,红景天苷能促进脂多糖和 IFN - γ 刺激诱导活化巨噬细胞增殖,对巨噬细胞内活性氧的产生具有抑制作用,对一氧化氮的分泌具有促进作用,还能抑制放线菌酮诱导的巨噬细胞凋亡[14]。

8. 改善学习认知功能　研究表明,红景天苷可通过综合抗氧化应激效应起到治疗阿尔茨海默病的作用,其机制是上调超氧化歧化酶活性,降低丙二醛含量,有效抑制 NF - κB,诱导一氧化氮合酶及糖基化终端末产物受体表达。其中成分红景天苷对糖尿病脑病的大鼠的学习记忆功能有改善作用[15]。

【食用方法】

1. 红景天粳米粥

原料:红景天 6 g,粳米 50 g,白糖适量。

功效:养生,抗老防衰。

做法:红景天煎水去渣,再加粳米煮,成粥后加适量的白糖调味。

2. 红景天芪枣炖瘦肉

原料:红景天 9 g,黄芪 15 g,莲子肉 10 g,大枣 5 枚,猪瘦肉 300 g。

功效:具有补气养心,益气养血的功效。

做法:猪瘦肉洗净切块,与洗净的红景天、黄芪、莲子肉、大枣一同放入砂锅,加适量清水,武火煮沸,文火熬煮 1 h。

3. 红景天决明山楂饮

原料:红景天 6 g,决明子 15 g,山楂 15 g。

功效:具有补气活血,消积,降血脂的功效。

做法:上述原料同放锅中,加水煮沸,文火熬煎 20 min,当茶饮用。

4. 红景天三七绿茶

原料:红景天 1 g,三七 3 g,绿茶花 1 g。

功效:补气益血,活血化瘀,降血脂效。

做法:红景天、三七研粗末,与绿茶一同放入盖碗,冲入沸水,加盖 5 min 即可饮用。

5. 红景天杏仁陈皮饮

原料:红景天 6 g,北杏 10 g,陈皮 3 g。

功效:清肺、止咳、化痰。

做法:上述原料一同放入砂锅,加入适量清水,大火煮沸,小火煎煮 20 min 即成。

【常用配伍】

红景天配维生素 C,增强超氧化物歧化酶活性,清除氧自由基,减轻脂质过氧化作用,对运动性缺血再灌注肾脏具有保护作用。红景天作用优于维生素 C。二者配伍使用效果更好。

红景天配党参,增强免疫功能。

红景天配蛹虫草、大黄,控制血糖,治疗肥胖症。

【注意事项】

可作为保健品服用,但不宜长期服用。儿童孕妇慎用。

【参考文献】

参考文献见二维码。

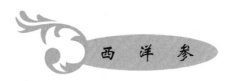

西洋参(*Pancis Quinquefolii Radix*),又名花旗参、洋参、西洋人参,原产于加拿大的魁北克与美国的威斯康星州,中国北京市怀柔与长白山等地也有种植。加拿大产的叫西洋参,美国产的叫花旗参,服用方法分为煮、炖、蒸食、切片含化、研成细粉冲服等。《中华人民共和国药典》(2020 版)记载本品为五加科植物西洋参的干燥根。主要用于气虚阴亏,虚热烦倦,咳喘痰血,内热消渴,口燥咽干等。2019 年11 月,国家卫生健康委、国家市场监督管理总局发布了《关于对党参等 9 种物质开展按照传统既是食品又是中药材的物质管理试点工作的通知》(国卫食品涵〔2019〕311 号),对西洋参开展既是传统食品又是中药材的物质(食药物质)生产经营试点管理。

【文献记载】

西洋参,性味:味甘、微苦,性凉。功效:补气养阴,清热生津。

《本草纲目》曰:"凡欲用补药而不受之温者,皆可用西洋参"。

《本草再新》曰:"治肺火旺咳嗽痰多,气嘘咳喘,失血痨伤,固精,安神,生产诸虚。"

《本草从新》曰:"补肺降火,生津液,除烦倦。虚而有火者相宜。"

《药性考》曰:"补阴退热。姜制益气,扶正气。"

【成分研究】

1. 皂苷类　西洋参中主要成分为人参皂苷,主要包括 Ra 组、Rb 组(包括 Ro、

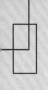
Ra$_1$、Ra$_2$、Ra$_3$、Rb$_1$、Rb$_2$、Rb$_3$、Rc、Rd 等几个亚型）和 Rg 组（包括 Re、Rg$_1$、Rg$_2$、Rg$_3$、Rh$_1$、Rh$_2$6 个亚型）[1,2]。

2. 氨基酸类　西洋参中含氨基酸类成分，不同来源西洋参所含的氨基酸种类不大一致[3]。

3. 微量元素　西洋参中含大量微量元素，包括锰、铁、铜、钴、锌、钼、镁、硼、钙、锌等[3]。

4. 脂肪酸类及多糖　西洋参中含脂肪酸类成分，包括己酸、庚酸、辛酸、壬酸、十五烷酸、棕榈酸、十七烷酸、十八烯酸、8-甲基葵酸等。其中还包括多糖及单糖类成分[4]。

【药理研究】

1. 镇静　西洋参茎叶总皂苷能显著抑制鼠的自发活动，并能延长阈下剂量的戊巴比妥的催眠时间，有明显的镇静作用[5]。

2. 促进记忆　西洋参茎叶总皂苷可拮抗樟柳碱和戊巴比妥钠引起的记忆障碍，其通过增加海马回中的神经递质乙酰胆碱的释放、增强动物神经因子、促进轴突生长和延长神经细胞存活期，促进记忆[6]。

3. 抗心肌缺血和保护心肌　西洋参叶中的西洋参 20S-原人参二醇组皂苷对犬急性心肌梗死具有保护作用，其能明显缩小心肌梗死面积，降低血清肌酸激酶和乳酸脱氢酶活性，并明显降低血清游离脂肪酸及脂质过氧化物含量、提高超氧化物歧化酶和谷胱甘肽过氧化物酶活性，亦能明显增加心肌血流量，降低冠脉阻力[6]。

4. 降血压　西洋参总黄酮可使大鼠血压下降、心率明显减慢，同时呼吸频率也减慢，但呼吸振幅无明显变化[5]。

5. 抗糖尿病　西洋参总皂苷能够降低四氧嘧啶高血糖大鼠的血糖、血清总胆固醇和三酰甘油的水平，且提高血清高密度脂蛋白和胰岛素含量。西洋参多糖也具有降血糖作用[5]。

6. 抗缺氧和抗疲劳　西洋参液能明显延长小鼠负重游泳时间，明显减少小鼠运动后血乳酸量、肝糖原消耗量和血清尿素氮，表明西洋参有明显增强运动耐力和解除疲劳的作用[6]。

7. 对免疫系统的影响　西洋参茎叶皂苷能提高机体细胞的免疫功能，其明显提高慢性肺源性心脏病患者的 CD3+T 细胞、CD4+T 细胞和 CD4/CD8 比值，明显降低 CD8+T 细胞，推测其能促进 T 细胞分泌细胞因子 IL-2 和促进 IFN-γ mRNA 表达[5]。

8. 保护肝损伤　西洋参茎叶皂苷对急性乙醇中毒大鼠的肝损伤具有保护作用。其通过降低血清过氧化脂质终产物丙二醛、血清谷丙转氨酶、血清谷草转氨酶的活性，同时减少肝脏丙二醛的生成，增加肝谷胱甘肽过氧化物酶活性[5]。

9. 抗癌　西洋参与合成抗癌药联合用药能够抑制乳腺癌 MCF-7 细胞增殖，

其不仅能诱导 *pS2* 基因的表达,并且无任何不良的相互作用[7]。

【食用方法】

1. 西洋参片(切)

原料:西洋参。

功效:补气养阴,清热生津。

做法:西洋参用水微蒸,软化切成薄片,每日早饭前和晚饭后各含服 2~4 片,细细咀嚼咽下。

2. 西洋参粉

原料:西洋参。

功效:补气养阴,清热生津。

做法:西洋参研成细粉,每次使用 5 g 参粉置于杯中,冲入沸水加盖约 5 min 即可饮用,可重复冲服几次至无味。

3. 西洋参蛋羹

原料:西洋参,鸡蛋。

功效:补气养阴,清热生津。

做法:西洋参用小火烘干,研成细末,每次取 5 g,加入 1 个鸡蛋、少量水拌匀,蒸熟后服用。

4. 煮汤

原料:西洋参、鸡、鸭等其他食材。

功效:补气养阴,清热生津。

做法:将西洋参切成薄片,做菜汤时每次放入约 10 g 共煮。

5. 西洋参酒

原料:西洋参 30 g,米酒 500 g。

功效:补气养阴,清热生津。

做法:西洋参饮片置于米酒中浸泡,密封 7 天后取食,每天两次,每次空腹饮用 20 mL。酒尽再添,味淡后取参食之。

6. 西洋参汤

原料:西洋参。

功效:补气养阴,清热生津。

做法:西洋参切片,取 3 g 放入砂锅内,加水适量,用文火煮 10 min 左右。趁早饭前空腹,将参片与参汤一起服下。

【常用配伍】

西洋参配石斛、麦冬、沙参,用于热病伤阴、消渴、口燥喉干。

西洋参配当归、熟地黄、白芍、赤芍,用于阴虚、血虚、体衰无力。

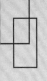

【注意事项】

禁忌喝茶。

禁忌 24 h 内食用萝卜。

警惕不良反应。

中医认为,西洋参属于凉药,宜补气养阴。

西洋参不利于湿症,服用时还要考虑季节性,春天和夏天气候偏干,适合服用西洋参,不宜服用人参或红参;而秋、冬季节更适宜服用人参。

【参考文献】

参考文献见二维码。

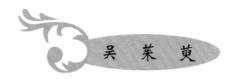

吴茱萸(*Euodiae Fructus*),又名吴萸、茶辣、漆辣子、臭辣子树、左力纯幽子、米辣子等。通常分大花吴茱萸、中花吴茱萸和小花吴茱萸等几个品种。是苦味健胃剂和镇痛剂,又作驱蛔虫药。《中华人民共和国药典》(2020 版)记载本品为芸香科植物吴茱萸、石虎或疏毛吴茱萸的干燥近成熟果实。主要用于厥阴头痛,寒疝腹痛,寒湿脚气,经行腹痛,呕吐吞酸,五更泄泻等。

【文献记载】

吴茱萸,性味:味辛、苦,性热。功效:散寒止痛,降逆止呕,助阳止泻。

《医学启源》曰:"《主治秘诀》云,(吴茱萸)气浮而味降,其用有四:去胸中寒一也;止心痛二也;感寒腹痛三也;消宿酒,为白豆蔻之佐四也。"

《本草纲目》曰:"茱萸辛热,能散能温,苦热,能燥能坚,故其所治之证,皆取其散寒温中、燥湿解郁之功而已。"咽喉口舌生疮者,以茱萸末醋调,贴两足心,移夜便愈。其性虽热,而能引热下行,盖亦从治之义,而谓茱萸之性上行不下行者,似不然也。有人治小儿痘疮口噤者,啮茱萸一、二粒抹之即开,亦取其辛散耳。

《本草汇言》曰:"吴茱萸,开郁化滞,逐冷降气之药也。方龙潭曰,凡患小腹、少腹阴寒之病,或呕逆恶心而吞酸吐酸,或关格痰聚而隔食隔气,或脾胃停寒而泄泻自利,或肝脾郁结而胀满逆食,或疝瘕弦气而攻引小腹,或脚气冲心而呕哕酸苦,是皆肝脾肾经之证也,吴茱萸皆可治之。"

《本经逢原》曰:"茱萸善上,故服茱萸者,有冲膈冲眼、脱发咽痛、动火发疮之害。其治暴注下重、呕逆吞酸、肝脾火逆之证,必兼苦寒以降之,如佐金丸治肝火痰运嘈杂最效。"

《本草经疏》曰:"凡脾胃之气,喜温而恶寒,寒则中气不能运化,或为冷实不消,或为腹内绞痛,或寒痰停积,以致气逆发咳,五脏不利。辛温暖脾胃而散寒邪,则中自温、气自下,而诸证悉除。其主除湿血痹、逐风邪者,盖以风寒湿之邪,多从脾胃而入,脾胃主肌肉,为邪所侵,则腠理闭密,而寒热诸痹所从来矣,辛温走散升发,故能使风寒湿之邪从腠理而出。中恶腹痛,亦邪恶之气干犯脾胃所致,入脾散邪,则腹痛自止矣。"

【成分研究】

1. 生物碱　吴茱萸中生物碱是主要化学成分,主要包括吴茱萸碱、吴茱萸次碱、羟基吴茱萸碱、雷特西宁、二氢吴茱萸次碱、羧基吴茱萸碱、N,N-二甲基-5-甲氧基色胺、吴茱萸酰胺甲、吴茱萸酰胺乙、吴茱萸酰胺、去甲基吴茱萸酰胺、吴茱萸卡品碱、二氢吴茱萸卡品碱、1-甲基-2-十一烷基-4(1H)-喹诺酮、1-甲基-2-[(Z)-6-十一烯基]-4(1H)-喹诺酮、1-甲基-2-[(Z)-10-十五碳烯]-4(1H)-喹诺酮、d1-脱氧肾上腺素、环磷酸鸟苷、d1-去甲基乌药碱、N-甲基酰胺、辛内弗林等生物碱[1]。

2. 苦味素类　苦味素是吴茱萸中另一类成分,包括柠檬苦素、吴茱萸苦素、吴茱萸苦素乙酸酯、格罗苦素甲、12α-羟基柠檬苦素、12α-羟基吴茱萸内酯醇、吴茱萸内酯醇、黄柏酮、6α-乙酰氧基-5-表柠檬苦素、6β-乙酰氧基-5-表柠檬苦素等。其中,柠檬苦素在吴茱萸中的含量较高[2]。

3. 挥发油　吴茱萸中挥发油成分主要为有机烯类,如月桂烯、柠檬烯、反式-罗勒烯、β-香叶烯等[3]。

4. 其他　吴茱萸还有其他成分,如生物胺类,氨基酸,钾、钠、钙、镁、铁、锰、铜、锌等微量元素,以及甾体、脂肪酸类化合物[4]。

【药理研究】

1. 镇痛、镇静　吴茱萸具有镇静、镇痛作用,其镇痛主要成分为吴茱萸碱、吴茱萸次碱、异吴茱萸碱及吴茱萸内酯。吴茱萸碱和吴茱萸次碱对多数药效指标具有正向改善作用。同时吴茱萸水煎剂均能显著延迟痛觉反应时间[5]。

2. 强心、保护心脏、抗心律失常　吴茱萸中的消旋去甲乌药碱、辛弗林、吴茱萸碱、吴茱萸次碱等成分具有强心作用,是与其温里功效相关的有效成分群。去氢吴茱萸碱可延长实验动物心肌细胞的动作电位时程[6]。

3. 降低血压　研究表明,吴茱萸煎剂、冲剂和蒸馏液,静脉注射和灌胃均有显著降血压作用,且有剂量依赖性,降血压持续时间较长,一般长达 3 h 以上,降血压时不明显影响心率,推测对心血管的作用是通过兴奋 α 受体和 β 受体产生的[7]。

4. 抗血小板、抗血栓　吴茱萸中吴茱萸次碱有抗血小板及抗血栓作用,其中通过抑制磷酸酶 C 的活性,血栓素 C2 的生成,细胞内的钙动员,最终抑制血小板的聚集[7]。

5. 对消化系统的影响　研究表明,吴茱萸中所含的吴茱萸苦素为苦味质,有苦味健胃作用,其所含的挥发油又具有芳香健胃作用。吴茱萸的甲醇提取物,有抗大鼠水浸应激性溃疡的作用;水煎剂还具有抗盐酸性胃溃疡和乙醇性胃溃疡作用,对水浸应激性和结扎幽门性溃疡有抑制形成的倾向[7]。

6. 其他　吴茱萸煎剂对霍乱弧菌有较强的抑制作用;对堇色毛癣菌、同心性毛癣菌、许兰黄癣菌、奥杜盎小芽胞癣菌、铁锈色小芽孢癣菌、羊毛状小芽孢癣菌、石膏样小芽孢癣菌、腹股沟表皮癣菌、星形奴卡菌等皮肤真菌均有不同程度的抑制作用。吴茱萸水提取物和醇提取物有防龋齿作用。吴茱萸素对感染哥伦比亚 SK 株病毒的小鼠有抗病毒作用。体外实验表明,吴茱萸煎剂及醇、乙醚提取物在体外能杀灭猪蛔虫、蚯蚓和水蛭。吴茱萸碱能抑制人肝癌细胞 HepG2 的生长,还能明显抑制卵巢癌细胞的增殖,且呈时间依赖性和浓度依赖性[8]。

【食用方法】

1. 吴茱萸粥
原料:生姜 2 片,葱白半根,粳米 50 g,吴茱萸 2 g。
功效:止痛止呕,开窍散结,温中散寒,补脾暖胃。
做法:粳米煮粥,待米熟后下吴茱萸细末及生姜、葱白,同煮为粥。

【常用配伍】

吴茱萸配伍大枣,吴茱萸温肝暖脾、降逆止呕,大枣甘温补脾和胃、养血安神。吴茱萸得大枣则温散而不燥烈,大枣得吴茱萸则益气养血而不壅滞。二药合用有温中补虚、降逆止呕之功效,用于治疗脾胃虚寒之胃脘疼痛、妊娠恶阻及厥阴头痛、干呕等。

吴茱萸配伍当归,吴茱萸辛热燥烈疏肝行气、温中散寒善下行温肝肾、暖胞宫,当归辛甘而温补血行血为妇科养血调经之常用之品。吴茱萸得当归则温散而不伤阴血,当归得吴茱萸则补血而不凝滞。二药伍用其温经活血、调经止痛之功效更显著,用于治疗月经延期、量少而黑、少腹冷痛因冲任虚寒所致者及寒滞肝脉之疝气疼痛。

吴茱萸配伍党参,吴茱萸辛苦性热芳香而燥入肝、脾、胃经有温肝暖脾、降逆止呕、疏肝解郁、行气止痛之功,党参补中益气、养血生津。二者合用温中寓补有散寒补虚之功效。用于治疗胃中虚寒之食谷欲吐、胸膈满闷;亦用于肝寒犯胃之呃逆吞酸及厥阴头痛、干呕、吐涎沫。

　　吴茱萸配伍生姜,吴茱萸温中下气而降逆,生姜温胃散寒而止呕。二者合用有温胃散寒、降逆止呕之功效,用于治疗胃寒呕吐或厥阴头痛呕吐涎沫者。

　　吴茱萸配伍小茴香,吴茱萸散寒除湿,小茴香散寒止痛。二者合用有散寒除湿、行气止痛之功效,用于治疗下焦寒湿所致之脘腹疼痛、疝痛。亦用于宫寒不孕、月经不调、痛经等因寒而致者。

【注意事项】

阴虚火旺者忌服。

《本草经集注》曰:"蓼实为之使。恶丹参、消石、白垩。畏紫石英。"

《本草蒙筌》曰:"肠虚泄者,尤忌沾唇,为速下气故尔。"

《本草纲目》曰:"走气动火,昏目发疮。"

《本草经疏》曰:"呕吐吞酸,属胃火者,不宜用;咳逆上气,非风寒外邪及冷痰宿水所致,不宜用;腹痛属血虚有火者,不宜用;赤白下痢,病名滞下,因暑邪入于肠胃,而非酒食生冷,停滞积垢者,不宜用;小肠疝气,非骤感寒邪,及初发一、二次者,不宜用;霍乱转筋,由于脾胃虚弱冒暑所致,而非寒湿生冷干犯肠胃者不宜用;一切阴虚之证,及五脏六腑有热无寒之人,法所咸忌。"

《王氏医存》曰:"吴茱萸能燥肝血,以黄连制之。"

【参考文献】

参考文献见二维码。

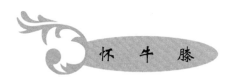

怀　牛　膝

　　怀牛膝(*Achyranthes Bidentata Blume*),又名牛膝、百倍、牛茎、脚斯蹬、铁牛膝、杜牛膝、怀膝。《中华人民共和国药典》(2020 版)记载本品为苋科牛膝属植物牛膝的根。主产于河南省温县、武陟、博爱、沁阳等地,旧称怀庆府,为享有盛誉的"四大怀药"之一,称怀牛膝。主产于四川省的雅山、乐山和西昌等地,称为川牛膝。但怀牛膝质量最佳,数量也居全国之首。主要用于经闭,痛经,腰膝酸痛,筋骨无力,淋证,水肿,头痛,眩晕,牙痛,口疮,吐血,衄血等。

【文献记载】

怀牛膝,性味:味辛、苦,性热。功效:活血散瘀,祛湿利尿,清热解毒。

《本草纲目》曰:"牛膝所主之病,大抵得酒则能补肝肾,生用则能去恶血,二者而已。其治腰膝骨痛、足痿阴消、失溺久疟、伤中少气诸病,非取其补肝肾之功欤。"

《药品化义》曰:"牛膝,味甘能补,带涩能敛,兼苦直下,用之入肾。盖肾主闭藏,涩精敛血,引诸药下行。生用则宣,主治癃闭管涩、白浊茎痛、瘀血阻滞、癥瘕凝结、女人经闭、产后恶阻,取其活血行下之功也。酒制熟则补,主治四肢拘挛、腰膝腿疼、骨筋流痛、疟疾燥渴、湿热痿痹、老年失溺,取具补血滋阴之力也。"

《本草备要》曰:"酒蒸则甘酸而温,益肝肾,强筋骨,治腰膝骨痛,足痿筋挛,阴痿失溺,久疟下痢,伤中少气。生用则散恶血,破癥结,治心腹诸痛,淋痛尿血,经闭产难,喉痹齿痛,痈疽恶疮,金疮伤折,出竹木刺。"

《本草通玄》曰:"按五淋诸证,极难见效,惟牛膝一两,入乳香少许,煎服,连进数剂即安,性主下行,且能滑窍。"

【成分研究】

1. 糖类　怀牛膝中多糖类含量较高,研究表明其具有主要药效作用[1,2]。

2. 皂苷类　怀牛膝中含多种皂苷成分,以三萜皂苷为主,其中已经分离得到齐墩果酸、竹节参皂苷-1、齐墩果酸-3-O-β-D-吡喃葡萄糖醛酸苷、齐墩果酸-3-O-β-D-($6'$-丁酯)-吡喃葡萄糖醛酸苷、齐墩果酸-3-O-β-D-($6'$-甲酯)-吡喃葡萄糖醛酸苷、3-O-(β-D-吡喃葡萄糖醛酸)-齐墩果酸-28-O-(β-D-吡喃葡萄糖)[3]。

3. 植物甾酮类　研究表明,怀牛膝含植物甾酮类成分,其中包括β-蜕皮甾酮、$25S$-牛膝甾酮、$25R$-牛膝甾酮、旌节花甾酮C和旌节花甾酮D[4,5]。

4. 其他　怀牛膝中还含挥发油类成分,其中特征性成分为2,6-二甲基吡嗪、2-甲氧基-3-异丙基吡嗪、2-甲氧基-3-异丁基吡嗪、正丁基-β-D-吡喃果糖苷[6]。还含有微量元素。

【药理研究】

1. 调节免疫　怀牛膝中的多糖成分具有免疫调节作用,其能对T细胞产生影响,诱导其分泌IFN,该物质对Th细胞起到促进作用,对Th细胞因子起到抑制作用[7]。

2. 抗骨质疏松作用　牛膝是一类补骨中药,研究表明其能够减轻大鼠子宫重量,增大骨小梁密度、面积、总体积及密质骨面积,减少骨髓腔面积[8]。

3. 抑制肿瘤　研究表明,怀牛膝中多糖成分具有一定抗肿瘤作用,主要通过使细胞膜生化特性发生变化,同时对人体免疫功能产生促进作用,最终达到抗肿瘤作用[9]。

4. 抗炎、镇痛　研究表明,怀牛膝中总皂苷具有一定抗炎活性,其能抑制慢性炎症。对炎症后期结缔组织,怀牛膝能够起到抑制其增生的作用,抑制强度与合成释放TNF-α及一氧化氮这两个因素有关。同时研究表明,怀牛膝总皂苷具有一定镇痛作用,镇痛作用强度与怀牛膝中的皂苷含量相关[10]。

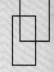

【食用方法】

1. 牛膝乳鸽汤

原料：乳鸽 1 只，牛膝、淫羊藿各 10 g，韭菜籽 12 g，鸡汁、胡椒粉、葱段、姜片、盐、料酒适量。

功效：祛风解毒，补益精血，补肝肾，有利于早泄患者调养身体。

做法：牛膝、淫羊藿、韭菜籽放入干净的纱布袋里，口扎紧，放入洗净的乳鸽，旺火煮沸后加入葱段、料酒、鸡汁、姜片，改文火煮 1 h，然后加盐、胡椒粉调味。

2. 牛膝丝瓜汤

原料：丝瓜 250 g，牛膝 10 g，猪肉（瘦）50 g，淀粉、鸡蛋、鸡蛋清、料酒、酱油、姜、大葱、盐、植物油适量。

功效：肝调祛痰，清热去火。

做法：牛膝切段，丝瓜、猪肉切片，磕入鸡蛋清，放入淀粉、酱油、料酒抓匀；姜丝、葱段爆锅，加水烧沸，放入丝瓜、肉片、牛膝煮熟，加盐，收汁即成。

【常用配伍】

牛膝配杜仲，补肝肾、强筋骨。杜仲据现代药理研究表明有良好且持久的降血压作用，两相合用，增强降血压作用。临床多运用于肝肾不足所致的腰膝酸痛、下肢无力及肝阳上亢型高血压。

牛膝配钩藤，平肝息风。牛膝味苦，性善下行，有活血化、补肝肾、引血下行之功；钩藤甘寒，专功息风止痉，清热平肝。二药合用，以清热平肝为主，牛膝活血，引血下行为要，清上引下，肝肾同治，共奏平肝息风之功。临床应用于肝阳上亢肝风内动所致的头痛目眩，头胀头痛，半身不遂等。

牛膝配泽兰，化瘀利水，宣痹止痛。

牛膝配何首乌，补肝肾，益精血。

牛膝配菟丝子，补肾祛湿，益精健骨。

牛膝配威灵仙，祛湿舒筋，活血止痛。

牛膝配益母草，活血利水。

牛膝配黄柏，清热燥湿，强筋壮骨。

【注意事项】

凡中气下陷，脾虚泄泻，下元不固，梦遗失精，月经过多及孕妇均忌服。

《本草经集注》曰："恶萤火、陆英、龟甲，畏白前。"

《本草经疏》曰："经闭未久疑似有娠者勿用；上焦药中勿入；血崩不止者忌之。"

《本草通玄》曰："梦遗失精者，在所当禁。"

《本草正》曰："脏寒便滑，下元不固者当忌用之。"

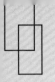

《药品化义》曰:"若泻痢脾虚,而腿膝酸疼,及孕妇皆不宜用。"

【参考文献】

参考文献见二维码。

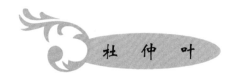

杜仲(*Eucommiae Folium*),又名丝棉树、丝棉皮、玉丝皮。在植物分类学上属杜仲科杜仲属,仅一属一种,极其珍稀。我国是在地球上第四纪(距今 200 多万年以前)冰川侵袭后,世界上杜仲的唯一幸存地。杜仲为我国特有的被列为国家第二类保护植物。《中华人民共和国药典》(2020 版)记载本品为杜仲科植物杜仲的干燥叶。主要用于肝肾不足,头晕目眩,腰膝酸痛,筋骨痿软等症,国家卫生健康委、国家市场监督管理总局发布了《关于对党参等 9 种物质开展按照传统既是食品又是中药材的物质管理试点工作的通知》(国卫食品函〔2019〕311 号),对杜仲叶开展既是传统食品又是中药材的物质(食药物质)生产经营试点管理。

【文献记载】

杜仲叶,性味:味微辛,性温。功效:补肝肾,强筋骨。

《神农本草经》曰:"主腰脊痛、补中,益精气、坚筋骨、强志、除阴下痒湿、小便余沥。"

《名医别录》曰:"主治脚中酸疼痛,不欲践地。"

《药性论》曰:"治肾冷臀腰痛,腰病人虚而身强直,风也。腰不利加而用之。"

《日华子本草》曰:"治肾劳,腰脊挛僵。入药炙用。"

《王好古》曰:"润肝燥,补肝经风虚。"

《本草正》曰:"止小水梦遗,暖子宫,安胎气。"

《玉楸药解》曰:"去关节湿淫,治腰膝酸痛,腿足拘挛,益肝肾,养筋骨。"

【成分研究】

1. 木脂素及其苷类 杜仲叶中含木脂素类成分,包括松脂醇二葡萄糖苷、丁香脂醇二葡萄糖苷、橄榄脂素、吉尼波西狄克酸甲脂、儿茶素-(7,8-*b*,*c*)-4α-(3,4-二羟苯基)-α(3*H*)吡喃糖、儿茶素-(7,8-*b*,*c*)-4β(3,4-二羟苯基)-α(3*H*)吡喃糖[1]。

2. 环烯醚萜类 杜仲叶中含环烯醚萜苷类成分,包括杜仲醇、杜仲醇苷、京尼平、京尼平苷酸、京尼平苷、桃叶珊瑚苷、筋骨草苷、哈帕苷丁酸酯、雷扑妥苷、车叶草酸去乙酰车叶草酸、10-乙酰鸡屎藤苷、表杜仲醇[2]。

3. 苯丙素类 杜仲叶中含苯丙素类成分,包括咖啡酸、绿原酸甲酯、紫丁香苷、愈创木基丙三醇、5-甲氧基-愈创木基丙三醇、5,9-二甲氧基-愈创木基丙三醇、9-正丁基-愈创木基丙三醇、9-正丁基-异愈创木基丙三醇、8′-甲氧基-橄榄素 9 种苯丙素类化合物[3]。

4. 黄酮类 杜仲叶中含黄酮类化合物,包括含槲皮素、芦丁、金丝桃苷、槲皮苷、异槲皮苷及 $3-O-[\beta-D-$吡喃葡糖-$(1-2)-\beta-D-$吡喃木糖]-槲皮素黄酮苷[4]。

5. 氨基酸及微量元素 杜仲叶中含氨基酸类成分及微量成分,包括丝氨酸、谷氨酸、甘氨酸、精氨酸等 17 种游离氨基酸;还含有锌、铜、铁、锰、锗、氙等 15 种微量元素[5]。

6. 其他 杜仲叶中含杜仲胶、3,4-二基苯甲酸、葡萄糖乙苷、地普黄内酯等成分[1,6]。

【药理研究】

1. 降低血脂 杜仲叶中黄酮可以降低营养性高脂血症小鼠的血浆总胆固醇、三酰甘油、低密度脂蛋白胆固醇等指标,升高高密度脂蛋白胆固醇水平,有效降低高脂血症动物的动脉粥样硬化指数,表明杜仲叶黄酮具有较好的降血脂作用[7]。

2. 降低血压 杜仲叶醇提取物可以降低肾性高血压大鼠的血压,同时其中所含的丁香苷等为血管紧张素和环腺苷酸的抑制剂,并能增加冠状动脉血流量,参与心血管功能的调节[8]。

3. 降血糖 杜仲叶水提物可以通过增加糖酵解而发挥降糖作用,其中杜仲叶黄酮对正常大鼠无降糖作用,但可降低糖尿病大鼠的血糖,并呈现剂量依赖性,故推测杜仲叶黄酮可刺激胰腺分泌胰岛素,从而发挥降糖作用[8]。

4. 增强免疫力 杜仲叶浸提物制剂对小鼠的非特异性免疫功能、体液免疫和细胞免疫均有明显的促进作用,其中多糖提高免疫力的机制可能是刺激了脾脏增加,使其对免疫应答的能力加强;刺激 T 细胞等分泌更多的免疫因子达到提高免疫力的效果[6]。

5. 强筋健骨 研究表明,杜仲叶不同提取部位能促进成骨细胞分化,促进碱性磷酸酶的分泌;且能上调骨保护素,并且能下调破骨细胞活化因子[9]。

6. 抗衰老 研究发现,杜仲叶水提物和甲醇提取物都可促进胶原合成,达到延缓衰老的目的,其中以环烯醚萜苷效果最好。其甲醇提取物还可提高增龄大鼠模型的皮肤角质层转换,进一步研究发现京尼平酸、桃叶珊瑚苷京尼平苷是提高胶原合成的主要成分。杜仲叶浸膏粉对亚急性衰老小鼠具有延缓衰老作用,并推测其通过改善中枢神经递质、抗氧化、提高红细胞免疫力而发挥延缓衰老作用[7,8]。

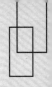

杜仲叶

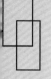

保健食疗本草

【食用方法】

杜仲叶茶

原料：杜仲初春芽叶。

功效：补肝肾，强筋骨。

做法：炒茶加工，沸水冲泡。

【常用配伍】

杜仲配山楂、香菇，具有调节血压和血脂、抗衰老、增强免疫力等功效。

杜仲配五味子，具有补肝肾、补心肺、益脾胃和抗衰老等功效。

杜仲配银杏叶，可用于治疗脑供血不足所引起的头晕、头痛、耳鸣、记忆力减退、智力下降；同时具有增强肌体免疫功能及抗病毒作用。

杜仲配大枣，补中益精气、坚筋骨，治肾虚腰痛的作用。

【注意事项】

肾虚多梦者忌用。

【参考文献】

参考文献见二维码。

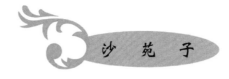

沙 苑 子

沙苑子（*Astragali Complanati Semen*），又名沙苑蒺藜、沙苑白蒺藜、同州白蒺藜、潼蒺藜。《中华人民共和国药典》（2020版）记载本品为豆科植物扁茎黄芪的干燥成熟种子。主要用于肾虚腰痛，遗精早泄，遗尿尿频，白浊带下，眩晕，目暗昏花等。

【文献记载】

沙苑子，性味：味甘、微苦，性温。功效：补肾固精，清肝明目。

《本草汇言》曰："沙苑蒺藜，补肾涩精之药也。其气清香，能养肝明目，润泽瞳仁，色黑象肾，能补肾固精，强阳有子，不烈不燥，兼止小便遗沥，乃和平柔润之剂也。"

《本草纲目》曰："补肾，治腰痛泄精，虚损劳乏""古方补肾祛风，皆用刺蒺藜。后世补肾多用沙苑蒺藜，或以熬膏和药，恐其功亦不甚相远也。"

【成分研究】

1. 氨基酸类　研究表明,沙苑子含大量氨基酸,包括谷氨酸、赖氨酸、苏氨酸、领氨酸、甲硫氨酸、苯丙氨酸、亮氨酸、异亮氨酸等[1]。

2. 脂肪酸类　研究表明,沙苑子含脂肪酸类成分,包括庚烯酸、肉豆蔻酸、十五烷酸、棕榈酸、十八烯酸(油酸)、硬脂酸、花生酸、二十烯酸、二十二烷酸等[1]。

3. 黄酮类　研究表明,沙苑子含黄酮类成分,包括沙苑子苷、沙苑子新苷、沙苑子杨梅苷、β-谷甾醇、鼠李柠檬素-3-O-β-D-葡萄糖苷、紫云英苷、山茶素-3-O-α-L-阿拉伯吡喃糖苷、杨梅皮素、鼠李柠檬素、芒柄花素、豆甾醇、磷脂酰乙醇胺、胡萝卜素苷、土麻苷、杨梅素-3-O-β-D-葡萄糖苷、异槲皮素苷[2]。

4. 微量元素　研究表明,沙苑子含微量元素,包括铁、锌、锰、钴、铬、铜、硒等10种微量元素[3]。

5. 其他　研究表明,沙苑子含多糖类成分,包括 ACRB Ⅰ-a、ACRB Ⅰ-b、ACRB Ⅱ-a、ACRB Ⅱ-b、ACRB Ⅲ、ACRB Ⅳ等多糖[4]。

【药理研究】

1. 抗炎　研究表明,沙苑子能显著抑制甲醛性、角叉菜胶、组胺引起的关节肿和炎性肉芽肿的形成。也能直接对抗组胺兴奋离体豚鼠肠平滑肌的作用,并能抑制组胺引起的毛细血管通透性亢进[5]。

2. 对血液流变学的影响　研究表明,沙苑子总黄酮能显著降低高脂血症大鼠的血液流变学指标如全血比黏度、全血还原度、红细胞压积计高、血沉减慢,并且使得红细胞电泳时间加快[6]。

3. 抗肿瘤　沙苑子黄酮是沙苑子抗肿瘤的主要有效部位。沙苑子黄酮可明显抑制 SMMC7721、HepG2、Hepal-6 的体外增殖,可明显抑制 H22 肿瘤细胞体内增殖,最高抑制率均在 60% 左右[7]。

4. 降血脂　沙苑子水提液、油提液、醇提取液均能不同程度降低了高脂血症大鼠血中三酰甘油、总胆固醇、高脂血症大鼠肝脏中脂肪(粗)含量。其中黄酮类可降低高脂雄性大鼠模型血清三酰甘油、总胆固醇、低密度脂蛋白胆固醇浓度,提高高密度脂蛋白胆固醇浓度,提示沙苑子提取物具明显调脂和保肝作用[8]。

5. 降血压　研究表明,沙苑子总黄酮有明显的降血压作用,主要是通过降低外周阻力来降血压[9,10]。

6. 保肝　沙苑煎剂及不同提取物给正常小鼠及四氯化碳肝损伤大鼠灌服,可使正常小鼠体重增加,三酰甘油下降。肝糖原及肝总蛋白显著降低,还可使四氯化碳肝损伤大鼠谷丙转氨酶及肝中胆固醇含量显著降低;其水溶性部分也能显著降低肝损伤大鼠谷丙转氨酶及血中三酰甘油;黄酮部分不但有降酶降血脂作用,并使低下的肝糖原显著升高;氨基酸部分也能降低肝损伤大鼠肝内三酰甘油,升高肝中总蛋白[11]。

7. 抗疲劳　沙苑子具有一定抗疲劳作用,通过游泳实验证明在所用剂量下,沙苑子可显著延长小鼠游泳时间[12]。

8. 其他　沙苑子提取液能够抑制结石患者尿液中草酸钙晶体生长,只形成二水草酸钙晶体,表明沙苑子提取液能抑制晶体生长,并且随着沙苑子提取液浓度增大,抑制作用增强[13]。

【食用方法】

1. 沙苑子蒺藜菟丝甲鱼汤

原料:沙苑子、菟丝子各 30 g,鳖肉 1 000 g。

功效:补肾阳,益精液。可治肾虚精衰,性欲减退,阳痿,遗精,失眠,多梦。

做法:鳖肉切大块,翻炒 5 min,加冷水少许,再焖炒 5 min,盛入砂锅内。沙苑子、菟丝子装入纱布内,扎紧袋口,放入砂锅,加冷水适量,用武火烧煮沸后,改用文火慢炖 1 h,放入精盐,再炖 30 min 即成。

2. 沙苑猪肝汤

原料:鲜猪肝 300 g,枸杞子 10 g,沙苑子、葱姜、料酒、干豆粉各 30 g,蛋清、上汤适量。

功效:益肾养血,补肝明目。

做法:沙苑子水煎两次,每次 15 min,滤液混合;猪肝用精盐、蛋清、豆粉浆好;锅置火上放入猪油,下药液、姜片、料酒、精盐、胡椒粉,待汤开时下入肝片,烧至微沸时用筷子轻轻将猪肝拨开,放入枸杞子、白菜煮 2 min,加葱花等调味,即成。

【常用配伍】

沙苑子配菊花,沙苑子补肾益精、养肝明目,菊花平肝祛风、清肝明目。两药合用,一滋一清,滋养肝肾,清热明目。治肝肾不足,眼目昏花。

沙苑子配生地黄,沙苑子补肾益精、平补肝肾,生地黄滋阴补肾而养血。两药配用,一滋一固,补肾育阴,治疗肝肾两虚,头晕眼花,腰脊疼痛。

沙苑子配杜仲,沙苑子补肾益精、平补肝肾,杜仲补益肝肾、强筋壮骨。两药合用,补肾强筋,治肾虚腰痛。

沙苑子配芡实,沙苑子与芡实均有补肾涩精之功。两药配伍,相须为用,既可涩精液之外泄,又能补肾精之不足。治梦遗滑精,白带。

沙苑子配莲子,沙苑子补肾涩精、温而不燥,莲子益肾固涩、健脾止泻。两药相配,补肾固精止带,健脾止泻力强。适用于肝肾两虚之久泻,白带过多及肾虚精关不固之遗精。

【注意事项】

宜忌:相火偏旺之遗精、膀胱湿热之淋浊带下慎服。

《本经逢原》曰:"肾与膀胱偏于热者禁用,以其性温助火也。"

【参考文献】

参考文献见二维码。

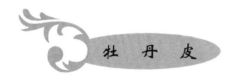

牡丹皮(*Moutan Cortex*),又名连丹皮、刮丹皮、丹皮、粉丹皮、木芍药、条丹皮、洛阳花。《中华人民共和国药典》(2020 版)记载本品为毛茛科植物牡丹(*Paeonia suffruticosa Andr*)的干燥根皮。于秋季采挖根部,除去细根和泥沙,剥取根皮,晒干或刮去粗皮,除去木心,晒干。前者习称连丹皮,后者习称刮丹皮。主要用于热入营血,温毒发斑,吐血衄血,夜热早凉,无汗骨蒸,经闭痛经,跌扑伤痛,痈肿疮毒等。

【文献记载】

牡丹皮,性味:味苦、辛,性微寒。功效:清热凉血,活血化瘀,活血散瘀。

以安徽省、四川省产量最大,安徽省铜陵市产出的"凤丹皮",质地优良,为传统的道地药材,是牡丹皮的主流品种。

《新修本草》曰:牡丹"生汉中,剑南所出者,苗似羊桃,夏生白花,秋实圆。根似芍药,肉白皮丹";

《名医别录》曰:"主除时气,头痛,客热,五劳,劳气,头腰痛,风噤,癫疾,生巴郡山谷及汉中。"

《本草纲目》曰:"牡丹皮,治手足少阴、厥阴四经血分伏火。盖伏火即阴火也,阴火即相火也,古方惟以此治相火,故仲景肾气丸用之。后人乃专以黄柏治相火,不知丹皮之功更胜也。赤花者利,白花者补,人亦罕悟,宜分别之"。

《本草经疏》曰:"牡丹皮,其味苦而微辛,其气寒而无毒,辛以散结聚,苦寒除血热,入血分凉血热之要药也"。

《本草正》曰:"丹皮,赤者行性多,白者行性缓……总之,性味和缓,原无补性。但其微凉而辛,能和血凉血生血,除烦热,善行血滞。滞去而郁热自解,故亦退热。用此者,用其行血滞而不峻。"

《得配本草》曰:"丹皮、川柏,皆除水中之火,然一清燥火,一降邪火,判不相合。盖肾恶燥,燥则水不归元,宜用辛以润之、凉以清之,丹皮为力。肾欲坚,以火

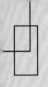
伤之则不坚,宜从其性以补之,川柏为使"。

《本草求真》曰:"世人专以黄柏治相火,而不知丹皮之功更胜。盖黄柏苦寒而燥,初则伤胃,久则败阳,苦燥之性徒存,而补阴之功绝少,丹皮赤色象离,能泻阴中之火,使火退而阴生,所以入足少阴而佐滋补之用,较之黄柏,不啻霄壤矣"。

《重庆堂随笔》曰:"丹皮虽非热药,而气香味辛,为血中气药,专于行血破瘀,故能堕胎消癥。所谓能止血者,瘀去则新血自安,非丹皮真能止血也。血虚而感风寒者,可用以发汗,若无瘀而血热妄行,及血虚而无外感者,皆不可用,惟入于养阴剂中,则阴药借以宣行而不滞,并可收其凉血之功,故阴虚热入血分而患赤痢者,最为妙品。"

《本经疏证》曰:"牡丹皮入心,通血脉中壅滞,与桂枝颇同,特桂枝气温,故所通者血脉中寒滞,牡丹皮气寒,故所通者血脉中热结。"

《日华子本草》曰:"牡丹皮除邪气,悦色,通关膝血脉,排脓,通月经,消扑损瘀血,续筋骨,除风痹,落胎下胞,产后一切女人冷热血气。"

《医学入门》曰:"牡丹皮寒泻伏火,养真血气破结蓄,专主无汗之骨蒸,又补神志之不足。"

《本草纲目》曰:"牡丹皮和血,生血,凉血。治血中伏火,除烦热。"

【成分研究】

1. 单萜及其苷类　牡丹皮中含芍药苷、氧化芍药苷、苯甲酰芍药苷等单萜及其苷类成分芍药苷含量为 0.809%[1]。

2. 酚及酚苷类　牡丹皮中含丰富的酚及其酚苷类成分,其中丹皮酚含量最高,约有 4.449%,并被《中华人民共和国药典》规定为牡丹皮质量检测的测定指标。除此之外,牡丹皮中还含丹皮酚新苷、丹皮酚苷、丹皮酚原苷等[2]。

3. 挥发油类　牡丹皮的挥发油成分包括:己酸、艾醇、2,4,4 -三甲基- 2 -环己烯- 1 -醇、1,2,6 -三甲基- 2 -环己烯- 1 -醇、壬醛、诺蒎酮、L -樟脑、1 -(1,3 -二甲基- 3 -环己烯基)-乙酮、桃金娘烷醇、甲基水杨酸、苯甲酸、壬酸、苏醇、丁香酚、芍药醇、十五酸、棕榈酸等。挥发油成分中含量最高的是芍药醇,含量高达 88.65%,其次是油酸和棕榈酸[3,4]。

4. 三萜及其苷类　牡丹皮中所含的三萜及其苷类成分较少,分离得到的三萜及其苷类化合物有常见的三萜及其苷类成分 β -谷甾醇、胡萝卜苷、齐墩果酸、向桦脂酸、白桦脂醇等[3,5]。

5. 其他　牡丹皮中还含槲皮素、6 -羟基香豆素、没食子酸、苯甲酸、对羟基苯甲酸、(+)-儿茶素、十四烷烃、2,6 -双特丁基对苯醌、邻苯二甲酸二乙酯、肉豆蔻酸异丙酯、反式咖啡酸硬脂酸酯腺苷、牡丹多糖及 16 种氨基酸,以及锌、镉、磷、钾、钙、铁等微量元素等成分[3]。

【药理研究】

1. 保肝护肾　牡丹皮可以对抗四氯化碳诱导的大鼠肝损伤,能提高血清总胆红素浓度,同时抑制 J 炎症和肝细胞坏死,并增加炎症细胞浸润。牡丹皮中的主要成分丹皮酚可以有效地降低酒精性肝损伤所导致的谷丙转氨酶水平降低,降低肝组织炎症,防止肝组织中脂质休氧化,从而发挥保肝作用。同时,牡丹皮也具有一定的肾保护作用,能预防化疗药物顺铂引起的急性肾衰竭,显著降低治疗组小鼠的血肌酐、尿素氮、炎症细胞因子和一氧化氮水平[5]。

2. 降血压、降血脂　牡丹皮能够很好地调节高血压患者的免疫功能,对高血压病血管内皮细胞有很好的保护作用。同时在家兔动脉粥样硬化模型上,研究发现,牡丹皮中的丹皮酚成分可以通过抑制炎症因子(如 TNF－α)的水平,从而达到调控动脉粥样硬化过程中的血管平滑肌细胞增殖与炎症反应[6,7]。

3. 抗氧化　实验发现,牡丹皮中的丹皮酚成分具有强大的自由基清除作用,可以增强抗氧化防御系统,激活 Bcl 相关 X 蛋白(Bax)、B 淋巴细胞瘤－2 基因(Bcl－2)、半胱氨酸天冬氨酸蛋白酶－3(caspase－3)等抗细胞凋亡信号因子,对异丙肾上腺素所致大鼠心肌梗死起保护作用[8]。

4. 抗菌消炎　牡丹皮具有很好的抗菌消炎作用,丹皮酚能有效抑制因角叉菜胶所引起的大鼠足肿胀症状,可明显降低小鼠腹腔毛细血管通透性,具有很好的抗炎作用。牡丹皮可降低 IL－1、IL－6、IL－10、巨噬细胞炎性蛋白Ⅱ等细胞因子,同时减轻白细胞浸润和肺泡蛋白渗出量[9,10]。

5. 抗过敏　牡丹皮可以抑制组胺和 TNF－α 的释放,有效抑制细胞活化 CD40 单抗、重组白介素－4 和重组组胺释放因子,同时下调表达 IL－4 在细胞活化的逆转录聚合酶链反应,发挥一定的抗过敏作用[11]。

6. 抗肿瘤　丹皮酚与雷公藤配伍作用后,通过对 caspase 和 NF－κB 途径进行调节,从而诱导黑素瘤 A375 细胞凋亡,具有治疗皮肤黑素瘤的作用。丹皮酚可以凭借增加细胞内钙离子的浓度与上调 Runt 相关转录因子 3(Runx 3)的表达达到一定的治疗结肠癌作用[12]。

7. 其他　研究显示,红景天与牡丹皮配伍后对皮肤有很好的美白作用。同时牡丹皮还具有止血、降糖作用[5]。

【食用方法】

1. 丹皮粥
原料:牡丹皮 10 g,大米 200 g,白糖适量。
功效:清热凉血,活血化瘀。
做法:牡丹皮洗净,水煎,取药汁,再加入大米煮粥内,待熟时调入白糖。

2. 柴芍丹皮炖瘦肉
原料:柴胡 10 g,牡丹皮 10 g,白芍 10 g,瘦猪肉 150 g,烹饪佐料适量。
功效;疏肝解郁,柔肝清热。

牡丹皮

做法：上述原料洗净炖熟，加佐料适量即可。

3. 橘叶丹皮肝

原料：橘叶 50 g，牡丹皮 15 g，羊肝 200 g，烹饪佐料适量。

功效：疏肝理气，清热凉血。

做法：橘叶、牡丹皮与羊肝加水共煮，肝熟后切片加佐料调味即可。

【常用配伍】

牡丹皮配水牛角、生地黄、赤芍等，治温病热入营血，迫血妄行所致发斑、吐血、衄血。

牡丹皮配栀子、大黄、黄芩等，主治伤寒发斑、豆疮欲出，如牡丹汤（《圣济总录》）。

牡丹皮配大黄、大蓟、茜草根等，用于治血热吐衄如十灰散（《十药神书》）。

牡丹皮配生地黄、栀子等，治阴虚血热吐衄，如滋水清肝饮（《医宗己任编》）。

牡丹皮鳖甲、知母、生地黄等，主治无汗骨蒸之要药，如青蒿鳖甲汤（《温病条辨》）。

牡丹皮配桃仁、川芎、桂枝等，用于血滞经闭、痛经，如桂枝茯苓丸（《金匮要略》）。

牡丹皮配大黄、桃仁、芒硝等，可治瘀热互结之肠痈初起，如大黄牡丹皮汤（《金匮要略》）。

牡丹皮配人参、天麻、当归等，用于治肠痈腹濡而痛如牡丹皮散（《证治准绳》）。

牡丹皮配大黄、白芷、甘草等，主治火毒炽盛，痈肿疮毒。

【注意事项】

《本草经集注》曰："畏菟丝子、贝母、大今东间亦有。"

《古今录验方》曰："忌胡荽。"

《新修本草》曰："畏菟丝子、贝母、大黄。"

《日华子本草》曰："忌蒜。"

《本经逢原》曰："自汗多者勿用，为能走泄津液也。痘疹初起勿用，为其性专散血，不无根脚散阔之虑。"

《得配本草》曰："胃气虚寒，相火衰者，勿用。"

【参考文献】

参考文献见二维码。

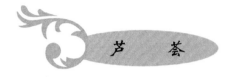

芦　荟

芦荟(*Aloe*)，又名卢会、讷会、象胆、奴会、劳伟。芦荟是集食用、药用、美容、观赏于一身的植物。其泌出物(主要有效成分是芦荟素等蒽醌类物质)已广泛应用到医药和化妆品中。芦荟在中国民间就被作为美容、护发和治疗皮肤疾病的天然药物。《中华人民共和国药典》(2020版)记载本品为百合科植物库拉索芦荟或其他同属近缘植物叶的汁液浓缩干燥物。主要用于热解便秘，惊痫抽搐，小儿疳积；外治癣疮等。

【文献记载】

芦荟，性味：味苦，性寒。功效：泻火，解毒，化瘀，杀虫。

《本草经疏》曰："芦荟，寒能除热，苦能泄热燥湿，苦能杀虫，至苦至寒，故为除热杀虫之要药。其主热风烦闷，胸胁间热气，明目，镇心，小儿癫痫惊风，疗五疳，杀三虫者，热则生风，热能使人烦闷，热除则风热烦闷及胸膈间热气自解。凉肝故明目。除烦故镇心。小儿癫痫惊风，热所化也，五疳同为内热脾胃停滞之证，三虫生于肠胃湿热，痔病疮瘘，亦皆湿热下客肠脏，致血凝滞之所生，故悉主之。能解巴豆毒，亦除热之力也。"

《本草汇言》曰："卢会，凉肝杀虫之药也。凡属肝脏为病有热者，用之必无疑也。但味极苦，气极寒，诸苦寒药，无出其右者。其功力主消不主补，因内热气强者可用，如内虚泄泻食少者，禁之。"

《本经逢原》曰："芦荟，入厥阴肝经及冲脉。其功专于杀虫清热。冲脉为病，逆气里急及经事不调，腹中结块上冲，与小儿疳热积滞，非此不除。"

《要药分剂》曰："近世以芦荟为更衣药，盖以其清燥涤热之功也。"

【成分研究】

1. 蒽醌类　芦荟中含大量蒽醌类化合物及其苷类，其中包括芦荟大黄素苷、异芦荟大黄素苷、5-羟基芦荟大黄素苷 A 等[1]。

2. 氨基酸类　芦荟中含氨基酸类化合物，如 L-天冬酰胺、天冬氨酸、DL-苏氨酸、L-色氨酸等[2]。

3. 甾醇类　芦荟中也存在甾醇类成分，主要有胆甾醇、菜油甾醇、β-谷甾醇、羽扇豆醇等[2]。

4. 有机酸类和矿物质　芦荟中含有机酸类如苹果酸、枸橼酸、酒石酸等，同时也含丰富的微量元素如钠、钾、钙、镁、氯等[2]。

5. 糖类　糖类是芦荟中一种重要的化学物质，如 D-葡萄糖和 D-甘露糖。另外,还含多糖混合物,其中所含的半乳糖醛酸与半乳糖摩尔比为 5∶1;在 D-半乳聚糖中半乳糖占 92.9%,半乳糖醛酸占 3.8%;在葡萄甘露聚糖中葡萄糖与甘露糖的摩尔比为 1∶22。还含一种称芦荟多糖,其分子式为($C_{222}H_{620}O_{336}NS_3P$)$_7$,相对分子质量约为 7 000。另外,还含有 1 种多糖,其中 D-葡萄糖、D-甘露糖与 D-半乳糖的摩尔比为 2∶2∶1,还有少量的阿拉伯糖和鼠李糖[3]。

【药理研究】

1. 抗菌　芦荟中的蒽醌提取液对大肠杆菌、金色葡萄球菌、枯草芽孢杆菌都有一定抑制生长的作用[4]。

2. 抗肿瘤　甘露聚糖是从芦荟凝胶中提取的一个主要的糖类。实验表明,甘露聚糖可以诱导树突状细胞(dentric cell,DC)的成熟,进而促使免疫调节系统的反应,从而具有抗病毒和抗肿瘤的功能[5]。芦荟多糖主要通过调节机体免疫力而控制肿瘤,芦荟多糖可能通过启动和活化巨噬细胞,激活 T、B 细胞分化和增殖,促进 T 细胞识别淋巴因子,增加诱导细胞毒性 T 细胞、NK 细胞和 LAK 细胞的活性来提高机体的免疫力,从而达到抗肿瘤的作用。

3. 抗炎　芦荟素 A 能激活大鼠腹腔巨噬细胞以抑制 PGF_2 的产生,使细胞内 β-葡萄糖苷酸酶活性增加,并能抑制加热所致的溶血,其抗炎活性,由对细胞膜和细胞骨架的活性而决定[6]。

4. 保肝　芦荟注射液可显著降低四氯化碳引起的谷丙转氨酶升高,对肝细胞损伤也有不同程度减轻,并能明显降低硫代乙酰胺和氨基半乳糖引起的小鼠谷丙转氨酶升高,说明芦荟对化学性肝损伤有保护作用[7]。

5. 毒性　芦荟注射液具有较好的安全性,但在较高剂量下,在犬上可见局部肌肉坏死。同时,大黄苷类泻药中,芦荟刺激性最强,其作用伴有显著腹痛和盆腔充血,严重时可引起肾炎[8]。

【食用方法】

1. 芦荟蔬菜汤

原料:新鲜芦荟叶 30 g,菠菜、红萝卜、花椰菜、白菜、干香菇、鸡汤或肉汤适量。

功效:增进食欲,增强体质。

做法:先烧开鸡汤,放入上述材料,文火煮上 20 min 左右。

2. 芦荟炒肉丝

原料:芦荟 100 g,猪里脊 200 g,精盐、水淀粉、豆瓣酱、白糖、葱丝、姜丝、蒜末、酱油、花生油、鸡精适量。

功效:通便,促进伤口愈合,抗菌消炎。

做法:芦荟、猪里脊洗净切丝,加入水淀粉、酱油搅匀,翻炒,倒入花生油,放入葱丝、姜丝、蒜末、豆瓣酱、芦荟翻炒,加入白糖、盐等即可。

3. 雪耳芦荟

原料：银耳 50 g，芦荟 30 g，枸杞子 20 g，香菜、冰糖、纯净水各适量。

功效：美容养颜，增强体质。

做法：芦荟去皮洗净，切条，焯熟冲凉，放入银耳、芦荟、枸杞子、冰糖浸泡入味，撒上香菜即可。

【参考文献】

参考文献见二维码。

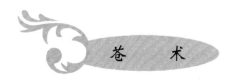

苍术（*Atractylodis Rhizoma*），又名青术、赤术、仙术、枪头菜、矛术等。《中华人民共和国药典》（2020 版）记载本品为菊科植物茅苍术或北苍的干燥根茎。主要用于湿阻中焦，脘腹胀满，泄泻，水肿，脚气痿蹶，风湿痹痛，风寒感冒，夜盲，眼目昏涩等。

【文献记载】

苍术，性味：味辛、苦，性温。功效：燥湿健脾，祛风散寒，明目。

《珍珠囊》曰："能健胃安脾。"

《本草纲目》曰："治湿痰留饮，或挟瘀血成窠囊，及脾湿下流，浊沥带下，滑泻肠风。"

《玉楸药解》曰："燥土利水，泻饮消痰，开郁去满，化癖除癥。"

《本草求原》曰："强脾，止水。飧泻。伤食暑泻，脾湿下血。"

《医学启源》曰："若除上湿发汗，功最大，若补中焦除湿，力少。"

《仁斋直指方》曰："脾精不禁，小便漏浊淋不止。"

《本草正》曰："其性温散，故能发汗宽中，调胃进食，去心腹胀疼……其性燥湿，故治冷痢冷泄、滑泻肠风、寒湿诸疮。"

《药品化义》曰："味辛主散，性温而燥，燥可去湿，专入脾胃，主治风寒湿痹，山岚瘴气，皮肤水肿，皆辛烈逐邪之功也。"

【成分研究】

1. 倍半萜　苍术由一系列的倍半萜、聚乙烯炔类及少量的酚类、有机酸类组成。主要活性成分为倍半萜类,如茅术醇、苍术酮、β-桉油醇、苍术内酯、白术内酯A、榄香油醇、芹烷二烯酮、愈创醇、α-芹油烯、β-榄香烯等[1]。

2. 聚乙烯炔类 苍术中含 20 种聚乙烯炔类成分,如苍术素、苍术素醇、乙酰苍术素醇等[2]。

3. 糖苷类 苍术中存在多种苷类化合物,其中有倍半萜苷类、芳香族化合物苷、半萜苷、核苷、单萜苷、烷烃苷、炔基苷和汉黄芩苷等[3]。

4. 其他 苍术中也含汉黄芪素、汉黄芪苷、香草酸、β-谷甾醇等[4]。

【药理作用】

1. 对消化系统的影响 苍术丙酮提取物对豚鼠摘出回肠的钾离子、钙离子及氨甲酰胆碱收缩呈现明显抑制作用,而且无剂量依赖性[5]。

2. 保肝 研究结果表明,苍术中的挥发油成分可以对抗四氯化碳引起的急性肝损伤,降低小鼠血清中的转氨酶水平,具有一定的保肝作用[6]。

3. 降血糖 苍术多糖 A、苍术多糖 B、苍术多糖 C 能够明显降低大鼠及四氧嘧啶诱导的高血糖大鼠的血糖水平。苍术苷对小鼠、兔和犬有降血糖作用,抑制糖原的生成,使耗氧量降低,同时降低肌糖原和肝糖原,血乳酸含量增加,其作用与其对体内巴斯德效应的抑制有关[7]。

4. 抗菌、抗病毒 苍术挥发油对 3 种内生真菌的生长具有抑制的作用,对绿色木霉、黑曲霉的产孢子能力具有抑制作用。在高浓度挥发油作用下气生菌丝生长受到抑制,表明茅苍术挥发油对内生真菌生长具有限制作用。实验研究表明,北苍术含苍术酮多,其 SFE-CO$_2$ 提取物的抗流感病毒作用强,苍术酮的含量与抗流感病毒作用呈正相关[8]。

5. 抗腹泻和抗炎 药物可以通过抗炎,如抑制炎症的发生或炎症介质的合成、释放或对抗炎症介质的泻下作用产生止泻效果。所以,抗炎是苍术抗腹泻的机制之一。关苍术醇提物对二甲苯所致的小鼠急性、慢性及免疫性炎症有抑制作用[9]。

6. 对神经系统的影响 研究表明,少量苍术挥发油对蛙有镇静作用,可以使脊髓反射亢进,较大剂量则呈现抑制作用,最终致呼吸麻痹至死。现已证明,苍术含的 β-桉叶醇能够通过降低重复性刺激引起的乙酰胆碱的再生。β-桉叶醇还可以增强琥珀酰胆碱诱导的神经肌肉麻醉阻断作用[10]。

7. 保护心肌细胞氧化损伤 利用体外 H9C2 心肌细胞氧化损伤模型模拟体内氧化损伤,对茅苍术提取物及其含药血清作用 H$_2$O$_2$ 处理过的 H9C2 心肌细胞进行研究。结果发现,两者均具有保护心肌细胞氧化损伤的药理活性[11]。

【食用方法】

1. 苍术猪肝粥

原料:苍术 9 g,猪肝 100 g,小米 150 g。

功效：可养肝明目,适用于两眼昏花。

做法：苍术焙干为末,猪肝切成两片相连,掺药在内,用麻线扎定,与小米加水适量,放入砂锅内煮熟即可。

2. 苍术白芷鱼汤

原料：苍术 25 g,生姜 2 片,白芷 15 g,红枣 10 枚,鱼头 1 个,精盐少许。

功效：健脾祛湿,四肢虚软,祛风止痛。

做法：鱼头洗净,去血污、斩件,加入苍术、白芷、红枣、姜、适量水,炖约 4 h,加入精盐调味,即可。

【参考文献】

参考文献见二维码。

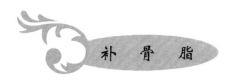

补骨脂(*Psoraleae Fructus*),又名破故纸、婆固脂、胡韭子。出自《雷公炮炙论》,是我国用于生产各种保健品的传统原料之一。《中华人民共和国药典》(2020版)记载本品为豆科植物补骨脂的干燥成熟果实。主要用于肾阳不足,阳痿遗精,遗尿尿频,腰膝冷痛,肾虚作喘,五更泄泻等症。外用治白癜风,斑秃等症。

【文献记载】

补骨脂,性味:味辛、苦,性温。功效:温肾助阳,纳气平喘,温脾止泻;外用消风祛斑。

《药性论》曰:"主男子腰疼,膝冷囊湿,逐诸冷痹顽,止小便利,腹中冷。"

《日华子本草》曰:"治冷劳,明耳目。"

《开宝本草》曰:"主五劳七伤,风虚冷,骨髓伤败,肾冷精流及妇人血气堕胎。"

《本草纲目》曰:"治肾泄,通命门,暖丹田,敛精神。"

《玉楸药解》曰:"温脾暖肾,消水化食,治膝冷腰疼,疗肠滑肾泄,能安胎坠,善止遗精,收小儿遗溺,兴丈夫痿阳,除阴囊之湿,愈关节之凉。"

《医林纂要》曰:"治虚寒喘嗽。"

【成分研究】

1. 香豆素类 香豆素类化合物是补骨脂中的主要成分,包括补骨脂素、异补骨脂素、8-甲氧基补骨脂素、补骨脂酚、补骨脂定、异补骨脂定、双羟异补骨脂定、补骨脂定的二甲基烯丙基的 2′,3′环氧化物等[1,2]。

2. 黄酮类　补骨脂中也含有丰富的黄酮类如补骨脂甲素、补骨脂二氢黄酮甲醚、异补骨脂二氢黄酮、补骨脂异黄酮、新补骨脂异黄酮、补骨脂异黄酮醛、补骨脂异黄酮醛甲基醚、补骨脂醇、补骨脂异黄酮苷、大豆苷、补骨脂查尔酮、补骨脂甲素、补骨脂乙素、新补骨脂查尔酮等[3,4]。

3. 单萜酚类　补骨脂酚是发现最早的单萜酚类化合物,是挥发油的主要组成成分。现已经从补骨脂中发现鉴定 20 余个挥发性成分[5]。

4. 脂肪酸　补骨脂中也含脂肪酸类成分,主要为亚油酸、油酸、棕榈酸和硬脂酸,其含量分别为 45.684%、18.733%、17.487%、8.463%[6]。

5. 其他成分　尿嘧啶、豆甾醇、对羟基苯甲醇、三十烷、葡萄糖等[7,8]。

【药理研究】

1. 抗氧化　研究表明,补骨脂中含的化合物具有一定的抗氧化活性。研究发现,补骨脂酚为最主要的抗氧化活性成分[10]。

2. 抗肿瘤　补骨脂具有较强的抗肿瘤活性[9],对乳腺癌肿瘤[11-15]和胃癌肿瘤[16]均表现出明显的拮抗作用。

3. 雌激素样作用　研究发现,补骨脂中补骨脂酚对去卵巢大鼠有显著的雌激素样作用[17,18]。

4. 抗骨质疏松症　补骨脂水提液通过调节成骨细胞分泌骨保护素和 NF-κB 受体活化因子配体的量来促进骨形成、抑制骨吸收,从而治疗骨质疏松症[19]。补骨脂黄酮对体外培养成骨细胞的增殖并无明显影响,但可以促进体外培养的成骨细胞矿化成熟,有一定的促骨形成活性[20]。补骨脂定对绝经后骨质疏松症具有良好疗效,其作用机制可能部分通过血清 E_2、CT 等途径发挥作用[21]。

5. 平喘　补骨脂总香豆素对哮喘有明显的拮抗作用[22]。

6. 抗菌　研究发现,补骨脂含有的补骨脂酚、呋喃香豆素精、补骨脂查尔酮、补骨脂定和补骨脂二氢黄酮对苹果腐烂病菌均具有很高的抑制活性[23]。

7. 其他　补骨脂异黄酮抑制 BACE-1 的活性,补骨脂酚能有效抑制 IFN-γ 和脂多糖诱导 RAW264.7 巨噬细胞产生一氧化氮,用于抗过敏、治疗老年痴呆症[24]、增强免疫[7]。

【食用方法】

1. 补骨脂炖羊肉

原料:羊肉(瘦)100 g,补骨脂 10 g,杜仲 12 g。

功效:补血壮腰,健脾益气。适用于老年人血虚腰痛。

做法:羊肉切片加适量水炖 30 min,加入杜仲、补骨脂,再煮 15 min 即可。

2. 补骨脂烧牛筋

原料：牛蹄筋(泡发)1 250 g,淀粉 40 g,补骨脂 15 g。

功效：补肾壮腰,健脾益气。

做法：补骨脂洗净放入罐内,加清水上笼蒸汁;牛筋用清水加料酒、葱、姜余煮去味。牛筋及补骨脂汁,文火焖 2.5 h,熟后将算子取出,将牛筋装盘,锅内留汁调好口味,用淀粉勾芡,即可。

【参考文献】

参考文献见二维码。

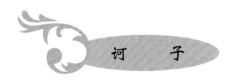

诃子(*Chebulae Frucus*),又名诃黎勒、诃黎、诃梨、随风子,是最常用的藏药,在藏药学经典著作《晶珠本草》里,诃子被称为"藏药之王"。《中华人民共和国药典》(2020 版)记载本品为使君子科植物诃子或绒毛诃子的干燥成熟果实。主要用于久泻久痢,便血脱肛,肺虚咳喘,久嗽不止,咽痛音哑等。

【文献记载】

诃子,性味：味苦、酸、涩,性平。功效：涩肠止泻,敛肺止咳,降火利咽。

《南方草木状》曰："可作饮,变白髭发令黑。"

《药性论》曰："能通利津液,主破胸膈结气,止水道,黑髭发。"

《新修本草》曰："主冷气,心腹胀满,下宿物。"

《海药本草》曰："肉炙,治眼涩痛。"

《本草图经》曰："治痰嗽咽喉不利。"

《本草从新》曰："治泻痢脱肛。"

【成分研究】

1. 鞣质　诃子果实含大量鞣质,占干重的 23.60% ~ 37.36%,主要成分为三萜酸类、没食子酰葡萄糖、没食子酰的简单酯类化合物及蒽醌类等[1]。

2. 挥发油　利用 GC - MS 技术从诃子中共分离出 36 种组分,其中鉴定出 23 个成分,占挥发油总组分的 76.04%,主要为二甲基吡啶(24.41%)、2,6 -二(1,1 二

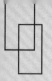

甲基乙基)-2,5-环己二烯-1,4-二酮[2]。

3. 其他 莽草酸、莽草酸甲酯、没食子酸、没食子酸乙酯、苯甲酸、棕榈酸、甘露醇、β-谷甾醇、胡萝卜苷、阿江榄仁素、槲皮素、槲皮素-3-O-鼠李糖苷、反式苯丙烯酸、诃子次酸三乙酯、胡萝卜苷等[3-5]。

【药理研究】

1. 抗氧化 研究表明,诃子及其炮制品均具有很强的抗氧化活性[6-9]。

2. 抑制肺癌细胞 诃子水提取物能够诱导人肺癌 A549 细胞的凋亡,这可能与 $p53$ 基因被激活有关[10]。诃子水提取物能够抑制人肺癌 A549 细胞的增殖,机制是其使细胞周期阻滞于 G_0/G_1 期并诱导细胞凋亡[11]。

3. 抗菌 诃子能抑制白念珠菌生物被膜的形成,对白假丝酵母具有抑制和杀灭作用,对大肠杆菌、绿脓杆菌、金黄色葡萄球菌抑菌效果均较好,抑菌效果与诃子浓度成正相关[12-14]。

4. 保肝 诃子提取物及其含药血清对四氯化碳诱导的肝纤维化具有保护作用,表明其具有保肝作用,这种作用与提高抗氧化酶的活性有关[15,16]。

5. 保护心肌细胞 利用乌头碱建立大鼠心肌损伤模型,观察诃子对心肌细胞形态和心肌乳酸脱氢酶的保护作用。结果显示,蒙药诃子在心肌酶和形态学方面有保护心肌、缓解乌头碱对心肌毒性的作用[17]。研究显示,诃子提取物含药血清可减轻过氧化氢对心肌细胞的损伤程度,对心肌细胞具有保护作用,其机制可能与稳定细胞膜和抗氧化有关[18]。

6. 其他 具有抗紫外线、抗解脲脲原体活性、保护心肌细胞、收敛止泻、解痉挛、抗过敏、抗炎、抗癌及抗艾滋病毒的作用[19-21]。

【食用方法】

1. 菱角诃子炖甲鱼

原料:诃子、紫藤瘤、薏苡仁各 15 g,菱角 30 g,甲鱼 1 只。

功效:具有清热解毒,消癌散结的作用,适合食管癌患者饮食。

做法:甲鱼、姜、料酒、薏苡仁、诃子、紫藤瘤、菱角(去壳)一起放入炖锅内,加水适量,武火烧沸后用文火炖煮 40 min,加入盐搅匀即成。

2. 参味诃子猪肺汤

原料:北沙参 15 g,五味子 2 g,诃子 10 g,猪肺(新鲜)250 g。

功效:润肺阴,敛肺气,适用于久咳、声音低怯、痰少而黏、咽喉干燥、舌红少苔等症。

做法:先将猪肺切成块,挤尽血污,冲洗干净,与北沙参、五味子、诃子一同入锅,加水适量,武火煮沸,文火慢炖约 1 h 即成。

【常用配伍】

诃子配陈皮,敛肺理气清音甚妙。

诃子配肉豆蔻,温中涩肠止泻之力增强。

诃子配人参,共奏补肺治咳嗽之功。

诃子配白术,善治久泻久痢者。

诃子配陈皮、厚朴,治脾胃气滞、嗳气呕吐者效好。

诃子配五味子,诃子、五味子皆有敛肺止咳之功。两药合用,治疗肺虚久咳,功同效增。

诃子配益智仁,补肾固涩止遗。

诃子配干姜、罂粟壳,共治久嗽久泻。

诃子配白术、莲实,补脾虚,止久泻。

诃子配黄连、木香、甘草,清热燥湿、行气止痛、涩肠止痢。

诃子配桔梗、甘草,清肺利咽开音。

【注意事项】

凡外邪未解,内有湿热积滞者慎服。

《品汇精要》曰:"气虚人忌多服。"

《医学入门》曰:"气虚及暴嗽初泻,不可轻用。"

《本草经疏》曰:"咳嗽因于肺有实热,泄泻因于湿逆所致,气喘因于火逆冲上,带下因于虚热,而不因于虚寒,及肠澼初发,湿热正盛,小便不禁,因于肾家虚火,法并忌之。"

《本草求真》曰:"虚人不宜独用。"

【参考文献】

参考文献见二维码。

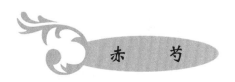

赤芍(*Paeoniae Radix Rubra*),又名山芍药、木芍药、赤芍药、红芍药、草芍药为芍药的一种。《中华人民共和国药典》(2020 版)记载本品为毛茛科植物芍药或川

赤芍的干燥根,春、秋二季采挖,除去根茎、须根及泥沙,晒干,主要分布于四川省、云南省、贵州省、山西省、西藏自治区、甘肃省等地。主要用于热入营血,温毒发斑,吐血衄血,目赤肿痛,肝郁胁痛,经闭痛经,癥瘕腹痛,跌扑损伤,痈肿疮疡。

【文献记载】

赤芍,性味:味苦,性微寒。功效:清热凉血,活血祛瘀。

赤芍始载于《神农本草经》应用历史悠久,主邪气腹痛,除血痹,破坚积寒热,疝瘕,止痛,利小便,益气。

《本草经疏》曰:"赤芍药破血,故凡一切血虚病,及泄泻,产后恶露已行,少腹痛已止,痈疽已溃,并不宜服。"

《名医别录》曰:"主通顺血脉,缓中,散恶血,逐贼血,去水气,利膀胱、大小肠,消痈肿,时行寒热,中恶,腹痛,腰痛。"

《药性论》曰:"赤芍治肺邪气,腹中㽲痛,血气积聚,通宣脏腑拥气,治邪痛败血,主时疾骨热,强五脏,补肾气,治心腹坚胀,妇人血闭不通,消瘀血,能蚀脓。"

《日华子本草》曰:"赤芍有治风补劳,主女人一切病并产前后诸疾,通月水,退热除烦,益气,天行热疾,瘟瘴惊狂,妇人血运,及肠风、泻血;痔瘘、发背、疮疥,头痛,明目,目赤胬肉。"

《开宝本草》曰:"赤芍别本注云,利小便,下气。"

《滇南本草》曰:"赤芍泻脾火,降气行血,破瘀血,散血块,止腹痛,散血热,攻痈疽,治疥癞疮。"

【成分研究】

1. 单萜及单萜苷类　单萜苷类化合物在赤芍中含量丰富,是赤芍总苷的主要活性成分,含量高达5%以上[1],主要有效成分包括芍药苷(3.1%~7.0%)、芍药内酯苷(0.1%)、羟基芍药苷(0.06%)、苯甲酰芍药苷(0.01%)等单萜苷类化合物。

2. 三萜类及甾类　三萜类含量约占3%,甾族类化合物占3.553 7%[2]。

3. 黄酮及其苷类　据文献研究,赤芍中含黄酮和黄酮苷类含量高达2.64%[2]。

4. 挥发油类　赤芍中含大量的挥发油类,保包括苯甲酸、牡丹酚及其他醇类和酚类成分共33个,含量高达95.82%[3,4]。

5. 其他类　赤芍中D-儿茶精的含量高于0.05%,芳香羧酸类中没食子酸的含量(除黄龙外)小于0.05%,苯甲酸含量低于0.21%[2]。

【药理研究】

1. 抗肿瘤　芍药苷、4-氧-甲基芍药苷单体对人口腔表皮样癌 KB 细胞和人肺癌 A549 细胞增殖有一定的抑制作用。赤芍总苷联合卡铂作用于黑色素瘤细胞后,PCNA 和 Cyclin D1 mRNA 及蛋白质水平较卡铂单独作用下降更为明显;

P21 mRNA 及蛋白质水平较卡铂单独作用升高更加显著[5,6]。

2. 抗凝、抗血栓　多项研究表明,赤芍总苷能降低血瘀大鼠的血液黏度、纤维蛋白原含量、红细胞聚集指数、血小板聚集,能够显著延长小鼠凝血时间,降低大鼠外源性凝血因子 II、V 及内源性凝血因子 IX 活性,能显著升高大鼠 AT - III 活性[7]。

3. 降血压　在治疗高血压患者治疗中,依据高血压患者的血瘀类型,适当加入红花、桃仁、丹参、赤芍等活血化瘀药,患者经活血化瘀治疗后血压能维持在正常范围,血瘀症状缓解[8]。

4. 保肝　赤芍总苷有明显的退黄降酶作用,并阻断肝纤维化甚至逆转肝纤维化,具有保肝利胆作用[9]。

5. 其他　现代医学研究发现,口服芍药总苷每日 50 mg/kg,给药 11 天,对类风湿性关节炎的动物模型大鼠佐剂型关节炎具有明显的防治作用;口服赤芍水浸膏,可抑制小鼠由角叉菜胶引起的足跖浮溃,也可抑制醋酸扭体反应;白芍、甘草水煎剂对巴豆油所致小鼠耳郭肿胀、醋酸所致小鼠腹腔炎症及毛细血管通透性均有明显的抑制作用,赤芍具有抗炎、镇痛、抗过敏作用[10]。

【食用方法】

赤芍酒

原料:赤芍适量。

功效:养阴润肺、活血散瘀。

做法:赤芍饮片加入白酒浸泡。

【常用配伍】

赤芍配马钱子,减毒增效,用于增强增强镇痛、抗炎作用。

赤芍配生地黄,养阴散瘀,临床用于温热病热入营血、发热舌绛、身发斑疹、吐衄尿血和妇人血热崩冲者。

赤芍配牡丹皮,凉血活血,相须为用,清热泻火、凉血活血之力倍增。

赤芍配大黄,泄热逐瘀,用于肠痈初起、少腹疼痛、瘀血经闭、痛经、急慢性盆腔炎所致下腹疼痛等实热证。

赤芍配黄芩,二药配对,一凉肝化瘀、一清热利胆,共奏清肝利胆,凉血散瘀之功。

赤芍配黄柏,共奏清热解毒,凉血止痢之功。

赤芍配香附,气血并调,共奏行气活血、祛瘀调经之功。临床用于七情所伤、冲任瘀滞、血不归经、崩漏带下赤白之证。

赤芍配丹参,活血通经,祛瘀止痛。用于治疗血热瘀滞所致的月经不调,经闭痛经,产后瘀痛;心血瘀阻,胸痹心痛。

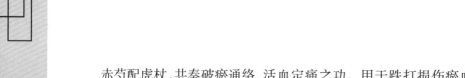

赤芍配虎杖,共奏破瘀通络,活血定痛之功。用于跌打损伤瘀血肿痛,妇女血滞经闭。

赤芍配川芎,既增活血化瘀之功,又借气行血行之力,使行血破滞之功倍增。用于瘀血经闭、痛经,月经不调,血痹,痈肿疮毒。

赤芍配归尾,辛开苦降,甘寒生津、清热凉血而养阴,活血祛瘀而止痛。化瘀止痛之力尤强。

赤芍配甘草,相辅相成,共奏清热解毒、活血通脉之功。用于湿瘀阻滞的腿脚肿痛,痞满身痛;脚气病,热毒上攻,气血阻滞的舌根肿胀,咽喉不利之患。

【注意事项】

血虚无瘀之症及痈疽已溃者慎服。

《本草经集注》曰:"恶石斛、芒硝。畏消石、鳖甲、小蓟。反藜芦。"

《本草衍义》曰:"血虚寒人,禁此一物。"

《本草经疏》曰:"赤芍药破血,故凡一切血虚病,及泄泻,产后恶露已行,少腹痛已止,痈疽已溃,并不宜服。"

【参考文献】

参考文献见二维码。

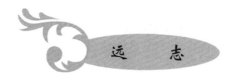

远志(*Polygalae Radix*),又名葽绕、蕀蒬、小草、细草、小鸡腿、细叶远志、线茶等。《中华人民共和国药典》(2020 版)记载本品为远志科植物远志(*Polygala tenuifolia* Willd.)或卵叶远志(*Polygala sibirica* L.)的干燥根。春、秋二季采挖,除去须根及泥沙,晒干。主要用于心肾不交引起的失眠多梦,健忘惊悸,神志恍惚,咳痰不爽,疮疡肿痛,乳房肿痛等。

【文献记载】

远志,性味:味苦、辛,性温。功效:安神益智,祛痰,消肿。

《本草求原》曰:"远志,凡《本经》言久服者,皆作服食之品,故《经方》治急病之剂,并无此味,此心肾气分之药。"

【成分研究】

1. 皂苷　皂苷为齐墩果烷型三萜皂苷,常见苷元有原远志皂苷元、2β-羟基-23-醛基齐墩果酸、2β-23-二羟基齐墩果酸等[1]。

2. 口山酮　口山酮又叫苯并色原酮,是一类黄色的酚性化合物。研究表明,远志口山酮分为简单口山酮、口山酮氧苷、口山酮碳苷和双口山酮,其中简单口山酮类最为常见[2]。

3. 寡糖酯类　远志中含多种寡糖酯类成分,迄今,已从远志中分离出的寡糖酯类化合物有近30种寡糖酯类成分[3]。

4. 多糖类　植物多糖具有广泛的药理作用。经测定山西产远志中的总糖含量达22%以上,其中可溶性多糖一般为12%以上,粗多糖含量为10%以下。采用苯酚-硫酸比色法测定了远志根部多糖含量为4.84%,地上部分多糖含量为6.86%[4,5]。

5. 挥发性成分　分析远志药材中的挥发性成分发现,约有55种挥发性化合物[6]。

【药理研究】

1. 镇静、催眠　研究发现,给予不同剂量远志乙酸乙酯提取成分后,小鼠入睡率、入睡时间均有增加,爬梯数和站立数减少。显示远志乙酸乙酯提取成分对中枢神经有抑制作用[7]。

2. 止痛　从远志分离出的1,7-二羟基-2,3-二甲氧基口山酮,具有抑制由乙酸诱发的腹部痉挛作用且与剂量相关[8]。

3. 祛痰、镇咳　采用酚红法和氨水引咳法测定4种远志皂苷的祛痰镇咳作用,研究表明,远志皂苷可能是祛痰作用的主要成分[9]。

4. 抑菌、抗炎　用纸片法测得10%远志煎剂对肺炎双球菌有抑制作用。远志乙醇浸液对革兰氏阳性菌及痢疾杆菌、伤寒杆菌,以及人型结核杆菌均有明显的抑制作用[10]。

5. 治疗失眠、神经衰弱　研究发现,远志根提取物可促进老鼠神经干细胞的增殖,还能促进老鼠神经元前体细胞HiB5的神经突增生,有助于治疗失眠和神经衰弱[11]。

6. 改善学习记忆障碍　远志茯苓醇提物能减少30%乙醇所导致的记忆再现障碍,延长进入暗室的潜伏期;能缩短戊巴比妥钠所致空间方向辨别障碍的模型小鼠在空间搜索实验中第一次到达原平台所在位置的时间,同时增加穿越原平台的次数;还可以通过抑制乙酰胆碱酯酶合成,提高血清和脑内乙酰胆碱水平,发挥改善学习和记忆功能[12]。

7. 保护心脑血管　远志提取物有抗心肌缺血、防止脂质过氧化、维持能量代谢的作用。远志皂苷可以抑制大鼠血清肌酸磷酸激酶的升高,还可以抑制心肌组织中一氧化氮的形成,提高超氧化物歧化酶的活力,保护心脑血管[13]。

8. 免疫增强　研究发现,以原远志皂苷元骨架作为母核,28 位连接不同糖的皂苷都具有免疫佐剂活性[14]。

【食用方法】

1. 猪心茯神枣远汤

原料:茯神、枣仁、远志各 15 g,猪心 1 个,精盐、姜丝、麻油各适量。

功效:适用于儿童多动症烦躁易怒,夜卧不宁。

做法:将猪心剖开,洗净,置砂锅内,加入枣仁、茯神、远志,加清水适量,武火烧沸,打去浮沫,文火烧至猪心熟透即成。

2. 远志枣仁汤

原料:远志 15 g,炒酸枣仁 10 g,粳米 75 g。

功效:宁心安神,健脑益智。

做法:粳米淘洗干净,放入适量清水锅中,加入洗净的远志、炒酸枣仁,用大火烧开移小火煮成粥,可作夜餐食用。

3. 灵芝远志茶

原料:灵芝 10 g,炙远志 5 g。

功效:益气养血,宁心安神,适用于睡眠障碍等亚健康状态。

做法:灵芝,炙远志切薄片,沸水冲泡,代茶饮。

【常用配伍】

远志配陈皮、杏仁、甘草,水煎服,用于痰多咳嗽等。

远志肉配生姜,远志肉(麸拌炒)与生姜 3 片水煎服,治疗气郁鼓胀。

【注意事项】

心肾有火,阴虚阳亢者忌服。

《本草经集注》曰:"得茯苓、冬葵子、龙骨良。杀天雄、附子毒,畏真珠、藜芦、蜚蠊、齐蛤。"

《药性论》曰:"畏蛴螬。"

【参考文献】

参考文献见二维码。

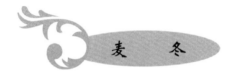

麦冬（*Ophiopogonis Radix*），又名麦门冬。中国南方等地均有栽培。生于海拔2 000米以下的山坡阴湿处、林下或溪旁。《中华人民共和国药典》（2020版）记载本品为百合科植物麦冬的干燥块根。主要用于肺燥干咳，阴虚劳嗽，喉痹咽痛，津伤口渴，内热消渴，心烦失眠，肠燥便秘等症。

【文献记载】

麦冬，性味：味甘、微苦，性微寒。功效：养阴润肺，清心除烦，益胃生津。

《本草汇言》曰："麦门冬清心润肺之药也。主心气不足，惊悸怔忡，健忘恍惚，精神失守；或肺热肺燥，咳声连发，肺痿叶焦，短气虚喘，火伏肺中，咯血咳血；或虚劳客热，津液干少；或脾胃燥涩，虚秘便难；此皆心肺肾脾，元虚火郁之证也。"

《本经疏证》曰："麦门冬，其味甘中带苦，又合从胃至心之妙，是以胃得之而能输精上行，自不与他脏腑绝。肺得之而能敷布四脏，洒陈五腑，结气自尔消镕，脉络自尔联续，饮食得为肌肤，谷神旺而气随之充也……，香岩叶氏曰，'知饥不能食，胃阴伤也。太阴湿土得阳始运，阳明燥土得阴乃安'，所制益胃阴方，遂与仲景甘药调之之义合。"

《药品化义》曰："麦冬，润肺，清肺，盖肺苦气上逆，润之清之，肺气得保。若咳嗽连声，若客热虚劳，若烦渴，若促痿，皆属肺热，无不悉愈。同生地黄，令心肺清则气顺，结气自释，治虚人元气不运，胸腹虚气痞满，及女人经水枯，乳不下，皆宜用之。同黄芩，扶金制木，治鼓胀浮肿。同山栀，清金利水，治支满黄疸。又同小荷钱，清养胆腑，以佐少阳生气。"

《本草新编》曰："麦门冬，泻肺中之伏火，清胃中之热邪，补心气之劳伤，止血家之呕吐，益精强阴，解烦止渴，美颜色，悦肌肤，退虚热神效，解肺燥殊验，定咳嗽大有奇功，真可持之为君，而又可借之为臣使也。但世人未知麦冬之妙，往往少用之而不能成功，为可惜也。"

【成分研究】

1. 皂苷类　麦冬块根含麦冬皂苷（A、B、C、D），苷元均为假叶树皂苷元；另含麦门皂苷（B′、C′、D′），苷元均为薯蓣皂苷元[1]。

2. 黄酮类　麦冬中的黄酮类成分包括麦冬甲基黄烷酮（A、B），麦冬黄烷酮A，甲基麦冬黄酮（A、B），麦冬黄酮（A、B），异麦冬黄酮A，去甲基异麦冬黄酮B，6-醛基异麦冬黄酮A、B等；另外，还含高异黄酮[2]。

3. 挥发油　对水蒸气蒸馏法提取的挥发油进行 GC—MS 分析,共鉴定出 37 种成分,主要为醇、烷、烯等[3]。

【药理研究】

1. 抗心律失常　麦冬有抗心律失常作用。研究显示,静脉注射麦冬总皂苷能预防或对抗由氯仿-肾上腺素(兔)、氯化钡(大鼠)和乌头碱(大鼠)所诱发的心律失常,并使结扎冠状动脉 24 h 后的室性心律失常发生率由(87 ± 8)%降至(57 ± 7)%[4]。

2. 抗慢性胃炎　麦冬汤能够明显促进模型大鼠血清胃泌素和前列腺素 E2 的分泌,从而促进胃酸及胃蛋白酶原的分泌,以及增强胃黏膜的防御机能,是该方治疗慢性萎缩性胃炎的机制之一。丹白麦冬汤能够明显改善模型大鼠胃黏膜的炎症、萎缩性病变,对 CAG 大鼠有明显的治疗作用[5,6]。

3. 稳定肺癌　研究显示,应用麦冬汤配合化疗可增强肿瘤稳定率(CR+PR+NC);麦冬汤可抑制非小细胞肺癌 A549 细胞生长,诱导其凋亡,并将其阻滞于 G_0/G_1、G_2/M 期,这一作用可能与麦冬汤下调 *EGFR*、*STAT3* 基因表达有关[7-9]。

4. 抗菌　麦冬粉在平皿上对白色葡萄球菌、枯草杆菌、大肠杆菌及伤寒杆菌等有抑制作用。罗斯考皂苷元亦显示有抗菌作用[4]。

5. 抗衰老　麦冬具有一定的抗衰老作用,研究表明,麦冬水煎剂能显著提高模型大鼠的红细胞(超氧化物歧化酶)活性、血清 TAA 及红细胞免疫功能,显著降低血清丙二醛含量[10]。

【食用方法】

1. 麦冬天冬雪梨汤

原料:天冬、麦冬各 10 g,雪梨 1 个,冰糖适量。

功效:滋阴润肺,润肤瘦身

做法:雪梨洗净,去核,切片。将天冬、麦冬、冰糖末同放瓦罐内,加水适量。大火烧沸,改用小火煲 1 h 即可。

2. 山药麦冬炖燕窝

原料:鲜山药 50 g,麦冬 10 g,燕窝、鸡汤、盐适量。

功效:补脾胃,滋阴润肺,降低血糖。凡脾胃虚寒泄泻,胃有痰饮湿浊及暴感风寒咳嗽者均忌服。

做法:燕窝、山药(丁)、麦冬、鸡汤、盐同放炖杯内,置武火上烧沸,再用文火炖 35 min 即成。

【常用配伍】

麦冬配半夏,麦冬甘寒质润、益胃生津、润肺清心,半夏性温、燥湿化痰、降逆止呕。二者合用,半夏得麦冬之清润而制其温燥,但麦冬用量须大一倍以上,方能取得益胃生津、降逆止呕之作用。用于治疗热病伤津之咳嗽、呕逆、咽干唇燥、烦热口渴、舌红少苔者。

麦冬配川贝母,麦冬滋肺阴而清热,川贝母润肺而化痰。二者合用,有润肺、清热、止咳之功效。用于治疗肺阴不足之燥咳痰黏难咯者。

麦冬配五味子,麦冬滋阴生津润肺,五味子敛气止咳。二者合用,有滋阴敛气止咳之作用。用于治疗肺阴虚所引起之久咳不止、口渴等。

麦冬配玉竹,二药均有滋阴润肺、益胃生津之功效。相伍为用,其效更著。用于治疗肺胃阴伤、燥热咳嗽、胃热烦渴、食少等。

【注意事项】

虚寒泄泻、湿浊中阻、风寒或寒痰咳喘者均禁服。

《本草经集注》曰:"地黄、车前为之使。恶款冬、苦瓠。畏苦参、青蘘。"

《药性论》曰:"恶苦芺。畏木耳。"

《本草纲目》曰:"气弱胃寒者,必不可饵也。"

《品汇精要》曰:"不抽心令人烦闷绝谷,寒多人不可服。"

《雷公炮制药性解》曰:"忌鲫鱼。"

《本经逢原》曰:"风热暴嗽,咸非所宜。麻疹咳嗽,不可误用。"

【参考文献】

参考文献见二维码。

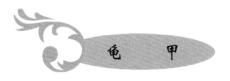

龟甲(*Testudinis Carapax Et Plastrum*),又名神屋、龟壳、败龟甲、败龟、龟筒、龟下甲、龟版、龟底甲、龟腹甲、乌龟壳、龟板。《中华人民共和国药典》(2020版)记载本品为龟科动物乌龟属动物乌龟的背甲及腹甲。乌龟在《山海经》记载有"旋龟""其状如龟而鸟首虺尾""其音如判木,佩之不聋,可以为底",书中还有吃龟的记载,《诗经》中也提到以龟为食物,《小雅·六月》曾提到:"饮御诸友,炰鳖脍鲤。候谁在矣?张仲孝友"。主要用于阴虚潮热,骨蒸盗汗,头晕目眩,虚风内动,筋骨痿软,心虚健忘,崩漏经多等。

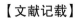

【文献记载】

龟甲，性味：味咸、甘，性微寒。功效：滋阴潜阳，益肾健骨，养血补心，固经止血。

《神农本草经》曰："龟甲。味咸平。主漏下赤白、破癥瘕、痎疟、五痔、阴蚀、湿痹、四肢重弱，小儿囟不合，久服轻身，不饥。一名神屋，生池泽。"

《本草蒙筌》曰："龟甲，味咸，甘。深泽阴山，处处俱有。得神龟甲版为上，分阴阳取用才灵。杀死煮脱者力微，自死肉败者力猛，祗取底版，悉去傍弦。"又曰："秦龟产秦地山中，大小无定，甲板主湿痹体重、四肢挛踡。鹗龟，一名呷蛇龟，腥臭食蛇，陆地常有，身狭尾长色黑，大木能登（音兹）。（音夷）乃山龟，极大，人立背上，可负而行，其甲系黄色通明，俗谓龟筒，堪为器皿。瘧龟一名鄂龟，高山石下生，嘴如鄂鸟；能治老瘧无时发。绿毛龟蕲州出产，浮水面绿毛鲜明。"

《本草从新》曰："龟板大者力胜，自死败龟良。"

【成分研究】

1. 氨基酸　龟甲中含丰富的氨基酸类成分，龟上、下甲均含 18 种相同的氨基酸，龟上甲中除天冬氨酸、谷氨酸及组氨酸比龟下甲中含量低外，龟上、下甲中丙氨酸含量相同，其余氨基酸上甲均比下甲中含量高[1]。

2. 无机物　研究显示，乌龟背甲及腹甲中含人体所必需的微量元素，其中微量元素以锶的含量最高，其次是锌、铜，且有效成分与乌龟大小无关，二氧化硅的含量特别高，常量元素的氧化物中以氧化钙、氧化镁、五氧化二磷及钾、钠、铁的氧化物等含量较高[2]。

3. 其他　龟甲中含动物胶、角质、蛋白质、维生素、脂肪等化学成分[1,2]。

【药理研究】

1. 增强免疫　实验证明，龟甲提取液能明显改善阴虚小鼠的甲状腺、胸腺、脾脏和肾上腺萎缩，而龟甲水提液对阴虚小鼠甲状腺、胸腺、脾脏萎缩也有一定的抑制作用，现代药理学也发现龟甲胶还有升高白细胞的作用。以上结果说明龟甲具有一定的增强免疫作用[2]。

2. 抗衰老　将龟板分别用石油醚、乙酸乙酯、95%乙醇等极性依次递增的溶剂进行提取的不同提取部位溶出，结果表明龟板的 95%乙醇部位提取物具有很强的体外抗氧化活性[3]。

3. 兴奋子宫　100%龟甲煎剂 10～30 mg/mL 对大鼠、豚鼠、家兔和人的离体子宫均有明显的兴奋作用。将 5 g/kg 龟甲煎剂灌胃，对家兔在体子宫亦显示兴奋作用[4]。

4. 健骨　用龟甲水、76%乙醇提取液灌胃给药（每日剂量为 2.6 g/kg）于成年雌性去势致骨质疏松大鼠，连续给药 8 周，测量龟甲水、醇提取液灌胃组的骨灰重、骨钙含量,龟甲醇提取液组骨断裂力均明显高于模型组[5]。

5. 其他　对于用 T_3 造成的甲亢性阴虚大鼠,龟甲能降低其整体耗氧量,减慢心率,升高血糖,降低血浆皮质醇含量,还能降低血清中铜元素的含量及铜/锌比值[6]。

【食用方法】

1. 龟板黑枣丸

原料:龟板数块,黑枣肉适量。

功效:滋阴益胃。

做法:龟板炙黄研成末,黑枣肉捣碎,两者混合成丸即得。

2. 龟板杜仲猪尾汤

原料:龟板 25 g,炒杜仲 30 g,猪尾 600 g,盐适量。

功效:增强身体平衡能力、提高免疫能力、缓和持续发热。

做法:猪尾氽烫捞起,与龟板、炒杜仲盛入炖锅,文火炖 40 min。即可。

【常用配伍】

龟板配白芍,龟板甘咸而寒、入肾经、补肾填精、滋阴潜阳,白芍酸苦微寒、入肝经、养血敛阴、柔肝平肝。二者合用,有滋补肝肾、养血填精、平肝潜阳、柔肝息风之功效,用于治疗肝肾阴虚之腰膝酸软、遗精早泄、月经不调;阴虚阳亢之头晕目眩、耳聋耳鸣、烦躁易怒及热病伤津、虚风内动之手足瘛疭等。

龟板配鳖甲,龟板甘咸平、走心肾、滋阴益肾健骨、功擅滋阴,鳖甲咸微寒、入肝肾、养阴清热、破瘀散结、长于退热。二者相须为用,其滋阴潜阳、息风止痉之功效更显著,用于治疗热病伤阴、虚风内动之手足瘛疭、痿软无力、舌红少苔;阴虚发热之劳热骨蒸、盗汗及阴虚阳亢,肝阳上扰之头晕、目眩、头胀、头痛、耳鸣等。

龟板配茜草,龟板滋阴养血止血,茜草凉血散瘀止血。二者合用,共奏滋阴清热、凉血散瘀止血之功效,用于治疗血热挟瘀之崩漏下血及月经过多。

【注意事项】

孕妇或胃有寒湿者忌服。

《本草经疏》曰:"妊妇不宜用,病人虚而无热者不宜用。"

【参考文献】

参考文献见二维码。

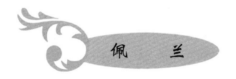

佩　　兰

佩兰(*Eupatorii Herba*)，又名鸡骨香、水香。有解热清暑、化湿健胃、止呕的作用。《中华人民共和国药典》(2020 版)记载本品为菊科植物佩兰的干燥地上部分，分布于河北省、山东省、江苏省、广东省、广西壮族自治区、四川省、贵州省、云南省、浙江省、福建省等。主要用于湿浊中阻，脘痞呕恶，口中甜腻，口臭，多涎，暑湿表证，湿温初起，发热倦怠，胸闷不舒等。

【文献记载】

佩兰，性味：味微辛，性平。功效：醒脾化湿，清暑辟浊。

《神农本草经》曰："主利水道，杀蛊毒，辟不祥。久服，益气轻身，不老，通神明。"

《名医别录》曰："除胸中痰癖。"

《开宝本草》曰："煮水以浴，疗风。"

《中药志》曰："发表祛湿，和中化浊。治伤暑头痛，无汗发热，胸闷腹满，口中甜腻，口臭。"

《本草纲目》曰："消痈肿，调月经。"

《现代实用中药》曰："为芳香性健胃、发汗、利尿药。用于胃寒性头痛，鼻塞，神经性头痛，传染性热病，腹痛，腰肾痛，结石等。"

【成分研究】

1. 挥发油　佩兰全草含挥发油 1.5%～2.0%，其中主要有对聚伞花烃、橙花醇乙酯、5-甲基麝香草醚、延胡索酸、琥珀酸、甘露醇等[1]。

2. 生物碱　佩兰地上部分和根中含双稠吡咯啶生物碱，包括仰卧天芥菜碱、宁德洛非碱和兰草素等[2,3]。

3. 其他　佩兰中含泽兰内酯、台湾泽兰内酯、4-羟基-2-羟甲基-2-丁烯酰台湾泽兰内酯[4]。佩兰中还含黄酮类化合物[5]。

【药理研究】

1. 抗炎　研究发现，佩兰挥发油能够对抗由巴豆油引起的小鼠耳郭肿胀，并且抗炎作用随着剂量增加而增强。在毒性相等条件下，佩兰鲜品挥发油的抗炎作用优于干品挥发油[6]。

2. 祛痰　通过小鼠酚红实验发现佩兰总挥发油及其主要成分对聚伞花烃具有明显的祛痰作用，且祛痰作用强于氯化铵祛痰[7]。

3. 抗癌　研究表明，佩兰中的双稠吡咯啶类总生物碱对肿瘤细胞具有一定的抑制作用。腹腔注射佩兰总生物碱连续 7 天,可以显著延长 S180 肉瘤小鼠的生存期限。与环磷酰胺合用时,具有明显的协同作用[3]。

4. 抑菌　佩兰的超临界二氧化碳萃取物对细菌、霉菌、酵母菌的繁殖均有一定的抑制作用,在碱性和酸性环境中尤为明显[8]。同时有研究表明,佩兰挥发油和黄酮类成分也具有一定的抑菌作用,对枯草杆菌的抑制作用最好,对金黄色葡萄球菌和大肠杆菌作用次之,对四联球菌稍差,且具有浓度依赖性[9,10]。

5. 兴奋平滑肌　佩兰提取物能增高胃底、胃体肌条张力,其中增高胃底张力的作用能被阿托品和六烃季胺阻断,而增高胃体肌条张力作用仅能被六烃季胺阻断。进一步研究表明佩兰对离体胃平滑肌的作用通过特异性受体体现,增高胃体肌条张力的作用由胆碱能的 N 受体介导[11]。

【常用配伍】

佩兰配藿香,用于湿阻脾胃、脘腹胀满、湿温初起及口中甜腻等。

佩兰配藿香、厚朴、荷叶,解暑化湿,用于内蕴、畏寒、发热、头胀、胸闷、胃呆等症。

佩兰配金银花、野菊花、绿豆,加水煎汤服用,可加白糖调味,适用于痱子初起时。

【注意事项】

阴虚、气虚者忌服。

《得配本草》曰:"胃气虚者禁用。"

【参考文献】

参考文献见二维码。

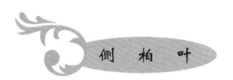

侧柏叶(Platycladi Cacumen),又名扁柏、香柏、片柏、片松。《中华人民共和国药典》(2020 版)记载本品为柏科植物侧柏[Platycladusorientalis(L.)Franco]的干燥枝梢及叶。常绿乔木,多为栽培,为我国特产,贵州侧柏叶资源特别丰富。主要用于吐血、衄血、咯血、便血、崩漏下血,肺热咳嗽,血热脱发,须发皂早白等症。

【文献记载】

侧柏叶,性味:味苦涩,性寒。功效:凉血止血,化痰止咳,生发乌发。

《本草纲目》中"乃多寿之木,所以可以入服食。道家以之点汤常饮"的记载,并总结了历代医学家对侧柏叶的功效记述。

《本草衍义补遗》曰:"柏叶,补阴之要药,其性多燥,久得之大益脾土,以涩其肺。"

《本草经疏》曰:"侧柏叶,味苦而微温,义应并于微寒,故得主诸血,崩中赤白。若夫轻身益气,令人耐寒暑,则略同于柏实之性矣。惟生肌去湿痹,乃其独擅之长也。"

《本草汇言》曰:"侧柏叶,止流血,去风湿之药也。凡吐血、衄血、崩血、淋血,血热流溢于外络者,捣汁服之立止;凡历节风痛,周身走注,痛极不能转动者,煮汁饮之即定。惟热伤血分,与风湿伤筋脉者,两病专司其用。但性味苦寒多燥,如血病系热极妄行者可用,如阴虚肺燥,因咳动血者勿用也。如痹病系风湿闭滞者可用,如肝肾两亏,血枯髓败者勿用也。"

《药品化义》曰:"侧柏叶,味苦滋阴,带涩敛血,专清上部逆血。又得阴气最厚,如遗精、白浊、尿管涩痛属阴脱者,同牛膝治之甚效。"

【成分研究】

1. 黄酮类 侧柏叶中含香橙素、杨梅树皮素、扁柏双黄酮、穗花杉双黄酮等黄酮类化合物[1]。

2. 挥发油 侧柏挥发油中含雪松烯、雪松醇、侧柏烯、侧柏酮、小茴香酮、蒎烯、石竹烯等[2]。

3. 鞣质 侧柏叶生品和炭品中的鞣质含量分别为 0.268 0% 和 0.143 4%[3]。

【药理研究】

1. 抑菌 体外研究发现,侧柏叶挥发油对金黄色葡萄球菌、四联球菌、大肠杆菌和产气杆菌的增殖都有明显的抑制作用,并且表现出不同程度的剂量依赖关系。侧柏叶水煎液对金黄色葡萄球菌有抑制作用,其醇提物抑制金黄色葡萄球菌的作用强于水煎液。此外,侧柏叶乙醇提取物对苹果腐烂葡萄病菌、葡萄黑痘病菌、葡萄白腐病菌和番茄早疫病菌等均具有较强的抑制作用,抑菌率均大于 70%[4-6]。

2. 抗肿瘤 侧柏叶挥发油中分离纯化出的雪松醇在浓度 44.98 μg/mL 下能抑制 50% 的 NCI - H460 人肺癌细胞增殖,当雪松醇含量达 50 μg/mL 时,抑制率达 60.83%[7]。

3. 抗炎 侧柏叶总黄酮对二甲苯致小鼠耳肿胀及角叉菜胶诱发大鼠足爪肿胀有显著的抑制作用[8,9]。

4. 止血 从侧柏叶热水提取部分分得止血有效部分黄酮醇苷,以小鼠剪尾后出血时间为生物指标,侧柏叶黄酮组小鼠出血时间比对照组缩短 62.1%。此外,侧柏叶鞣质也有收缩微血管和促凝血的作用,常用于止血[10]。

【食用方法】

生地黄侧柏茅根汤

原料：生地黄、侧柏叶、白茅根、白糖适量。

功效：用于阴虚内热型紫癜。治血热妄行，咽干口燥，舌绛脉数。

做法：生地黄、侧柏叶、白茅根一起煎服。

【常用配伍】

侧柏叶配白芍，侧柏叶凉血止血、入血分既能凉血又去血分之湿热，生白芍凉血清热。二药合用，凉血育阴而止血，治热迫血行之月经过多，胎热腹痛。

侧柏叶配干姜炭，侧柏叶苦涩微寒、凉血止血，干姜炒炭辛苦热、温中止血、守而不走。二药配伍，取侧柏叶之清降，折其上逆之势，用干姜炭温守中阳，使脾能统血，气能摄血。二药合用，清降温中并行，寒热同用，相行而不悖。仍属温阳摄血法范畴。《金匮要略》柏叶汤，即用柏叶和干姜，治吐血不止。

侧柏叶配生地黄，侧柏叶苦涩微寒、凉血止血，生地黄甘苦而寒、既能清热生津又可凉血止血。二药协同，增强凉血止血之效。且有益阴清热之功。可治疗各种热证出血。因生地黄味厚滋腻，侧柏叶味苦性寒，有伤中碍运之弊，只取暂用，不宜久服。

侧柏叶配蒲黄，侧柏叶清血分湿热而止血，蒲黄止血行血。二药相配，凉血止血行血，可治崩漏属热者。

侧柏叶配白芍，侧柏叶凉血止血，白芍敛阳养血。二药配伍，则敛阴凉血止血。如《圣济总录》即用侧柏叶配白芍等为柏叶散，治妇人经血暴下，兼赤白带下不止。

侧柏叶配黄连，侧柏叶凉血止血，黄连清热泻火。二药合用，清热泻火，凉血止血。《本草图经》即用柏叶配黄连，治"男子、妇人、小儿大腹下黑血茶脚色，或脓血如靛色，所谓蛊痢者，治之有殊效"。《济急仙方》亦选用侧柏叶配黄连，治"小便尿血"。

【注意事项】

《本经逢原》曰："多食亦能倒胃，性寒而燥，大能伐胃。"

《本草述》曰："柏叶，性寒而燥，大能伐胃，虽有止衄止功，而无阳生之力，故亡血虚家不宜擅服"。

《药性论》曰："与酒相宜。"

《本草纲目》曰："瓜子、牡蛎、桂为之使。畏菊花、羊蹄、诸石及面曲。伏砒、消。"

【参考文献】

参考文献见二维码。

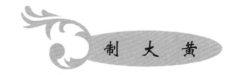

制 大 黄

大黄(*Rhei Radix Et Rhizoma*),又名将军、黄良、火参、肤如、蜀大黄、牛舌大黄、锦纹、生军、川军,有着悠久的药用历史,西汉初已成批运销欧洲。《中华人民共和国药典》(2020版)记载本品为掌叶大黄、唐古特大黄和药用大黄的干燥根和根茎。制大黄分为酒大黄、熟大黄、大黄炭。主要用于实热积滞便秘,血热吐衄,目赤咽肿,痈肿疔疮,肠痈腹痛,瘀血经闭,产后瘀阻,跌打损伤,湿热痢疾,黄疸尿赤,淋证,水肿;外治烧烫伤。酒大黄主要用于目赤咽肿、齿龈肿痛等。熟大黄主要用于火毒疮疡等。

【文献记载】

大黄,性味:味苦,性寒。功效:泻下攻积、清热泻火、凉血解毒、逐瘀通经、利湿退黄。酒大黄泻下力稍缓,但酒提升之性引药上行,可清上焦实热,又取其苦寒温降,使上炎之火得以下泻。

始载于《神农本草经》:"主下瘀血,血闭,寒热,破癥瘕、积聚、留饮宿食,荡涤肠胃,推陈致新,通利水谷,调中化食,安和五脏。"

《名医别录》曰:"平胃下气,除痰实、肠间结热、心腹涨满、女子寒血闭胀,小腹痛,诸老血留结。"

《药性论》曰:"去寒热,消食,炼五脏,通女子经脉,利水肿,破痰实,冷热积聚,宿食,利大小肠,贴热毒肿,主小儿寒热,时疾烦热,蚀脓,破留血。"

《日华子本草》曰:"通宣一切气,调血脉,利关节,泄壅滞水气,四肢冷热不调,温瘴热痰,利大小便,并敷,切疮疖痈毒。"

【成分研究】

1. 蒽醌类及蒽酮类 蒽醌类是大黄中主要的活性成分,分为游离型与结合型。游离型有大黄酸、大黄素、土大黄素、芦荟大黄素、大黄素甲醚、异大黄素、大黄酚、虫漆酸D。结合型有大黄素甲醚葡萄糖苷、芦荟大黄素葡萄糖苷、大黄素葡萄糖苷、大黄酚葡萄糖苷、大黄酸葡萄糖苷、大黄酸苷(A、B、C、D)等[1]。

2. 二苯乙烯类 二苯乙烯也称芪类,大黄中主要含反-3,5,4′-三羟基苯乙烯基-4′-$O-\beta-D$-葡萄糖苷、3,4,3′,5′-四羟基芪-3-葡萄糖苷、4,3′,5′-三羟基芪-4-葡萄糖苷、4,3′,5′-三羟基芪-4(6″没食子酰基)-葡萄糖苷等二苯乙烯化合物。反-3,5,4′-三羟基苯乙烯基-4′-$O-\beta-D$-葡萄糖苷在掌叶大黄中的含量普遍高于唐古特大黄和药用大黄[2]。

3. 苯丁酮类 主要包括4-4′-羟基苯基-2-丁酮、莲花长苷、异莲花长苷及

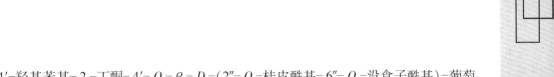

4′-羟基苯基-2-丁酮-4′-O-β-D-(2″-O-桂皮酰基-6″-O-没食子酰基)-葡萄糖苷等,其中4′-羟基苯基-2-丁酮、4′-羟基苯基-2-丁酮-4′-O-β-D-(6″-没食子酰基)-葡萄糖苷的含量在掌叶和唐古特大黄中较为接近,药用大黄中含量较低[3]。

4. **鞣质类** 大黄中所含的鞣质单体主要是儿茶素、没食子酸、表儿茶素-3-O-没食子酸酯、没食子酸-3-O-葡萄糖苷和没食子酸-4-O-葡萄糖苷。其中儿茶素、没食子酸是大黄止血活血的主要活性成分,儿茶素含量在2.5%~3.6%[4,5]。

5. **多糖类** 大黄含鼠李糖、阿拉伯糖、木糖等,随着蒸晒次数的增加,其多糖含量逐渐升高,而鞣质含量则持续性下降[6,7]。

6. **其他** 从大黄醇提取物中还分离得到了乙酸异丁酯、胡萝卜苷、D-山梨醇等成分及挥发性成分棕榈酸、亚油酸、十二酸等[8,9]。

【药理研究】

1. **泻下** 研究显示,大黄4种炮制品(生大黄、酒大黄、熟大黄、大黄炭)均具有一定的泻下作用,其中生大黄的Na^+/K^+-ATP酶抑制作用强于其他炮制品,泻下效力最强[10]。

2. **对肠道菌群的影响** 大黄对脂多糖(lipopolysaccharide,LPS)诱导的大鼠脓毒症,具有治疗作用。大黄可下调AQPs,减少脓毒症大鼠细菌移位并治疗脓毒症,同时恰当的大黄剂量有利于平衡肠道菌群[11]。

3. **对胃肠平滑肌的影响** 研究发现,大黄能刺激离体豚鼠胃平滑肌,增加平滑肌的收缩频率,降低其收缩幅度,其机制可能与大黄部分调节具有类胆碱能的毒蕈碱型受体(简称M受体)、烟碱型受体(简称N受体)及L型钙通道有关[12]。

4. **对胃肠道黏膜的影响** 临床观察结果表明,大黄可减少危重症患者应激性胃黏膜病变并出血、中毒性肠麻痹及多器官功能障碍综合征的发生,可见大黄能预防和治疗危重症患者的胃肠功能衰竭[13]。

5. **解热抗炎** 大黄能降低发热大鼠血浆中IL-1β、IL-6、TNF-α细胞因子的含量从而发挥其解热作用。另有研究表明,生大黄、酒大黄、熟大黄和大黄炭均有不同程度的解热作用,但解热作用强度前两者明显高于后两者,其机制可能与抑制下丘脑中环腺苷酸含量的升高有关[14,15]。

6. **抗病毒** 研究表明,大黄乙醇提取物对水痘——带状疱疹病毒、单纯疱疹病毒有效抑制作用,另有研究表明大黄提取物对轮状病毒入侵细胞有一定的阻断作用、直接灭活作用及对病毒增殖抑制作用[16,17]。

7. **保护心脑血管** 临床研究表明,对颈动脉粥样硬化患者给予大黄微粉治疗,发现大黄能显著减小颈动脉内中膜厚度、斑块积分,抑制斑块发展,改善颈动脉斑块超声病理分型;同时降低血清超敏C反应蛋白(hs-CRP),抑制炎症反应,可用于防治颈动脉粥样硬化[18,19]。

8. 抗肿瘤　研究表明,大黄素对人肝癌 SMMC7721 细胞的增殖有一定的抑制作用,体内研究显示,大黄素可以明显抑制人肝癌 SMMC－7721 细胞在裸鼠体内的生长;经凋亡诱导因子和核酸内切酶 G(endo G)介导的非 Caspase 依赖线粒体通路诱导细胞凋亡,是大黄素抑制人肝癌 SMMC－7721 细胞移植瘤生长的机制之一[20,21]。

9. 毒性研究　大黄的胃肠道毒性主要表现为腹泻、便秘和结肠黑变病,同时在一定条件下,大黄会对肝脏产生毒作用。大黄对肾脏亦有一定的损伤。用人类淋巴母细胞进行大黄素和大黄酸的体外遗传毒性评价发现在一定条件下,大黄素和大黄酸均表现出弱致突变作用,这种作用可能是通过抑制拓扑异构酶Ⅱ的催化活性从而诱导 DNA 损伤而实现的[22]。

采用大黄水提取物及大黄总蒽醌对成年、未成年雄性大鼠进行的生殖毒性研究,结果发现受试样品对大鼠睾丸功能有较强毒性,其毒性反应程度有明显的剂量依赖关系,作用靶点在睾丸的间质细胞,机制可能是大黄提取物促使间质细胞凋亡,影响睾酮的合成,减少精子的形成,从而对机体产生生殖毒性[23]。

通过胚胎移植技术检测到大黄素在小鼠囊胚期及随后的胚胎附着、体外成长、体内植入等阶段对胚胎有毒性作用,推测其机制可能是大黄素触发了小鼠囊胚细胞的凋亡,通过内在细胞凋亡途径引起胚胎发育受损[24]。

【常见配伍】

制大黄配芒硝、厚朴、枳实,可用于大便燥结、积滞泻痢、热结便秘、壮热苔黄等。

制大黄配黄连、黄芩、牡丹皮、赤芍,可用于火热亢盛、迫血上溢、目赤暴痛、热毒疮疖等。

制大黄配桃仁、赤芍、红花,活血行瘀,用于产后瘀滞腹痛、瘀血凝滞、月经不通、跌打损伤、瘀滞作痛等。

制大黄配茵陈、栀子,可清化湿热而用于黄疸。

【注意事项】

表证未除,脾胃虚寒,血虚,妇女月经期、妊娠期及哺乳期忌服。

《药性论》曰:"忌冷水。恶干漆。"

《本经逢原》曰:"肾虚动气及阴疽色白不起等症,不可妄用。"

【参考文献】

参考文献见二维码。

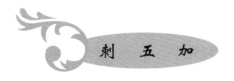

刺 五 加

刺五加[*Acanthopanax Seuticosus*(*Rupr. et Maxim.*)*Harm*],又名刺拐棒、坎拐棒子、一百针、老虎潦。《中华人民共和国药典》(2020 版)记载本品为五加科植物刺五加的干燥根和根茎或茎,于春、秋二季采收,洗净,干燥。主要用于脾肺气虚、体虚乏力、食欲不振、肺肾两虚、久咳虚喘、肾虚腰膝酸痛、心脾不足、失眠多梦等症。

【文献记载】

刺五加,性味:味辛,性温。功效:祛风湿,补肝肾,强筋骨。

《神农本草经》将其列为上品。

陶弘景著《名医别录》中认为刺五加具有"补中,益气,坚筋骨,强意志"之功效。

刺五加作为中药历史悠久、应用广泛,在历代本草均有记载。民间有"宁得一把五加,不用金玉满车"的说法。

《全国中草药汇编》曰:"刺五加可益气健脾,补肾安神。"

《长白山植物药志》曰:"刺五加有补气益精,祛风湿,强筋骨的功效。主治神经衰弱,气虚乏力,高血压病,低血压病,冠心病,心绞痛,糖尿病,慢性中毒等病症。"

【成分研究】

1. 木脂素及其苷类 刺五加不同药用部位中的木脂素主要是二苯基四氢呋喃类木脂素、丁烷衍生物类木脂素及新木脂素类等[1]。

2. 黄酮及其苷类 刺五加中主要有金丝桃苷、槲皮苷、槲皮素、芦丁等黄酮及苷类化合物[2]。

3. 微量元素及氨基酸 刺五加含钾、钠、镁、硅等元素,以及铁、硼、锶、锰、铜、镍、钼、铬、铋、钛等多种微量元素。同时,刺五加茎中含 16 种氨基酸,其中 7 种为人体必需[3]。

4. 多糖类 刺五加根与干果中还含水溶性多糖。刺五加多糖包括葡萄糖、果糖、阿拉伯糖等,为免疫活性成分之一[4]。

5. 其他 刺五加根皮中还含硬脂酸、β-谷甾醇、芝麻素、白桦脂酸、苦杏仁苷、蔗糖及具有促性腺和细胞毒性作用的活性成分鹅掌楸苦素[5]。

【药理研究】

1. 调节免疫功能 刺五加多糖具有很强的免疫调节能力和抗氧化活性,能够抑制淋巴细胞的增殖。刺五加皂苷 B,木质素类成分还能增强免疫功能,显著促进血液中淋巴细胞的增殖[6,7]。

2. **抗衰老** 刺五加提取物中的糖类和皂苷类活性成分对脑衰老及增强记忆有一定的作用,能够促进蛋白质、DNA 和 RNA 的生物合成。刺五加还能调节中枢神经系统兴奋和抑制过程,改善大脑供血状况,促进脑细胞代谢和修复[8]。

3. **抗疲劳** 刺五加具有抗疲劳作用。刺五加茎皮提取物中的苷类物质能够增强小鼠的体力,延长小鼠游泳时间,增加组织中的糖原含量,降低血液中乳酸及血清中血尿素含量[9]。

4. **抗炎** 刺五加茎皮中含的鹅掌楸碱具有镇痛和抗炎作用,能减轻由角叉菜胶诱导的大鼠后爪肿胀。刺五加提取物在人体肠道 Caco - 2 细胞中有较强的抗炎特性,可以作用于 NF - κB,可能与其肠道代谢等因素有关[10]。

5. **保肝** 刺五加植物中的齐墩果酸具有较好的治疗急性黄疸型肝炎和慢性病毒性肝炎的作用,刺五加果中也含与根多糖组成极为相似的成分,具有一些保肝作用的水溶性多糖[11,12]。

【食用方法】

刺五加炖鸡

原料:公鸡 1 只,刺五加 20 g,陈皮、胡椒、料酒、葱段、盐、姜片适量。

功效:用于体质虚弱者。

做法:公鸡焯水,鸡腹内放入刺五加;将鸡肉放入锅内,加水适量煮沸,放入陈皮、胡椒、料酒、盐、葱段、姜片,文火炖至鸡肉熟烂。

【常用配伍】

刺五加可单用浸酒服用,也可与秦艽、羌活、威灵仙等配伍应用,用于风湿痹痛、筋骨拘挛、腰膝酸痛等,对肝肾不足兼有风湿者最为适用。

【注意事项】

刺五加,阴虚火旺者忌用。另外,刺五加、五加皮、香加皮为 3 种不同药材,很容易混淆,要注意加以区分。其中,香加皮有祛风湿、补肝肾、强筋骨的功效,但该药有毒,易引起心肾功能损伤。

刺五加注射液是刺五加经水醇法提取后精制成的灭菌溶液,可引起皮疹、瘙痒、结膜充血、头晕、头痛、寒战、发热、恶心、呕吐、腹痛、腹泻、注射部位疼痛、心悸,严重时可出现过敏性哮喘、呼吸困难、喉头水肿、过敏性休克甚至死亡等。鉴于近年来中草药注射液致变态反应较多的情况,为保证用药安全,建议尽量采用口服药。

【参考文献】

参考文献见二维码。

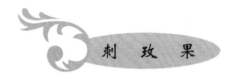

刺玫果(*Rosa Davurica Pall.*)，又名野蔷薇果，《黑龙江中药》记载本品为蔷薇科蔷薇属植物山刺玫的成熟果实，广泛分布于东北地区、山西省等。果实性温，味酸，营养价值高，是纯天然绿色药食同源的水果，有广阔开发前景的野生果类。民间大量采食用于泡茶、泡酒等。《中药大辞典》记载其有健脾理气、养血调经的作用。

【文献记载】

刺玫果，性味：味酸，性温。功效：健脾消食，活血调经，敛肺止咳。

《东北常用中草药手册》曰："健脾理气，养血调经。主治消化不良，气滞腹泻，胃痛，月经不调。"

【成分研究】

1. 维生素类　刺玫果含丰富的维生素，其中维生素 C 每 100 g 含量达 1 274～2 264 mg，远高于苹果、橘子、猕猴桃等水果，此外刺玫果还含维生素 A，每 100 g 含量为 10.90 mg，每 100 g 维生素 E 含量为 18.75 mg，每 100 g 维生素 B 含量为 10.32 mg，被称为天然的维生素浓缩物[1]。

2. 氨基酸　刺玫果含 17 种氨基酸，包括 7 种人体必需氨基酸。每 100 g 氨基酸中游离氨基酸总量达到 273.4 mg，水解氨基酸总量为 3 686 mg[2]。

3. 三萜　刺玫果中含的三萜类化合物有齐墩果酸、白桦脂酸、熊果酸、2α -羟基齐墩果酸、2α -羟基乌苏酸、19α -羟基乌苏酸、2α, 19α -二羟基乌苏酸、2α, 3α, 19α -三羟基乌苏- 12 -烯- 28 -酸等[3,4]。

4. 黄酮　刺玫果中含金丝桃苷、银锻苷、橙皮苷及槲皮素等黄酮类化合物[3]。

【药理研究】

1. 抗衰老　研究发现，刺玫果能提高人和小鼠体内超氧化物歧化酶活性，抑制脂质过氧化物和脂褐素的形成，清除体内自由基，进而延缓衰老[5,6]。

2. 对心血管系统的影响　刺玫果水及醇提物均可降低大鼠、兔的血压及脑血管阻力，增加冠脉流量，抑制血小板聚集，延长凝血时间，抑制血栓形成。

临床试验发现，老年人服用刺玫果提取物后，血流速度明显加快，血液黏度明显下降。以刺玫果为主组成的复方制剂治疗脑血栓、脑动脉硬化及冠心病 133 例，临床总有效率为 83.3%[7,8]。

3. 增强免疫　刺玫果能明显提高小鼠血清半数溶血值，增强机体的体液免疫功能[9,10]。

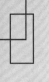

4. 抗疲劳　临床观察发现,刺玫果酒剂能改善老年人失眠多梦、疲劳健忘等症状[11]。

5. 保肝　刺玫果对实验性酒精、四氯化碳及亚硝酸钠/氨基比林等引起的小鼠肝损伤均有显著保护作用,能抑制谷丙转氨酶的升高及肝细胞的纤维化[12,13]。

【食用方法】

刺玫果加糖做馅饼

原料:刺玫果50 g,糖、面粉适量。

功效:健脾消食。

做法:以刺玫果、糖为馅制馅饼。

【注意事项】

生食前需要注意清理果实上的毛刺,以免引起肠胃不适。

【参考文献】

参考文献见二维码。

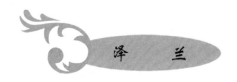

泽兰(*Lycopi Herba*),又名虎兰、龙枣、小泽兰、草泽兰、麻泽兰、虎蒲、地瓜儿苗、红梗草、风药、奶孩儿、蛇王草、蛇王菊、捕斗蛇草、接古草、地环秧、甘露秧、矮地瓜儿苗、野麻花等。《中华人民共和国药典》(2020 版)记载本品为唇形科植物毛叶地瓜儿苗(*Lycopus lucidus Turcz var hirtus Regel.*)的干燥地上部分。夏、秋二季茎叶茂盛时采割,晒干。主要用于月经不调,经闭,痛经,产后瘀血腹痛,疮痈肿毒,水肿腹水等。

【文献记载】

泽兰,性味:味苦、辛,性微温。功效:活血调经,祛瘀消痈,利水消肿。用于月经不调,经闭,痛经,产后瘀血腹痛,疮痈肿毒,水肿腹水。

泽兰始载于《神农本草经》:"主乳妇内衄,中风余疾,大腹水肿,身面四肢浮肿,骨节中水,金疮,痈肿,疮脓。"

《本草新编》曰:"泽兰每每用之妇人,而不用于男子,岂亦有说乎? 夫男女之病,本无分别,而药味又何须分别。惟是女子善怀,一不得志,而闺中怨忧,无以解其郁郁无聊之气,而经血不行,行经作痛,千般怪病,后此生焉。泽兰气味和平,又善于解郁,尤宜于妇人,故为妇科妙药,非单宜妇人,而不宜于男子也。"

《本草纲目》曰:"泽兰走血分,故能治水肿,涂痈毒,破瘀血,消癥瘕,而为妇人要药。"《岭南采药录》中称泽兰可以:"治蛇伤,散毒疮。"《医林纂要》记载泽兰:"补肝泻脾,和气血,利筋脉。主治妇人血分,调经去瘀。"

【成分研究】

1. 酚类 泽兰中含丰富的酚类成分,主要有原儿茶醛、原儿茶酸、咖啡酸、迷迭香酸、迷迭香酸甲酯、迷迭香酸乙酯、荆芥素等[1-3]。

2. 黄酮类 研究表明,泽兰中含大量黄酮类化合物,主要有芹菜苷、木犀草素、木犀草素-7-O-β-D-吡喃葡萄糖苷、槲皮素、芦丁、槲皮黄苷、金圣草黄素、金合欢素、高车前素等[4]。

3. 萜类和甾体类 研究发现,泽兰中含齐墩果酸、熊果酸、乙酰熊果酸、2α-羟基熊果酸、β-谷甾醇、胆甾醇、桦木酸、β-胡萝卜苷等[5]。

4. 氨基酸 泽兰中氨基酸含量丰富,含氨基酸16种以上,其总量为6.42%,其中人体必需氨基酸占氨基酸总量的40.64%[6]。

5. 脂肪酸 有报道从泽兰中分离并鉴定了5种脂肪酸,分别为14-甲基十五烷酸(18.61%)、亚油酸(9.84%)、亚麻酸(24.00%)、硬脂酸(5.19%)和花生酸(2.23%)[7]。

【药理研究】

1. 降血脂 有研究显示,泽兰能有效地降低正常家兔血清总胆固醇和三酰甘油水平,对于实验性高血脂大鼠连续喂养高脂饲料加泽兰,实验性高血脂大鼠的三酰甘油水平明显降低[8]。

2. 抗凝血 泽兰水煎剂能延长小鼠凝血时间,体外实验显示泽兰水煎剂可以抑制家兔血小板聚集;连续7天灌胃3.9 g/kg能明显减轻大鼠动静脉血栓重量;单次灌胃15 g/kg可明显延长家兔血浆复钙凝血时间、凝血酶原时间、白陶土部分凝血活酶时间和凝血酶时间,升高血浆抗凝血酶活性[9]。

3. 保肝 小鼠灌胃给予泽兰水提取物能显著对抗四氯化碳所致肝硬化的形成,对小鼠肝纤维化有一定的防治作用。且泽兰对部分肝切除小鼠的肝细胞再生有弱的促进作用[10]。

【食用方法】

泽兰加红糖水

原料:泽兰叶,红糖。

功效:缓解产后腹痛。

做法：泽兰叶加红糖泡水。

【常用配伍】

泽兰配防己，等分为末，每次服 10 g，醋酒送下，祛产后水肿、血虚浮肿。

泽兰配川楝子，泽兰味苦辛微温，入肝、脾经，活血行水、通经化瘀；川楝子味苦性寒入肝、胃、小肠经，清肝泻热、解郁止痛。二者伍用，有疏肝解郁、活血化瘀、通经止痛之效，用于治疗胁肋疼痛、月经不调、闭经、痛经、产后瘀滞腹痛、腹部癥瘕等。

泽兰配佩兰，泽兰活血行气破瘀，通经利水；佩兰芳香化浊。两药配伍用，一气一血，芳香化浊，活血消肿，对湿阻血瘀大腹水肿如肝硬化之单腹胀，跌打损伤之痛肿作痛均有效。

【注意事项】

无瘀血者慎服泽兰。

《本草经集注》曰："防己为之使。"

《得配本草》曰："血虚枯秘者禁用泽兰。"

【参考文献】

参考文献见二维码。

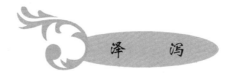

泽　泻

泽泻（*Alismatis Rhizoma*），又名水泽、如意花、车苦菜。《中华人民共和国药典》（2020 版）记载本品为泽泻科植物泽泻的干燥块茎。主产于福建省、四川省、江西省、云南省、贵州省等地，道地药材主要为"建泽泻"和"川泽泻"。主要用于小便不利，水肿胀满，泄泻尿少，痰饮眩晕，热淋涩痛，高脂血症等。

【文献记载】

泽泻，性味：味甘、淡，性寒。功效：利水渗湿，泄热，化浊降脂。

早在《楚辞》中就有"筐泽泻以豹鞹兮，破荆和以继筑"的诗句。将泽泻与"荆和"（代指和氏璧）相提并论，说明古人很早就认识到了泽泻的价值。

《神农本草经》曰："主风寒湿痹，乳难。消水，养五脏，益气力，肥健。久服耳目聪明,不饥,延年,轻身,面生光,能行水上。"

《名医别录》曰:"主补虚损、五劳,除五脏痞满,起阴气,止泄精、消渴、淋沥,逐膀胱三焦停水"。

《药品化义》曰:"除湿热,通淋沥,分消痞满,透三焦蓄热停水,此为利水第一良品"。

《药性论》曰:"主肾虚精自出,治五淋,利膀胱热,宣通水道"。

《日华子本草》曰:"治五劳七伤,主头旋、耳虚鸣,筋骨挛缩,通小肠,止遗沥、尿血"。

《本草纲目》曰:"泽泻,气平,味甘而淡,淡能渗泄,气味俱薄,所以利水而泄下""渗湿热,行痰饮,止呕吐,泻痢,疝痛,脚气"。

【成分研究】

1. 三萜类 目前,分离得到的 50 多个三萜类化合物,其结构均为原萜烷型四环三萜[1],主要为泽泻醇(A~O)及其衍生物[2]。其中 23 -乙酰泽泻醇 B 的含量相对较高,是《中华人民共和国药典》(2020 版)中泽泻的指标测定成分[3]。从生源途径看,其他的三萜类成分均衍生自 23 -乙酰泽泻醇 B[2]。

2. 倍半萜类 主要为愈创木烷型倍半萜,其次为吉玛烷型、桉叶烷型及 O - plopanane 型,常见的有新倍半萜 D,泽泻萜醇(A~E),10 -甲氧基-泽泻二醇,桉叶烷型倍半萜桉烯二醇,泽泻萜醇(E、F),oplopanane,泽泻酮,泽泻醇,泽泻二醇,倍半萜吉玛烯(C、D)等[2]。

3. 二萜类 研究显示,泽泻中贝壳杉烷型主要为四环二萜类化合物。目前,分离鉴定出的泽泻二萜类主要有 3 种,分别是 16(R)-对-贝壳桧烷-2,12 -二酮、泽泻二萜醇、泽泻二萜苷[2]。

4. 挥发油 泽泻中含丰富的挥发油类化合物,已分析鉴定的有 50 余种。其中 δ -榄香烯含量高达 30%左右,三甲基正丁醛、二甲基正丁醛含量可达 6%左右。而异长叶烯、3,5 -二甲苯酚、柠檬烯、β -石竹烯、δ -榄香烯、三甲基正丁醛等都具有一定的毒性[1]。

5. 黄酮 目前,从泽泻干燥块茎中仅分离得到大黄素和 2,2′,4 -三羟基查耳酮[2]。

6. 多糖 泽泻多糖主要包括蔗糖、D -葡萄糖、β - D -甲基呋喃果糖苷、泽泻 PII、PIIIF、SI 多糖。泽泻多糖的质量分数大约为 5.783%[2]。

7. 氨基酸 泽泻中含 17 种常见的氨基酸,大多数为非必需氨基酸。泽泻中全氨基酸含量在 12%~20%。不同产地的泽泻其总氨基酸和游离氨基酸含量结构组成比例有一定的规律性[2]。

8. 其他 泽泻中还有生物碱、胆碱、糠醛、乳糖六磷酸酯、肌醇六磷酸酯钠盐、β -谷甾醇- 3 - O - 6 -硬脂酸酯、正二十三烷、β -谷甾醇、硬脂酸、1 -硬脂酸甘油酯尿嘧啶核苷及胸腺嘧啶脱氧核苷等,这些成分种类较少,含量较低[1,2]。

【药理研究】

1. 利尿　泽泻的醇提取物具有显著的利尿和抗利尿作用,小剂量的泽泻醇提取物可以促进尿量增加及电解质离子的排出,大剂量则对此有显著抑制作用[4]。

2. 降血脂　泽泻具有降血脂作用,研究显示泽泻中原烷型三萜是法尼醇 X 受体(farnesol X receptor,FXR)激动剂,而 FXR 参与调控胆固醇 7α-羟化酶(CYP7A1)和胆盐外排泵,从而调控机体胆固醇的动态平衡[5,6]。

3. 抗动脉粥样硬化　另有研究表明,泽泻提取物可以通过降低诱导型一氧化氮和一氧化氮合酶水平,抑制过氧化,从而抑制高同型半胱氨酸诱导的动脉粥样硬化[7]。

4. 降血压　泽泻是通过扩血管来发挥降血压作用,其扩血管作用随其反应浓度的增大而增强。泽泻醇 A 和泽泻醇 B 对人体由肾上腺素引起的主动脉收缩有松弛作用,从而缓解收缩压起到降血压作用,同时泽泻醇还可以抑制由血管紧张素分泌引起的血管收缩[4]。

5. 降血糖　泽泻乙醇提取物可以增加机体对葡萄糖的摄取,不增加脂肪的形成,同时还抑制 α-葡萄糖苷酶的活性。另有研究表明,泽泻醇提取物不仅可增加正常小鼠的胰岛素分泌,而且可显著提高由四氧嘧啶导致的高血糖小鼠的胰岛素分泌水平,同时改善胰岛组织,显示出明显的降血糖、降血脂和保护胰岛组织免受损伤的活性[4]。

6. 抗肾结石　对比不同浓度的泽泻水溶性提取物和甲醇提取物对 Wistar 大鼠尿草酸钙结石形成的影响,发现泽泻 50% 甲醇提取物是泽泻防止尿草酸钙结石形成的最有效提取物[8]。

7. 免疫调节　泽泻甲醇提取物在实验性动物模型中能抑制酵母多糖诱导的大鼠后爪浮肿和酵母多糖诱导的血管通透性增高的程度,显示出对经典途径和旁路途径激活的补体诱导的溶血作用,它还能抑制低张性休克诱导的溶血作用[9]。

8. 抗炎　研究表明,泽泻醇提取物对于脂多糖诱导的急性肺损伤小鼠有明显的抗肺炎活性,分析显示泽泻是通过抑制 NF-κB 转录因子的活性及其相关基因 COX-2、IL-1β 和诱导型一氧化氮合酶的表达,同时激活 Nrf2 调控基因的表达,从而使炎症基因的表达下调来发挥抗炎作用的[4]。

9. 抗肿瘤　研究发现,泽泻中的三萜化合物泽泻醇 B 乙酸酯可诱导人体内激素抗性前列腺癌 PC-3 细胞的凋亡,并且呈时间和浓度依赖性,并根据线粒体膜电位和细胞凋亡之间的关系推测,泽泻醇 B 乙酸酯可诱导 Bax 蛋白上调和核转位,通过线粒体介导机制以同时活化 Caspase-8、Caspase-9、Caspase-3 来诱导 PC-3 细胞的凋亡[4]。

10. 护肝　采用实验性非酒精性脂肪肝大鼠模型,灌以不同剂量的泽泻甲醇提取物,发现泽泻不仅显著降低了大鼠血清和肝脏脂质,并通过减少脂质过氧化和激活抗氧化酶来防止氧化应激,表现出显著的肝脏保护作用[4]。

11. 减肥　泽泻水煎剂可降低大剂量谷氨酸钠诱导的实验性肥胖大鼠的 Lee's 指数、子宫或睾丸周围脂肪指数及血清三酰甘油含量,提示可能具有一定的减肥作用[9]。

12. 毒性研究　通常认为泽泻在一定剂量范围内是不具有毒性的。但有研究显示,泽泻中的一些化合物如泽泻醇 C、16,23 -环氧泽泻醇 B 和泽泻醇 O,具有一定的肾毒性[10]。

【食用方法】

1. 扁豆薏米猪苓泽泻煲猪骨

原料:扁豆、薏苡仁各 80 g,猪苓、泽泻各 12 g,红枣 5 枚,猪骨 500 g,生姜 3 片。

功效:具有清热、渗湿、滋润、补益等的作用。

做法:各物分别洗净,药材浸泡,猪骨敲裂。一起下瓦煲,加清水武火滚沸后改文火煲约 2 h,下盐便可。

2. 老冬瓜鲜荷叶猪苓泽泻鲫鱼汤

原料:老冬瓜 800 g,鲜荷叶 1/2 块,猪苓、泽泻各 12 g,薏苡仁 80 g,鲫鱼 1 条,猪瘦肉 100 g,生姜 3 片。

功效:清热、消暑、祛湿。

做法:各物洗净,冬瓜连皮、籽切块;中药和薏苡仁稍浸泡;鲫鱼宰洗净,煎至微黄,倒入少许清水。一起下瓦煲,加清水武火滚沸后以文火煲 2.5 h,下盐即可。

3. 美味消脂汤

原料:泽泻 10 g,党参 15 g,车前子(用布包好)10 g,山药 50 g,山楂 50 g,瘦肉(不带肥油的瘦肉)100 g。

功效:辅助消除体内多余脂肪。

做法:以上原料加水,煮 2~3 h。

4. 泽泻粥

原料:泽泻粉 10 g,粳米 100 g,白糖适量。

功效:常食用该粥对小便不利,水肿,泄泻,淋浊,带下,痰饮及肾阴不足,相火亢盛所致的遗精,眩晕等症有不错的疗效。

做法:先将粳米加水煮粥,待粳米开花后,调入泽泻粉,改用文火稍煮沸即可。

【常用配伍】

泽泻配白术、鹿衔草,如泽泻饮可健脾燥湿、固表止汗、补肺平喘,治酒风或因醉中风导致的恶风多汗、少气、口干。

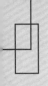

保健食疗本草

泽泻配茯苓、猪苓、桂枝等,如五苓散可治疗水湿停蓄之小便不利、水肿。

泽泻配厚朴、苍术、陈皮等,如胃苓汤可治脾胃伤冷,水谷不分,泄泻不止。

泽泻配熟地黄、山茱萸、牡丹皮,泄肾虚火之余又补益肾精,可以治疗肾阴不足、相火偏亢之遗精。

泽泻配附子,温肾阳,利水湿,用于阴分虚寒、小便不通、误服寒凉不应者。

泽泻配车前子、木通,如龙胆泻肝汤可导湿热从水道而去,治肝胆实火上炎、湿热下注之带下。

泽泻配通草、王不留行,则益脾、健脾以助运,通阳以行水,舒其壅塞之水液而滑利关节,通利乳汁,可治乳闭等。

【注意事项】

《本草经集注》曰:"畏海蛤、文蛤。"

《名医别录》曰:"扁鹊云,多服病人眼。"

《医学入门》曰:"凡淋、渴,水肿,肾虚所致者,不可用。"

《本草经疏》曰:"人无湿无饮而阴虚,及肾气乏绝,阳衰精自流出,肾气不固。精滑目痛,虚寒作泄等侯,法咸禁用。"

【参考文献】

参考文献见二维码。

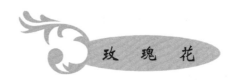

玫瑰花(*Rosae Rugosae Flos*),又名徘徊花、笔头花、湖花、刺玫瑰等,原产中国。玫瑰花有众多品种,如墨红、大马士革、鸡心玫、苦水玫瑰等,其中不乏栽培变种、栽培变异、杂交后繁育出来的品种。《中华人民共和国药典》(2020版)记载本品为蔷薇科植物玫瑰(*Rosa rugose Thunb.*)的干燥花蕾。主要用于风热感冒,咽喉肿痛,湿热泻痢,湿疹,疮疖,蛇虫咬伤等。

【文献记载】

玫瑰花,性味:味甘、微苦,性温。功效:行气解郁,和血,止痛。

玫瑰始载于姚可成的《食物本草》:"主利肺脾,益肝胆,辟邪恶之气,食之芳香甘美,令人神爽。"

《本草纲目拾遗》曰:"和血,行血,理气。治风痹。"

《本草再新》曰:"舒肝胃之郁气,健脾降火。治腹中冷痛,胃脘积寒,兼能破血。"

《本草正义》曰:"玫瑰花,香气最浓,清而不浊,和而不猛,柔肝醒胃,疏气活血,宣通窒滞,而绝无辛温刚燥之弊,断推气分药之中,最有捷效而最为驯良者,芳香诸品,殆无其匹。"

《药性考》曰:"行血破积,损伤瘀痛,浸酒饮。"《随息居饮食谱》也记载玫瑰可"调中活血,舒郁结,辟秽和肝。可消乳癖"。

【成分研究】

1. 挥发油类 主要成分是单萜类化合物,有萜烯类、单萜含氧化物、苯衍生物及脂肪族烃类[1]。

2. 黄酮类 玫瑰花蕾中的黄酮类化合物有山柰酚、槲皮素、木犀草素、木犀草素-3-O-β-D-吡喃葡萄糖苷、樱黄素、红车轴草素等[2,3]。

3. 色素类及多酚类 玫瑰花色素包括没食子单宁类、鞣花单宁类、单花青素、双花青素、聚合花青素、绿原酸、儿茶酸、表儿茶酸橡黄素、橡黄素苷、天然葵色素等[4]。

4. 木脂素类 云南玉溪玫瑰花中含木脂素类成分,如 prinsepiol、balaphonin、machilin D、lariciresinol 等[5]。

5. 氨基酸类 玫瑰花中含天冬氨酸、苏氨酸、谷氨酸、甘氨酸等 18 种氨基酸,其中天冬氨酸的相对含量高达 14.17%[6]。

6. 微量元素 玫瑰花中含 10 种人体必需的微量元素如钾、钙、钠、镁、铁、锌及许多宏量元素。其中铁、铜、锌的含量较高,对增强人体功能有一定作用[6]。

7. 其他有机物 玫瑰花富含蛋白质、脂肪、淀粉,有机酸、胡萝卜素、维生素 C、维生素 E、矿物质、多糖、鞣质、膳食纤维等多种营养成分。玫瑰花中蛋白质含量达16.33%,玫瑰花中共检测出 4 种不饱和酸,其中亚油酸、亚麻酸和油酸均为人体必需的不饱和脂肪酸,三者之和占总不饱和脂肪酸的 99.75%[4]。

【药理研究】

1. 抗氧化、抗衰老 体内结果表明,中药材玫瑰花对 8 月龄以上的小鼠抗氧化作用效果显著,同时明显提高了超氧化物歧化酶基因的表达量[7]。另有研究表明,玫瑰花提取物能显著提高果蝇的平均寿命和最高寿命,用 0.2% 含药培养基饲养果蝇后,发现果蝇体内的脂褐素含量明显下降,飞行频率有明显的升高趋势,同时果蝇体内抗氧化酶 CAT 和超氧化物歧化酶的活力均有明显提高[8]。

2. 降血糖 研究表明,玫瑰花黄酮能显著降低四氧嘧啶诱导的糖尿病模型小鼠的血糖水平,以 300 mg/(kg·d) 为最适剂量,降糖率达到 26.0%[9]。

3. 抗病毒、抗菌 玫瑰花水煎液可抑制伤寒杆菌、金黄色葡萄球菌及结核杆菌;其提取物也可抑制 HIV(人类免疫缺陷病毒)、T 细胞白血病病毒和白血病病毒等[10]。

4. 解毒、利胆 研究表明,玫瑰花水煎剂可解除小鼠口服锑剂的毒性反应,但仅对口服酒石酸锑钾有效,且同时使其抗血吸虫作用消失,这一作用可能是玫瑰花煎剂改变了酒石酸锑钾的结构所致。此外,玫瑰花中提取的挥发油可促进大鼠胆汁分泌,并能明显改善大鼠肝炎恢复期及胆囊炎、胆结石症发作期的症状[10]。

5. 对中枢神经系统的影响 研究表明,玫瑰花提取物可显著抑制 β-淀粉样蛋白(如 Aβ_{25-35})诱导的 PC12 细胞毒性,并降低 PC12 细胞内丙二醛浓度和转录因子蛋白 NF-κB 的表达,其作用机制可能与降低 Aβ_{25-35} 所致的 PC12 细胞内的氧化应激有关[10]。

6. 对肠系膜微循环的影响 研究表明,玫瑰花总提取物局部应用可增加微动脉的血流速度,并可加快恢复肾上腺素所致微循环障碍。上述作用与丹参注射液相似,但作用效果较丹参注射液弱[11]。

7. 对心血管的影响 玫瑰花水煎液可明显降低实验动物缺血心电图中 S-T 段抬高的幅度,对抗异丙肾上腺素所致大鼠心肌急性缺血性改变。保护缺血心肌超氧化物歧化酶的活性,表现出抗脂质过氧化的作用,同时可明显抑制心肌酸磷酸激酶的释放,减轻由于氧自由基对心肌细胞膜的损坏所造成的损伤,清除 DPPH 自由基[12]。

8. 抗肿瘤 玫瑰花所含儿茶精类物质用于放射病的综合治疗,有明显抗肿瘤作用。此外,有研究表明玫瑰花甲醇提取物是一种有效的 HAT(组蛋白乙酰转移酶)抑制剂,可抑制对前列腺癌细胞系 LNCaP 的生长[13]。

【食用方法】

1. 玫瑰花茶

原料:玫瑰花 6 g,佛手 10 g。

功效:用于肝胃不和,胁肋胀痛,胃脘疼痛,嗳气少食。

做法:以上原料用开水泡饮。

2. 玫瑰红花汤

原料:玫瑰花 9 g,全当归 6 g,红花 3 g。

功效:有活血散瘀或通络止痛之功效。用于外伤血瘀肿痛,或痹证经络不通,疼痛或肿痛。

做法:加水煎汤取汁,用白酒少量兑服。

3. 玫瑰花酒

原料:玫瑰花 350 g,白酒 1 500 g,冰糖 250 g。

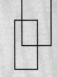

功效：活血散瘀、通络止痛，适宜于外伤跌打、血瘀肿痛、痹症络脉不通、关节疼痛者。

做法：将酒、花雷和糖放入玻璃瓶内，3 天可饮。

4. 玫瑰豆腐

原料：鲜玫瑰花 1 朵，豆腐 2 块，鸡蛋 1 枚，面粉、白糖、淀粉、青丝各适量。

功效：具有益气和胃、血散瘀之功效。

做法：玫瑰花切丝，豆腐切小块，鸡蛋加湿淀粉搅成鸡蛋糊；炒勺洗净，把豆腐块沾上干淀粉，再挂上蛋糊，下油锅炸至金黄色，捞出，沥去油；炒勺内放少许清水，加白糖搅炒，使其溶化起大泡，放入炸好的豆腐块翻炒几下，放入鲜玫瑰丝及青丝，见糖发白时盛入盘内，撒上白糖即成。

【常用配伍】

玫瑰配白残花、佛手片，可疏肝理气而解郁，主要适用于肝气郁结、胸闷及肝胃不和、脘腹胀痛、嗳气则舒等。

玫瑰配青皮、橘叶、川楝子，可用于治疗经前乳房胀痛。

玫瑰配当归、川芎、泽兰叶，可和血散瘀，治疗月经不调、损伤瘀血等。

【注意事项】

口渴、舌红少苔、脉细弦劲之阴虚火旺证者不宜长期、大量饮服，孕妇不宜多次饮用。

【参考文献】

参考文献见二维码。

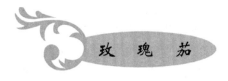

玫瑰茄

玫瑰茄（*Calyx Hibisci Sabdariffae*），别名洛神花、洛神葵、罗济葵、洛克红、山茄、红金梅、红梅果。《福建省中药材标准 2006 年版》记载本品为锦葵科植物玫瑰茄（*Hibiscus sabdariffa* Linn.）的干燥花萼和小苞片。始载于《岭南农刊》，每当开花季节，红、绿、黄相间，十分美丽，有"植物红宝石"的美誉。花萼具有降血压、抗坏血病和利尿的药效，并且对支气管炎和咳嗽病有缓解作用。

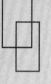

【文献记载】

玫瑰茄,性味:味酸,性寒。功效:具有降压、利尿、止咳、解毒的功效。

《新华本草纲要》曰:"根、种子有利尿,强壮功能。"

【成分研究】

1. 花青素类　玫瑰茄色素为花青素类,主要成分是飞燕草素-3-接骨木二糖苷、矢车菊素-3-接骨木二糖苷、飞燕草素-3-葡萄糖苷、矢车菊素-3-葡萄糖苷等[1]。

2. 常量与微量元素类　玫瑰茄中的常量元素有钠、钾、钙、镁等,微量元素有锌、铁、锰、铜[2]。

3. 生育酚　玫瑰茄种子中含脂溶性抗氧剂,尤其是 γ -生育酚的含量较高。玫瑰茄种子油属于亚油酸或油酸类型,其较丰富的脂肪酸是十八碳脂肪酸。甾醇类有 β -谷甾醇、菜油甾醇、δ-5-燕麦甾醇、胆甾醇和赪桐甾醇[3]。

4. 营养成分　玫瑰茄的花萼中含丰富的有机酸、维生素 C、多种氨基酸、蛋白质及天然色素和矿物质[2]。

5. 其他类　玫瑰茄中还含原儿茶酸、谷甾醇-β-D-半乳糖苷[4],其花萼还含蛋白质、木槿酸、还原糖、维生素、天然红色素、氨基酸;种子含半干性油和硬蛋白质[1]。

【药理研究】

1. 抗氧化活性　玫瑰茄干花萼水提取物具有一定的体外抗氧化作用。研究显示,水提取物对由铜离子介导的低密度脂蛋白氧化显示强的抗氧化活性,并于 0.1~5.0 mg/mL 呈质量浓度相关($P<0.05$)。玫瑰茄干花萼水提物 5 mg/mL 抑制硫代巴比妥酸反应产物(thiobarbituric acid reactive substances, TBARS)的形成,作用强于 100 μmol/mL 的维生素 E[5,6]。

2. 刺激人角化细胞增殖　玫瑰茄花中的粗多糖和所有酸性亚部位能强烈地诱导人角化细胞的增殖达 40%。线粒体的活性未受影响。由角化细胞交联外膜蛋白的形成测知,粗多糖能诱导原代人角化细胞早期分化[7]。

3. 抑制癌细胞　玫瑰茄花的酸性化合物木槿原儿茶酸(hibiscus protocatechuic acid, HP-CA)能抑制人前髓性白血病 HL-60 细胞的生存,并与剂量、时间相关。玫瑰茄富含多酚的提取物诱导 8 种细胞凋亡,其中 AGS 细胞最为敏感[8,9]。

4. 抑制成脂分化　玫瑰茄提取物显著减少关键的成脂转录因子的表达,包括于蛋白质水平 CCAAT 元素结合蛋白(C/EBP)α 和过氧化物酶体增生子和激活受体(PPAR)γ 在内。玫瑰茄提取物经由 PI3K/Akt 和 ERK 途径的调节而抑制脂肪细胞分化[10,11]。

5. 降血压　玫瑰茄甲醇粗提物能明显增强由乙酰胆碱和硝普钠分别诱导的内皮依赖性和非依赖性的血管松弛作用[12]。

6. 抗动脉粥样硬化　在动物实验中发现,玫瑰茄提取物具有降低兔血清脂质水平,明显减少动脉粥样硬化病变的作用。玫瑰茄提取物抑制巨噬细胞摄入 ox - LDL 与下调 CD36 基因表达,从而防止动脉粥样硬化损害的发生[13,14]。

7. 抗肿瘤　玫瑰茄中所含的原儿茶酸能促进癌细胞的灭亡,具有很强的抗癌效果;玫瑰茄的多酚和花青素可促进胃癌细胞、血癌细胞的凋亡[15,16]。

8. 通便利尿　在非洲民间普遍把玫瑰茄当作饮料,用于治疗便秘,并有很好的利尿药效。玫瑰茄提取物中含的类皂角苷化合物,这类物质具有通便利尿功效,在给小鼠喂食 800 mL/kg 的玫瑰茄提取物后,小鼠的粪便量有较为明显的增加[17]。

9. 护肝　玫瑰茄可有效地抑制化学物质对肝脏的损伤作用。目前研究发现,玫瑰茄中花色苷和原儿茶酸具有护肝作用。玫瑰茄提取物具有很好的保护小鼠肝脏免受硫唑嘌呤损伤的作用。通过对小鼠喂食玫瑰茄原儿茶酸发现,由脂多糖引起的肝损伤率明显下降[18,19]。

【食用方法】

1. 玫瑰茄炖排骨

原料:玫瑰茄 30 g,排骨 300 g。

功效:利尿消肿、软化血管、养血活血、养颜美容、增进钙的吸收,促进儿童发育,促进消化。

做法:玫瑰茄入清水中泡发 30 min,与排骨在一起煲 40 min,出锅前调味即可。

2. 玫瑰冰菊茶

主料:玫瑰茄 1 g,菊花 3 朵,枸杞子 5 粒,胖大海 1 个。

功效:清咽利喉,润燥。

做法:上述原料加开水冲泡 5～10 min,加入冰糖适量调味即得。

3. 玫瑰茄酒

原料:玫瑰茄若干。

功效:增加食欲、预防和治疗动脉硬化等心血管疾病。

做法:玫瑰茄发酵后过滤,调整所需糖、酒度即得。

4. 金莲花玫瑰茄茶

原料:玫瑰茄、金莲花、木蝴蝶各 1 g,冰糖适量。

功效:能清肺热、利咽喉,对支气管炎、咳嗽、咽喉肿痛、扁桃体炎有很好的效果。

做法:上述原料用热开水冲沏,加入冰糖调味,待玫瑰茄泡开即可,代茶饮。

【注意事项】

胃酸过多者慎用,肾功能不好者慎用。

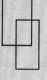

【参考文献】

参考文献见二维码。

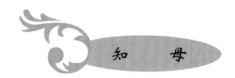

知母（*Anemarrhenae Rhizoma*），又名毛知母、地参、野蓼、羊胡子根、蒜辫子草、大芦水、水须、昌支、兔子油草、蚳母、连母、女雷、苦心等。《中华人民共和国药典》（2020 版）记载本品为百合科知母属植物知母（*Anemarrhena asphodeloides bge.*）的干燥根茎。春、秋二季采挖，除去须根及泥沙，晒干，或除去外皮、晒干。知母是临床上常用药材，原是半野生半家种品种，随着近些年家种的发展，野生资源逐年减少，目前市场流通货源多数为家种品，有毛知母、知母肉、知母片 3 种，带皮知母习称"毛知母"、去皮知母习称"知母肉"、直接带皮加工的饮片习称"知母片"。主要用于外感热病，高热烦渴，肺热燥咳，骨蒸潮热，内热消渴，肠燥便秘等。

【文献记载】

知母，性味：味苦，性寒。功效：清热泻火，生津润燥。

知母最早载于《尔雅》，称为莐，茈藩，《神农本草经》列知母为中品："味苦，寒，主消渴，热中，除邪气，肢体浮肿，下水，补不足，益气，一名蚳母，一名连母，一名野蓼。"

《本草纲目》曰："肾苦燥，宜食辛以润之；肺苦逆，宜食苦以泻之。知母之辛苦寒凉，下则润肾燥而滋阴，上则清肺金泻火，乃二经气分药也；黄柏则是肾经血分药，故二药必相须而行，昔人譬之虾与水母，必相依附。"

《本草求原》曰："治嗽血，喘淋，口病，尿血，呃逆，盗汗，遗精，痹痿，癥瘕，风汗，内疸，皆是阴虚不能化阳，而湿热为病也。"

《本草通玄》曰："知母苦寒，气味俱厚，沉而下降，为肾经本药。兼能清肺者，为其肃清龙雷，勿使僭上，则手太阴无销烁之虞也。泻有余之相火，理消渴之烦蒸，凡止咳安胎，莫非清火之用。多服令人泄泻，亦令人减食，此惟实火燔灼者方可暂用。若施之于虚损之人，如水益深矣。盖苦寒之味，行天地肃杀之气，非长养万物者也。"

《药性论》曰："主治心烦躁闷，骨热劳往来，生产后蓐劳，肾气劳，憎寒虚损，患人虚而口干，加而用之。"

【成分研究】

1. 皂苷类　知母中含丰富的甾体皂苷类成分,主要有知母皂苷 A I、知母皂苷 A II、知母皂苷 A III、知母皂苷 A IV、知母皂苷 F、菝葜皂苷元、薯蓣皂苷元、异菝葜皂苷元、新吉托皂苷元等[1,2]。

2. 黄酮类　研究表明,杜果苷是知母中主要的黄酮类成分,也是主要的活性成分,其他黄酮类化合物还有异杜果苷、宝霍苷-1、淫羊藿苷-1、蜡菊亭等[3,4]。

3. 木质素类　知母中所含的木质素类成分主要有顺-扁柏树脂酚、单甲基-顺-扁柏树脂酚、氧化-顺-扁柏树脂酚、构树宁 B 等[5,6]。

4. 生物碱类　研究表明,知母中含的生物碱类成分主要有香豆酰基酰胺、N-反式阿魏酰基酪胺、N-顺式阿魏酰基酪胺、环(酪-亮)二肽、烟酸、aurantiamide acetate 等[7]。

5. 其他　知母中还含大黄酚、大黄素等蒽醌类化合物,以及挥发油、脂肪酸等成分[8-10]。

【药理研究】

1. 抗肿瘤　知母中的薯蓣皂苷元对小鼠移植肿瘤细胞肉瘤 S180、宫颈癌-14和腹水型肝癌的细胞增殖有明显的抑制作用,另外知母可抑制胃癌细胞 MKN45 和 KATO-III 生长并诱导其凋亡[11,12]。

2. 降血糖　作为传统中药,知母在治疗糖尿病方面疗效突出。知母皂苷能显著抑制 α-葡萄糖苷酶的活性,降低其空腹血糖,知母皂苷的降糖作用可能是通过抑制 α-葡萄糖苷酶的活性来实现的[13]。

知母中黄酮类化合物杜果苷也具有降糖作用,口服后能降低非胰岛素依赖型糖尿病模型 KK-Ag 小鼠的血糖水平,且不影响正常小鼠血糖水平。

3. 抗氧化　杜果苷也是一种自由基清除剂和抗氧化剂,它能有效地清除羟基自由基和氧自由基这两种活性氧,其中以清除羟基自由基作用最强,是甘露醇的780 倍;抗脂质过氧化作用是维生素 E 的 1 000 倍[14,15]。

4. 抗血小板聚集　早在 20 世纪 80 年代就发现知母皂苷 A III 对由 ADP、5-HT 和花生四烯酸诱导的兔和人血小板聚集均有很强的抑制作用。体外血小板凝集模型试验发现,知母皂苷 A III 体内给药可减少血栓的湿重和干重,表明知母皂苷 A III 具有抗血栓的作用[16]。

5. 抗炎　知母总多糖能明显抑制炎症渗出增加、毛细血管通透性增高、组织水肿等炎症反应,其抗炎作用是通过促进糖皮质激素的分泌,从而使肾上腺皮质激素的分泌和释放减少及抑制前列腺素 E 的合成及释放实现[17,18]。

6. 其他　知母皂苷元能显著提高东莨菪碱所致痴呆小鼠的学习和记忆能力,增强脑内胆碱乙酰转移酶的活力[19]。

【食用方法】

知母玉竹蜜

原料：知母 20 g,玉竹 20 g,蜂蜜 200 g。

功效：能中缓急,润肺止咳,润肠燥,解毒。

做法：知母、玉竹快速洗净,放入瓦罐中,加水煎两次,合并煎液,加入蜂蜜,旺火隔水蒸 2 h,即得。

【常用配伍】

知母配贝母,主阴虚燥咳,干咳少痰。

知母配黄柏,滋阴清热,清热解毒,泻肾火。

知母配石膏,石膏清热生津而不解毒,与知母配伍,清热生津之力得到加强。

知母配麦冬,知母味甘,性寒,归肺、胃、肾经,具有清热泻火,生津润燥的作用,知母和麦冬都具有润肠通便的作用,在减腰腹上更胜一筹。

知母配黄芩,知母性味苦寒而不燥,上能清肺,中能凉胃,下能泻肾火,配以黄芩,则泻肺火。

【注意事项】

《名医别录》曰:"多服令人泄。"

《医学入门》曰:"凡肺中寒嗽,肾气虚脱,无火症而尺脉微弱者禁用。"

《本草经疏》曰:"阳痿,及易举易痿,泄泻脾弱,饮食不消化,胃虚不思食,肾虚溏泄等证,法并禁用。"

《本经逢原》曰:"外感表证未除、泻痢燥渴忌之。脾胃虚热人误服,令人作泻减食,故虚损大忌。"

储存：置通风干燥处,防潮。

【参考文献】

参考文献见二维码。

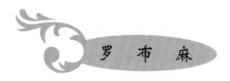
罗布麻

罗布麻(*Apocyni Veneti Folium*),又名红麻、茶叶花、红柳子、野麻、泽漆麻、茶叶

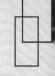

花等,生长于河岸、山沟、山坡的砂质地,在中国淮河、秦岭、昆仑山以北各省(自治区)都有分布。《中华人民共和国药典》(2020版)收载的是罗布麻叶,是夹竹桃科植物罗布麻的干燥叶。主要用于肝阳眩晕,心悸失眠,浮肿尿少等症。

【文献记载】

罗布麻,性味:味甘、苦,性凉。功效:平肝安神,清热利水。

据考证,罗布麻就是明代《救荒本草》以前古代本草记载的泽漆,该书有记载"采嫩叶,蒸过,晒干做茶吃亦可"。

《本草纲目》曰:"强心利水,主治皮肤热,大腹水气,四肢面目浮肿,利大小肠,明目轻身"。

【成分研究】

1. 黄酮类   黄酮类成分包括槲皮素、山奈酚、山奈酚-3-O-β-D-葡萄糖苷、山奈酚-7-O-α-L-吡喃鼠李糖苷、白麻苷、三叶豆苷、金丝桃苷、乙酰异槲皮苷与异槲皮苷等[1-4]。

2. 糖苷类   除了上述黄酮苷类成分外,罗布麻中还存在苯甲基-O-β-D-吡喃葡萄糖苷、2-苯乙基-O-β-D-吡喃葡萄糖苷、1-β-O-苯甲酰-D-吡喃葡萄糖苷、加拿大麻苷、紫罗兰酮苷[4,5]。

3. 甾醇类   罗布麻中的植物甾醇类包括羽扇豆醇、叶绿醇、胡萝卜醇、β-香树素等[4,5]。

4. 酸类   从罗布麻中分离出的主要是长链脂肪酸如α-亚麻酸及绿原酸、香草酸、异香草酸、原儿茶酸等[5]。

5. 氨基酸与微量元素   罗布麻含赖氨酸、组氨酸、精氨酸、天冬氨酸、苏氨酸等17种氨基酸和钠、镁、钙、铁等25种微量元素[6,7]。

6. 其他   从罗布麻中亦提取出鞣质、东莨菪亭、七叶内酯、绿原酸甲酯、蚱蜢酮、对羟基苯乙醇等化合物[5,8]。

【药理研究】

1. 降血压、降血脂   研究表明,罗布麻茶对大鼠高血压动物有显著降血压作用;不同剂量罗布麻茶能抑制食物性高脂血症大鼠模型血清总胆固醇、三酰甘油、低密度脂蛋白胆固醇的升高及血清高密度脂蛋白胆固醇的降低,其生物学效应具剂量依赖性[9-12]。

2. 抗氧化   罗布麻醇提物对自由基引起的细胞膜脂质过氧化损伤有保护作用[13]。

3. 护肝   罗布麻叶提取物对两肾一夹术和喂高糖高脂饲料复制的代谢综合征大鼠能起到改善肝细胞的脂质沉积和小叶内及汇管区炎症细胞浸润,降低其血清

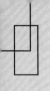

胰岛素、游离脂肪酸、谷草转氨酶和谷丙转氨酶水平,提高肝组织中 T - SOD 和谷胱甘肽过氧化物酶活力及 ISI,减少脂质过氧化物丙二醛含量的作用。其机制可能与改善胰岛素敏感性、抗氧化应激和降血压作用密切相关[14,15]。

4. 抗抑郁 研究表明,罗布麻能明显延长悬尾小鼠累计不动时间,说明罗布麻叶总黄酮的抗抑郁作用与多巴胺能系统有关。另有研究表明,罗布麻叶醇提物的水萃取部分可显著降低小鼠脑内单胺氧化酶-A、单胺氧化酶-B 的活性,可能是罗布麻叶抗抑郁作用机制之一[16,17]。

5. 镇静 罗布麻叶中所含金丝桃苷、山奈酚等是有效的镇静成分。进一步的研究显示,罗布麻活性可被 GABA 受体拮抗剂氟马西尼和非特异性的 $5-HT_{1A}$ 受体拮抗剂 WAY - 100635 部分抑制,揭示罗布麻的抗焦虑活性是通过 GABA 或 $5-HT_{1A}$ 受体起作用的[4]。

6. 影响内源性物质代谢 通过代谢组学和 SIMCA - P 软件中 PCA 法及 PLS - DA 分析法,显示连续给药 22 天时罗布麻叶醇提物对正常大鼠尿液中内源性物质代谢产生了明显影响,高剂量组与空白对照组之间差距较大[18]。

7. 增强免疫功能 研究发现,罗布麻茶服用前后免疫功能检查中细胞免疫查链激酶-链道酶(简称 SK - SD)明显上升,补体(C3)明显下降,体液免疫中 IgG>900 mg%者服茶后没有 1 例上升,而小于 900 mg%的 43 例中有 25 例上升,多者可增加 255 mg%。IgA、IgM 则无明显改变。说明罗布麻叶有对血小板确有解聚作用,调节机体免疫之作用[19]。

【食用方法】

1. 罗布麻决明茶

原料:罗布麻 10 g,决明子 15 g。

功效:适用于肝阳上亢型高血压合并冠心病或肾实质病变者,临床上多见头晕目眩、烦躁失眠、湿热所致小便不利或水肿等。

做法:决明子用文火炒至微黄,与罗布麻同置茶壶中,沸水泡 15 min,代茶频饮。

2. 罗布麻绿茶

原料:干罗布麻叶 15 g,绿茶 3 g。

功效:有平肝清火,强心利尿。

做法:二者共同热水冲泡。

3. 罗布麻菊花粥

原料:干罗布麻叶 10 g,菊花 3 g,粳米 100 g,白糖 30 g。

功效:具有平肝清火,利尿降压。

做法:罗布麻叶、菊花水煎取汁,放入粳米煮成稀稠粥,加入白糖调味即成。每日 1 剂,分早晚 2 次服食。

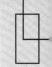

4. 菊花罗布麻鱼

原料：菊花 30 g,罗布麻 10 g,草鱼 1 条。

功效：适用于肝阳上亢型的高血压病伴冠心病患者,症见头晕目眩、烦躁、小便不利,甚或心悸、水肿等。可清肝祛风,强心利尿。

做法：菊花、罗布麻分两次煎取浓液;草鱼去鳞剖洗,切块,抹上少许精盐、酱油,放油锅走油。鱼块、药汁、生姜文火慢熬至收汁时再入精盐、酱油、胡椒粉、葱白调味即可。

【常用配伍】

罗布麻配甜瓜蒂、延胡索、公丁香、木香,可治肝炎腹胀。

罗布麻配夜交藤、丹参、钩藤,平肝潜阳,清火息风,适用于高血压伴眩晕耳鸣、头痛且胀、少寐多梦之症。

【注意事项】

不宜过量或长期服用,以免中毒。罗布麻叶制剂内服可出现恶心、呕吐、腹泻、上腹不适,也可出现心动过缓。吸罗布麻纸烟时可出现头晕、呛咳、恶心、失眠等。

【参考文献】

参考文献见二维码。

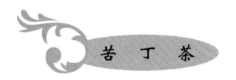

苦丁茶(*Ilex kudingcha* C.J.Tseng),又名土茶、茶盖、角刺茶、茶丁、富丁茶、皋卢茶、大叶茶、苦灯茶等。苦丁茶的植物有十多种,但《中华人民共和国药典》(2020版)仅收录冬青科枸骨叶。学术界认为,苦丁茶作为传统的一类代茶饮料植物,其称谓不是指植物分类学上的名称,而是仅作为一个专用词汇,在不同地区把不同的植物当作苦丁茶使用或称之为"苦丁茶"。现已报道有 31 种植物在不同地区被称为苦丁茶。其中,开发规模较大的有两类,一类是冬青科的苦丁茶,即海南省、广东省、广西壮族自治区、湖南省和浙江省等的苦丁茶冬青和大叶冬青苦丁茶,已于2013 年被国家卫计委列为普通食品;另一类为木犀科苦丁茶,即西南地区贵州省、四川省、云南省和重庆市等主要开发的女贞属苦丁茶。

【文献记载】

苦丁茶,性味:味甘、苦,性寒。功效:疏风清热,明目生津。

《本草纲目》曰:"南人取作茗饮,极重之,如蜀人饮茶也。今广人用之,名曰苦登。叶,苦,平,无毒。煮饮,止渴明目除烦,令人不睡,消痰利水,通小肠,治淋,止头痛烦热,噙咽,清上膈,利咽喉。"

《本草求真》曰:"茶茗,大者为茗,小者为茶。有以苦丁名者,产于六合,专于止痢。"

【成分研究】

1. 三萜类及其苷类 冬青科苦丁茶中广泛分布有三萜类化合物,主要包括羽扇豆醇、熊果酸、齐墩果-12烯、β-谷甾醇、胡萝卜苷、3β-羟基-羽扇-20(29)-烯-24-羧酸甲酯、羽扇-20(29)-烯-3β,24-二羟基、α-香树醇-3β-棕榈酸酯等[1-3]。

2. 黄酮及其苷类 苦丁茶中均含黄酮、黄酮醇、二氢黄酮、二氢黄酮醇类化合物。主要有槲皮素、芦丁、杨梅酮、芹菜素、二氢槲皮素等[4,5]。

3. 多酚类及儿茶素 苦丁茶中含丰富的多酚类物质如绿原酸、4,5-O-二咖啡酰奎尼酸、3,5-O-二咖啡酰奎尼酸和3,4-O-二咖啡酰奎尼酸[6]。另有研究发现,苦丁茶中有少量的表儿茶素、表没食子儿茶素没食子酸酯和表儿茶素没食子酸酯[7,8]。

4. 生物碱类 主要包括咖啡碱、可可碱、茶碱、苦丁茶碱[9],大叶冬青苦丁茶嫩叶中总生物碱含量约为5.24 mg/g[10]。

5. 挥发油类 研究发现,丁家岭苦丁茶(冬青科枸骨叶)中挥发油的主要成分为单萜、二萜、2-庚烯醛、苯甲醛、苯甲醇、苯乙醇等,醛、醇所占比重较大。广西壮族自治区冬青科苦丁茶所含挥发油中链状脂肪族化合物占检出成分的67.6%,酚性和芳香化合物占检出成分的23.2%,倍半萜等成分不足检出成分的10%[11,12]。

6. 氨基酸 研究发现,贵州苦丁茶鲜叶及成品茶发现含17种游离氨基酸、18种水解氨基酸,未检出茶氨酸,湖南省、海南省、广西壮族自治区和广东省苦丁茶发现其游离氨基酸与水解氨基酸种类相同,均为17种;苦丁茶游离氨基酸含量低;苦丁茶水解氨基酸含量较高[13,14]。

7. 维生素与微量元素 苦丁茶中维生素C、维生素E、维生素B_1和维生素B_2的含量均较高,且含钙、镁、锰、铁、硼、锶、锌等十余种微量元素,与茶叶相比,钙、锌元素含量较高,而铝、锰元素含量较低[15,16]。

8. 其他 苦丁茶还含可溶性多糖、苯丙素苷、环烯醚萜苷等,这与苦丁茶不同的植物来源有关。

【药理研究】

1. 抗氧化　研究表明,苦丁茶提取物的不同实验浓度都能降低大鼠离体组织中脂质过氧化产物丙二醛的含量,说明苦丁茶提取物具有相当的抗氧化作用[17]。另外,苦丁茶多酚具有较强的抗氧化作用[18]。

2. 降血脂　不同剂量的苦丁茶大叶冬青提取液可以显著降低高脂血症大鼠的血清总胆固醇、三酰甘油指标,对高密度脂蛋白胆固醇、低密度脂蛋白胆固醇、动脉粥样硬化指数、冠心指数 R－CHR 有一定的调节作用[19]。此外,苦丁茶冬青皂苷可降低 ApoE 基因缺陷小鼠血浆胆固醇,减轻高胆固醇血症导致的肾小球系膜病变和肾基质增生,同时能降低血中和肾脏中的过氧化产物浓度,从而发挥对脂质性肾损害的保护作用[20]。

3. 降血糖　海南苦丁茶水提 100% 乙醇回流成分能显著改善四氧嘧啶诱导的高血糖小鼠的糖耐量,降低升高的血糖值,显著升高高血糖小鼠的超氧化物歧化酶活力,并缓解糖尿病小鼠"三多一少"的症状。临床研究表明,苦丁茶冬青对 2 型糖尿病患者的各项血糖指标都有显著改善[21,22]。

4. 抗菌　苦丁茶水提物对金黄色葡萄球菌的抑菌作用为高敏,对大肠杆菌的抑菌作用为中敏[23]。

5. 减肥　研究表明,四川产苦丁茶可降低营养性肥胖小鼠模型的体重,Lee's 指标 和脂肪湿重,说明苦丁茶对营养性肥胖有预防和治疗作用[24]。

6. 抗肿瘤　研究表明,苦丁茶水提物对 MCF－7 人乳腺癌细胞有较强的生长抑制效果,同样的,苦丁茶水提物对 TCA8113 人舌鳞癌细胞也有相似的抑制效果。从苦丁茶中提取的熊果酸,能够诱导鼻咽癌细胞的凋亡,其机制可能与上调 APC 蛋白的表达量有关[25-27]。

【食用方法】

苦丁茶饮

原料: 苦丁茶 3 g。

功效: 疏风清热,明目生津。

做法: 分单独冲泡和与其他茶叶、药材混合冲泡两种冲泡方法。苦丁茶素有"茶胆"的名声,无论什么茶,都能与之相配。如与乌龙茶、绿茶、龙井、毛尖、花茶等混合冲泡时,则既有这些茶的香味,又有苦丁茶回甘和润喉的优点。

【常见配伍】

苦丁茶配决明子、丹参、绞股蓝,可调理肝、肾、脾平衡,降低血脂。

【注意事项】

风寒感冒者、体质虚寒者、慢性胃肠炎患者、经期女性、新产妇均不宜饮用苦丁茶。寒性的苦丁茶会加重虚寒,诱发气血凝滞、脘腹冷痛。

【参考文献】

参考文献见二维码。

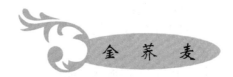

金荞麦(*Fagopyri Dibotryis Rhizoma*),又名苦荞麦、贼骨头、荞麦三七、金锁银开、野荞麦、天荞麦等,为蓼科荞麦属植物金荞麦[*Fagopyrum Dibotrys*(D. Don)*Hara*]的干燥根茎,冬季采挖,除去茎和须根,洗净,晒干。金荞麦也是复方金荞麦颗粒、金荞麦片和威麦宁胶囊等的主要成分之一。主要用于肺痈吐脓,肺热咳喘,乳蛾肿痛等。

【文献记载】

金荞麦,性味:味微辛、涩,性凉。功效:清热解毒,排脓祛瘀。

《滇南本草》曰:"金荞麦治五淋、赤白浊,兼杨梅疮毒。"

《新修本草》曰:"赤白冷热诸痢,断血破血,带下赤白,生肌肉。"

《本草纲目拾遗》曰:"治喉闭,喉风喉毒,用醋磨漱喉。治白浊用根,捣汁冲酒服。"

【成分研究】

1. 黄酮类　金荞麦中含丰富的黄酮类成分,主要有金丝桃苷[1]、表儿茶素[2]、原花青素 B_2[3]、槲皮素[4]、木犀草素 7,4′-二甲醚、红车轴草黄酮、鼠李素、3,6,3′,4′-四羟基-7-甲氧基黄酮[5]、异鼠李素、圣草酚、槲皮素-3-O-鼠李糖苷、儿茶素[6]、木犀草素等[7]。

2. 萜类　金荞麦中含的萜类成分有赤杨酮(glutinone)、赤杨醇(glutinol)[7]。

3. 甾体类　金荞麦中含的甾体类成分主要有 β-胡萝卜苷、海柯皂苷元、β-谷甾醇等[8]。

4. 挥发性成分　金荞麦中的挥发性成分主要有 α-萜品醇、2-羟基对茴香醛、萜品烯-4-醇、肉桂酸乙酯、2-甲氧基黄樟醚、己醛、反式茴香醚、棕榈酸、樟脑、芳香醇、正壬醛等[9]。

5. 其他成分　在金荞麦中还含大黄素蒽醌、3,5-二甲氧基苯甲酸-4-O-葡萄糖苷、丁香酸、对羟基苯甲醛、琥珀酸、N-反式香豆酰酪胺等成分[10]。

【药理研究】

1. 抗肿瘤　研究发现,金荞麦根提取物能显著抑制肝癌(HepG2)、白血病(K562)、肺癌(H460)、结肠癌(HCTI16)及骨癌(U2OS)细胞的生长,其 IC_{50} 范围在 $25 \sim 40$ μg/mL,对宫颈癌(HeLa)及卵巢(OVCAR-3)细胞的生长有轻微抑制作用($IC_{50} > 120$ μg/mL)[11,12]。

2. 抗菌　实验发现,金荞麦根部提取液具有良好的预防感染鸡白痢沙门菌、金黄色葡萄球菌、多杀性巴氏杆菌和猪丹毒杆菌的作用。在感染前 $24 \sim 72$ h,给予小鼠腹腔注射金荞麦根部提取液,可以使小鼠死亡率明显降低,但在感染时或感染后再给药,则无法减少小鼠死亡[13]。

体外抑菌实验表明,金荞麦乙醇提取物正丁醇萃取部分对乙型溶血性链球菌、肺炎球菌有明显的抑制作用;体内抑菌实验表明,此部分对肺炎球菌菌株所致的小鼠感染有保护作用[14]。

【食用方法】

1. 金荞麦茶

原料:金荞麦 5 g。

功效:清热解毒、活血化瘀、健脾利湿。

做法:热水冲泡。

2. 金荞麦冬瓜子煲猪瘦肉汤

原料:金荞麦 15 g,冬瓜子 15 g,桔梗 20 g,红枣 10 枚,猪瘦肉 200 g,生姜适量。

功效:可用于肺热、扁桃体发炎,支气管炎等病的辅助治疗。

做法:原料放入炖盅内,加入温开水盖好,小火隔水炖 3 h 即可。

【常用配伍】

金荞麦配鱼腥草,清热解毒,善排脓祛瘀,并能清肺化痰。

金荞麦配桑枝,可减轻手足关节不利、风湿筋骨酸痛。

金荞麦配红糖,可治痛经及产后瘀血阻滞腹痛等。

金荞麦配蒲公英,解毒、消痈,可用治疮痈疖肿或毒蛇咬伤。

金荞麦配射干,清热、利咽、消肿,可治咽喉肿痛。

金荞麦配山药,促进脾胃运化,增进食欲,用于脾失健运之腹胀食少、疳积消瘦。

金荞麦配麻黄、杏仁,三药皆入肺经,金荞麦性凉可清肺中之热,麻黄、杏仁的功效与作用两药宣肺化痰止咳,三药共用,具有清宣肺中郁热之功用,用于治疗肺热之咳喘。

金荞麦配大青叶、牛蒡子,三者皆为清热解毒之品,且利于上焦,用于治疗外感风热或上焦之热所致咽炎喉肿痛等。

【注意事项】

储存：置干燥处,防霉,防蛀。

【参考文献】

参考文献见二维码。

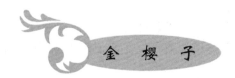

金樱子(*Rosae Laevigatae Fructus*),又名刺榆子、刺梨子、金罂子、山石榴等。《中华人民共和国药典》(2020 版)记载本品为蔷薇科植物金樱子(*Rosa laevigata Michx.*)的干燥成熟果实。10~11 月果实成熟变红时采收,干燥,除去毛刺。主要用于遗精滑精,遗尿尿频,崩漏带下,久泻久痢等。

【文献记载】

金樱子,性味：味酸、甘、涩,性平。功效：具有固精缩尿,固崩止带,涩肠止泻之功效。

金樱子始载于《蜀本草》,治脾泄下痢,止小便利,涩精气。

《本草纲目》曰："主治脾泄下痢,止小便利、涩精气;久服,令人耐寒轻身。"

《本草经疏》曰："十剂云,涩可去脱,脾虚滑泄不禁,非涩剂无以固之。膀胱虚寒则小便不禁,肾与膀胱为表里,肾虚则精滑,时从小便出,此药气温味酸涩,入三经而收敛虚脱之气,故能主诸证也。"

《本草新编》曰："金樱子,世人竞采以涩精,谁知精滑非止涩之药可止也。遗精梦遗之症,皆尿窍闭而精窍开,不兼用利水之药以开尿窍,而仅用涩精之味以固精门,故愈涩而愈遗也。"

【成分研究】

1. 三萜类　金樱子中含 19α -羟基亚细亚酸及其 $28 - O$ -吡喃葡萄糖苷、齐墩果酸、委陵菜酸- $28 - O$ -吡喃葡糖苷、蔷薇酸、$2\alpha,3\beta,19\alpha$ -三羟基乌苏- 12 -烯- 28 -酸、$2\alpha,3\alpha,19\alpha,23$ -四羟基乌苏- 12 -烯- 28 -乌苏酸、2α -羟基乌苏酸等三萜类成分[1,2]。

2. 黄酮类　金樱子中总黄酮含量为 2.31%[3,4]。

3. 多糖 金樱子中总糖含量达 24%,其中多糖含量约为果实的 8.73%,多糖由阿拉伯糖、鼠李糖、半乳糖、葡萄糖、甘露糖、半乳糖、木糖等[5]。

4. 其他 金樱子中的脂肪酸如亚油酸、亚麻酸、油酸、棕榈酸、硬脂酸,甾体类如 7-氧代谷甾醇-β-吡喃葡萄糖苷酯、谷甾醇-β-D-吡喃葡萄糖苷酯、胡萝卜素等[6-8]。

【药理研究】

1. 抗氧化 采用 FRAP 法和 DPPH 法,以维生素 C 和 BHT 为对照物,发现金樱子棕色素有一定的抗氧化能力[9-10]。

金樱子总黄酮具有良好的抗氧化活性,且其抗氧化能力与其浓度呈正相关,并且金樱子总黄酮还具有较强的体外自由基清除能力,能有效提高氧化损伤 HUVEC 细胞中超氧化物歧化酶、CAT、谷胱甘肽过氧化物的酶活性。在饲喂高糖、高脂饲料结合腹腔注射 STZ 诱导建立 SD 大鼠糖尿病模型中,发现金樱子能下调实验性糖尿病鼠肝 MCP-1、NF-κB 的表达,增强其抗氧化能力[11-13]。

金樱子中的多糖亦具有良好的抗氧化活性,能清除超氧阴离子自由基、抑制由羟基自由基对细胞膜破坏而引起的溶血[9,14]。

2. 抑菌抗炎 金樱子多糖对大肠杆菌、副伤寒杆菌、白葡萄球菌及金黄色葡萄球菌等有较强的抑制作用。1%金樱子滴眼剂治疗单疱病毒性角膜炎,对溃疡性角膜炎有显著疗效,可抑制单疱病毒。金樱子醇提物有一定的抗炎作用,可显著促进大鼠肉芽组织生长,并明显减少角叉菜胶所致的胸腔液白细胞总量[15-17]。

3. 保护肝肾 金樱子多糖能降低肝损伤小鼠血浆中总胆固醇、三酰甘油、低密度脂蛋白胆固醇的含量,提高高密度脂蛋白胆固醇含量,对药物所致的肝损伤有较好的修正作用。金樱子中总黄酮有显著的保护肝脏的作用[18]。通过建立 IgA 肾炎大鼠模型发现金樱子可以通过调节 TXB2 与 6K-PGF1α 的平衡,增加血清尿素和肌酐清除率达到保护肾功能的作用[19,20]。

4. 调节免疫 金樱子多糖可提高小鼠巨噬细胞对血中刚果红的吞噬能力,有效恢复免疫功能低下小鼠的迟发型超敏反应,降低血中转氨酶活性[21]。

【食用方法】

1. 金樱子粥

原料:金樱子 30 g,粳米 300 g,食盐少许。

功效:收涩固精,止遗古泄。

做法:金樱子洗净,放入锅内,加清水适量,用武火烧沸后,转用文火煮 10 min,滤去渣,药汁与粳米同煮为粥,再加入食盐少许拌匀调味即成。

2. 金樱子酒

原料:金樱子 10 g,淫羊藿 15 g,菟丝子 10 g,女贞子 10 g,狗脊 15 g,白酒 200 g。

功效:补肾固精,益气养血。

做法：将上述各药材加工成小块后，与白酒共置入容器中，密封浸泡15天后即可取用。

【常用配伍】

金樱子配党参，用于久虚泄泻下痢。

金樱子配芡实，用于肾虚不固，遗精滑泄白浊者。

金樱子配人参、五味子、蛤蚧，用于肺气不足，久病咳喘。

【注意事项】

《本草经疏》曰："泄泻由于火热暴注者，不宜用，小便不禁，及精气滑脱，因于阴虚火炽而得者，不宜用。"

《医学入门》曰："中寒有痞者禁服。"

《梦溪笔谈》曰："金樱子，止遗泄，取其温且涩也。今当取半黄时采，干，捣末用之。"

《本草图经》曰："金樱子，服食家用和鸡头实作水陆丹，益气补真，甚佳。"

【参考文献】

参考文献见二维码。

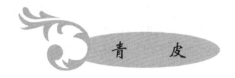

青　皮

青皮（*Citri Reticulatae Pericarpium Viride*），《中华人民共和国药典》（2020版）记载本品为芸香科植物桥（*Citrus reticulata Blanco*）及其栽培变种的干燥幼果或未成熟果实的果皮。五六月收集自落的幼果，晒干，习称"个青皮"；七八月采收未成熟的果实，在果皮上纵剖成四瓣至基部，除尽瓤瓣，晒干，习称"四花青皮"。主要用于胸胁胀痛，疝气疼痛，乳癖，乳痈，食积气滞，脘腹胀痛等。

【文献记载】

青皮，性味：味苦、辛，性温。功效：疏肝破气，消积化滞。用于胸胁胀痛，疝气疼痛，乳癖，乳痈，食积气滞，脘腹胀痛。

《本草纲目》曰："治胸膈气逆，胁痛，小腹疝痛，消乳肿，疏肝胆，泻肺气。"

《本草图经》曰："主气滞、下食，破积结及膈气。"

《医学启源》《主治秘诀》曰："厥阴、少阳之分，有病用之。破坚癖，散滞气，去下焦诸湿,左胁有积气。"

《本草备要》曰:"入肝胆气分,疏肝泄肺,破滞消坚,除痰消痞,治肝气郁积,胁痛多怒,久疟结癖,疝痛乳肿。"

《现代实用中药》曰:"治胃痛,吐逆,解热,消痰水。"

【成分研究】

1. 挥发油　挥发油是青皮的主要有效成分之一,青皮挥发油主要含 D -柠檬烯、7 -松油烯、β -月桂烯、吉玛烯 D、芳樟醇、百里香酚等[1,2]。

2. 黄酮类　青皮富含黄酮类成分,主要有橙皮苷、新橙皮苷、川陈皮素、柚皮苷、柚皮芸香苷[3-5]。

3. 生物碱　青皮中含 0.54% 的辛弗林及 0.09%~6.70% 的 N -甲基酪胺[6,7]。

【药理研究】

1. 对消化系统的影响　青皮对大鼠小肠纵行肌条有抑制作用且其作用强于陈皮[8],青皮及醋制青皮对离体大鼠十二指肠自发活动呈明显抑制作用[9],青皮还能拮抗乙酰胆碱引起的兔离体十二指肠痉挛性收缩[10]。

2. 对呼吸系统的影响　青皮注射液(主要成分为辛弗林)能结抗组胺引起的离体支气管痉挛性收缩,并能减轻组胺引起的豚鼠支气管肺灌流量减少[10]。

3. 抗休克　青皮注射液能对抗失血性、创伤性、输血性、中药肌松剂、内毒素、麻醉意外和催眠药中毒等多种原因引起的休克,还有强心、升压等作用[11,12]。

【食用方法】

1. 青皮甘草蜜

原料:青皮 15 g,甘草 5 g,蜂蜜适量。

功效:疏肝理气,和胃止痛。

做法:将青皮、甘草择净,放入锅中,加清水适量浸透泡发,加热煮沸取汁,每 20 min 取汁 1 次,共 3 次,3 液合并,文火浓缩后,加入倍量蜂蜜,煮沸即成。

2. 茴香青皮酒

原料:小茴香 10 g,青皮 15 g,黄酒 150 mL。

功效:疏肝解郁,理气调经。

做法:将前二味药材洗净,入酒内浸泡 3 天后饮用。

3. 青皮核桃酒

原料:青皮核桃 2 个,白酒 500 mL。

功效:解痉止痛。适用于老年胃及十二指肠溃疡、胃炎等痉挛性腹痛。

做法:青皮核桃洗净,打碎,装入瓶内,加入白酒,密封暴晒 20 天。待酒与核桃均呈黑色,过滤,加入单糖浆即成。

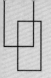

4. 青皮山楂粥

原料：青皮 20 g，生山楂 30 g，粳米 120 g。

功效：疏肝理气，解郁散结，适于乳腺小叶增生、证属肝郁气滞者。

做法：青皮、生山楂洗净，切碎后一起放入砂锅，加适量水，浓煎 40 min，用洁净纱布过滤，取汁待用。粳米洗净，放入砂锅，加水适量，用小火煨煮成稠粥，粥将成时，加入青皮、山楂浓煎汁，拌匀，继续煨煮至沸，即成。

【常用配伍】

《症因脉治》青皮散：气滞脘腹疼痛者，可与大腹皮同用。

小温中丸（《丹溪心法》）治积聚：青皮、陈皮、黄连（姜汁炒）各 30 g，香附（童便浸）120 g，苍术、半夏、针砂（醋炒）各 60 g，白术、苦参各 15 g，上为细末，面糊为丸。

青阳汤（《圣济总录》）治肝胀，胁下满而痛引小腹：青皮（醋炒）4.5 g，柴胡（醋炒），乌药、陈皮、延胡索各 3 g，炮姜、木香各 1.5 g，蒺藜 12 g，郁金 6 g，花椒子（打碎）24 粒。水煎服。

治肝气不和，胁肋刺痛如击如裂者：青橘皮 400 g（酒炒），白芥子、苏子各 200 g，龙胆草、当归尾各 150 g。共为末，每早晚各服 15 g，韭菜煎汤调下（《方脉正宗》）。

治心胃久痛不愈、得饮食米汤即痛极者：青皮 25 g，延胡索 15 g（俱醋拌炒），甘草 5 g，大枣 3 个。水煎服（《方脉正宗》）。

治食痛、饱闷、噫败卵气：青皮、山楂、神曲、麦芽、草果。为丸服（《沈氏尊生书》青皮丸）。

【注意事项】

《仁斋直指方》曰："有汗者不可用。"

《本草经疏》曰："肝脾气虚者，概勿使用。"

【参考文献】

参考文献见二维码。

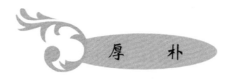

厚朴（*Magnoliae Officinalis Cortex*），《中华人民共和国药典》（2020 版）记载本

品为木兰科植物厚朴或凹叶厚朴的干燥干皮、根皮及枝皮。4~6月剥取,根皮和枝皮直接阴干;干皮置沸水中微煮后,堆置阴湿处,"发汗"至内表面变紫褐色或棕褐色时,蒸软,取出,卷成筒状,干燥。主要用于湿滞伤中,脘痞吐泻,食积气滞,腹胀便秘,痰饮喘咳等。

【文献记载】

厚朴,性味:味苦、辛,性温。功效:下气,除满,理气,燥湿,化痰。

《汤液本草》曰:"《本经》云:厚朴治中风伤寒头痛,温中益气,消痰下气,浓肠胃,去腹胀满。果泄气乎?果益气乎?若与枳实、大黄同用则能泄实满,《本经》谓消痰下气者是也。若与橘皮、苍术同用,则能除湿满,《本经》谓温中益气者是也。与解利药同用,则治伤寒头痛。与痢药同用,则浓肠胃。大抵苦温,用苦则泄,用温则补。"

《本草经疏》曰:"厚朴,主中风伤寒、头痛寒热,气血痹、死肌者,盖以风寒外邪伤于阳分,则为寒热头痛;风寒湿入腠理,则气血凝涩而成痹,甚则肌肉不仁,此药辛能散结,苦能燥湿,温热能祛风寒,故悉主之也。"

《医学衷中参西录》曰:"厚朴,治胃气上逆,恶心呕哕,胃气郁结胀满疼痛,为温中下气之要药。为其性温味又兼辛,其力不但下行,又能上升外达,故《神农本草经》谓其主中风、伤寒头痛,《金匮要略》厚朴麻黄汤,用治咳而脉浮。与橘、夏并用,善除湿满;与姜、术并用,善开寒痰凝结;与硝、黄并用,善通大便燥结;与乌药并用,善治小便因寒白浊。味之辛者属金,又能入肺以治外感咳逆;且金能制木,又能入肝、平肝之横恣以愈胁下掀疼。"

【成分研究】

1. 酚类　厚朴含多种酚类物质,其中以厚朴酚与和厚朴酚为主,还含四氢厚朴酚、异厚朴酚、龙脑基厚朴酚、二辣薄荷基厚朴酚、辣薄荷基和厚朴酚、辣薄荷基厚朴酚、厚朴木脂素(A~I)、丁香脂素等[1]。

2. 生物碱　厚朴中含厚朴碱、木兰花碱、武当木兰碱、白兰花碱、氧化黄心树宁碱、鹅掌楸碱、木兰箭毒碱、番荔枝碱、N-降荷叶碱及阿朴啡生物碱等[2]。

3. 挥发油　厚朴中含多种挥发油,其中以桉叶醇以其异构体的含量最高,占挥发油总量的40%~50%。此外,还含1-甲基-4-异丙基酚、γ-松油烯、γ-依兰虫烯、龙脑烯醛、胡椒烯、乙酸龙脑酯、乙酸芳樟醇酯、香橙烯、别香橙烯、榄香醇、石竹烯、愈创醇、茅苍术醇等[3,4]。

4. 其他　厚朴中还含芦丁、棕榈酮、椰皮苷、花生酸、胡萝卜苷等成分[5]。

【药理研究】

1. 抗氧化　厚朴中的和厚朴酚能清除超氧自由基,具有抗氧化作用[6-8]。

2. 抗菌　厚朴具有较强和较广的抗菌作用,对金黄色葡萄球菌、肺炎双球菌、痢疾杆菌、伤寒杆菌、副伤寒杆菌、大肠杆菌、绿脓杆菌、霍乱弧菌、变形杆菌、百日咳杆菌、枯草杆菌、溶血性链球杆菌、炭疽杆菌等均有较强的抑制作用[9-11]。

3. 抗病毒　在 15 μg/mL 的浓度下和厚朴酚对 SVR 细胞的生长抑制率能够达到 80%。在人淋巴细胞中,和厚朴酚抗 HIV 的 EC_{50} 为 3.3 μmol/L[12]。

4. 抗炎镇痛　研究发现,厚朴有明显的抗炎镇痛作用,抗炎机制是和厚朴酚下调 COX-2 诱导型一氧化氮合成酶基因的表达和 NF-κB 调控的前炎症因子表达,最终抑制大鼠的氧化应激和炎症[13]。

【食用方法】

猪肚瘦肉厚朴汤

原料:猪肚 200 g,猪肉(瘦)100 g,红枣(干)10 枚,薏苡仁 15 g,厚朴 20 g。

功效:开胃消食,用于舌苔腻厚、脾胃湿滞、便秘等症。

做法:猪肚洗净,与红枣、薏苡仁、厚朴及瘦肉入煲内,填水煲 4 h 即可。

【常用配伍】

治腹满痛大便闭者:厚朴 8 两(24 g),大黄 4 两(12 g),枳实 5 枚(9 g)。上三味,以水一斗二升,先煮二味,取五升,内大黄,煮取三升。温服一升,以利为度(《金匮要略》厚朴三物汤)。

治脾胃气不和,不思饮食:厚朴(去粗皮,姜汁涂,炙,令香净)125 g,甘草(炙)75 g,苍术(米泔水浸二日,刮去皮)200 g,陈皮(去白)125 g,人参 50 g,茯苓 50 g,上六味,为末。每服 5 g,水一盏,入生姜、枣子同煎七分,去滓温服,空心服之。或杵细末,蜜为丸,如梧桐子大。每服十丸,盐汤嚼下,空心服(《博济方》平胃散)。

治虫积:厚朴、槟榔各 10 g,乌梅 2 个。水煎服(《保赤全书》)。

治咳而脉浮者:厚朴 5 两(15 g),麻黄 4 两(12 g),石膏如鸡子大(12 g),杏仁半升(9 g),半夏半升(9 g),干姜 2 两(6 g),细辛 6 g,小麦一升(20 g),五味子半升(5 g),上九味,以水一斗二升,先煮小麦熟去滓,纳诸药,煮取三升,温服一升,日三服(《金匮要略》厚朴麻黄汤)。

食积气滞,腹胀便秘。该品可下气宽中,消积导滞。常与大黄、枳实同用,如厚朴三物汤(《金匮要略》)。若热结便秘者,配大黄、芒硝、枳实,以达峻下热结,消积导滞之效,即大承气汤(《伤寒论》)。

痰饮喘咳。该品能燥湿消痰,下气平喘。若痰饮阻肺,肺气不降,咳喘胸闷者,可与苏子、陈皮、半夏等同用,如苏子降气汤(《和剂局方》)。若寒饮化热,胸闷气喘,喉间痰声辘辘,烦躁不安者,与麻黄、石膏、杏仁等同用,如厚朴麻黄汤(《金匮要略》)。若宿有喘病,因外感风寒而发者,可与桂枝、杏仁等同用,如桂枝加厚朴杏子汤(《伤寒论》)。

七情郁结,痰气互阻,咽中如有物阻,咽之不下,吐之不出的梅核气证,亦可取该品燥湿消痰,下气宽中之效,配伍半夏、茯苓、苏叶、生姜等药,如半夏厚朴汤(《金匮要略》)。

【注意事项】

《本草经集注》曰:"干姜为之使。恶泽泻、寒水石、硝石。"

《药性论》曰:"忌豆,食之者动气。"

《品汇精要》曰:"妊娠不可服。"

《本草经疏》曰:"凡呕吐不因寒痰冷积,而由于胃虚火气炎上;腹痛因于血虚脾阴不足,而非停滞所致;泄泻因于火热暴注,而非积寒伤冷;腹满因于中气不足、气不归元,而非气实壅滞;中风由于阴虚火炎、猝致僵仆,而非西北真中寒邪;伤寒发热头疼而无痞塞胀满之候;小儿吐泻乳食,将成慢惊;大人气虚血槁见发膈证;老人脾虚不能运化,偶有停积;妊妇恶阻,水谷不入;娠妇胎升眩晕;娠妇伤食停冷;娠妇腹痛泻利;娠妇伤寒伤风;产后血虚腹痛;产后中满作喘;产后泄泻反胃,以上诸证,法所咸忌。"

《本草纲目》曰:"忌豆,食之动气"。

【参考文献】

参考文献见二维码。

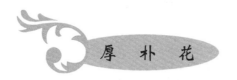

厚朴花(*Magnoliae Officinalis Flos*),《中华人民共和国药典》(2020版)记载本品为木兰科植物厚朴或凹叶厚朴的干燥花蕾。春季三四月花未开放时采摘,置蒸笼中稍蒸后晒干或低温干燥,干燥过程中注意翻动不宜过多,以免影响药材质量。厚朴花的性味与厚朴相同,但药力较弱。厚朴花的功用偏于中上焦,而厚朴的功能偏于中下二焦。主要用于脾胃湿阻气滞,胸脘痞闷胀满,纳谷不香等。

【文献记载】

厚朴花,性味:味苦,性微温。功效:理气,化湿。

《饮片新参》曰:"宽中下气。燥湿化滞,消胀满。"

【成分研究】

1. 酚类　厚朴花与厚朴所含化学成分相似,含厚朴酚与和厚朴酚[1,2]。

2. 挥发油　厚朴花所含的挥发油中多数为倍半萜、脂肪族、芳香族化合物成分,含量较高的有石竹烯(16.99%)、1,5,9,9-四甲基-1,4,7-环十一碳三烯(8.33%)、1,2,3,4-四氢化-1,6-二甲基-4-(1-甲基乙基)萘(6.70%)、1-甲氧基-3,7-二甲基-2,6-辛二烯(5.76%),含量较少的有 α-蒎烯、冰片、乙酸冰片酯、八氢化-四甲基薁衍生物等[1]。

【药理研究】

目前关于厚朴花的药理活性研究报道较少,多为其主要成分厚朴酚与和厚朴酚的研究,与厚朴相似。

【常用配伍】

厚朴花配西洋参,滋阴、缓解胃虚火、脾阴虚。

厚朴花配白术,温中健脾、燥湿。

【注意事项】

厚朴花辛苦温燥湿,易耗气伤津,故气虚津亏者及孕妇当慎用厚朴花。

【参考文献】

参考文献见二维码。

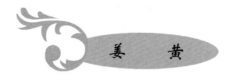

姜　黄

姜黄(*Curcumae Longae Rhizoma*),又名郁金、宝鼎香、毫命、黄姜等,因其形似姜而色黄,可浸水染色而命名,为姜黄芭蕉目。《中华人民共和国药典》(2020 版)记载本品为姜科植物姜黄的干燥根茎。冬季茎叶枯萎时采挖,洗净,煮或蒸至透心,晒干,除去须根。主要用于胸胁刺痛,胸搏心痛,痛经经闭,癥瘕,风湿肩臂疼痛,跌扑肿痛等。2019 年 11 月,国家卫生健康委、国家市场监督管理总局将姜黄列为《关于当归等 6 种新增按照传统既是食品又是中药材的物质公告》(2019 年第 8 号),明确其可作为食品香辛料和调味品使用。

【文献记载】

姜黄,性味:味辛、苦,性温。功效:破血行气,通经止痛。

姜黄首载于《新修本草》中:"味辛、苦,大寒,无毒。主心腹结积疰忤,下气破血,除风热,消痈肿,功力烈于郁金。叶、根都似郁金,花春生于根,与苗并出。夏花烂,无子。根有黄、青、白三色。其作之方法,与郁金同尔。西戎人谓之药,其味辛少、苦多,与郁金同,惟花生异尔。"

《本草纲目》曰:"姜黄、郁金、术药三物,形状功用皆相近,但郁金入心治血,而姜黄兼入脾,兼治气,术药则入肝,兼治气中之血,为不同尔。古方五痹汤用片子姜黄治风寒湿气手臂痛。"

《千金方》曰:"治诸疮癣初生时痛痒:姜黄敷之。"

《本草纲目拾遗》曰:"姜黄真者是经种三年以上老姜。能生花,花在根际,一如襄荷。根节坚硬,气味辛辣,种姜处有之,终是难得。西番亦有来者,与郁金、莲药相似,如苏敬所附,即是莲药而非姜黄,苏不能分别二物也。又莲味苦温,主恶气疰忤心。"

《本草求原》曰:"姜黄,益火生气,辛温,达火化气,气生化则津液行于三阴三阳,清者注于肺,浊者注于经,溜于海而血自行,是理气散结而兼泄血也。"

《伤寒论》曰:"伤寒产后,血晕欲死:用荷叶、红花、姜黄等分,炒研末。童子小便调服二钱。"

【成分研究】

1. 姜黄素类 姜黄中含的姜黄素类化合物有姜黄素、去甲氧基姜黄素、双去甲氧基姜黄素、二氢姜黄素等[1]。

2. 倍半萜类 姜黄中含萜类化合物种类较多,如姜黄新酮、姜黄二酮、姜黄酮醇、大牻牛儿酮-13-醛、4-羟基甜没药-2、原莪术二醇、莪术双环烯酮、5-环氧化物、α-姜黄酮、甜没药姜黄醇、甜没药姜黄醇、莪术烯醇、异原莪术烯醇、莪术酮二醇、原莪术烯醇、表原莪术烯醇等[2]。

3. 挥发油类 姜黄中挥发油成分主要有姜黄酮、芳香姜黄酮、姜黄烯、大牻牛儿酮、芳香姜黄烯、桉叶素、松油烯、莪术醇、莪术呋喃烯酮、莪术二酮、柠檬烯、芳樟醇、丁香烯、龙脑等[3]。

【药理研究】

1. 抗炎 大量的细胞实验、动物实验和临床研究表明,姜黄素可用于预防或治疗炎症性肠炎,胰腺炎和关节炎等炎症相关疾病。姜黄素能和与炎症相关的大量分子靶标相互作用。姜黄素抗炎机制为通过下调 COX-2、脂肪氧化酶、诱导型一氧化氮合酶的活性,抑制炎症细胞因子趋化蛋白和迁移抑制蛋白的产生[4]。

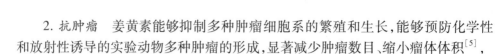

2. 抗肿瘤　姜黄素能够抑制多种肿瘤细胞系的繁殖和生长,能够预防化学性和放射性诱导的实验动物多种肿瘤的形成,显著减少肿瘤数目、缩小瘤体体积[5]。

3. 抗氧化　姜黄素类成分能清除氧自由基而发挥抗氧化作用,其机制可能与其中含的抗氧化蛋白有关[6]。

4. 对呼吸道保护　姜黄中的挥发油成分具有明显的祛痰、止咳及预防哮喘功效。动物研究表明,对于超声雾化器喷雾浓氨水诱导咳嗽的小鼠,姜黄挥发油能明显延长小鼠的咳嗽反应潜伏期和减少咳嗽次数[7]。

5. 保护心血管系统　姜黄素可通过抑制心肌 TNF－α 和金属蛋白酶-2 来保护心肌。动物实验证明,家兔给药后的左心室功能明显改善,射血分数提高,并且左心室舒张末期压力和左心室后壁厚度减小,胶原容积分数减少[8]。

【食用方法】

1. 姜黄炒饭

原料:白米饭 200 g,青椒丁、青豆、香菇丁、木耳丁、红萝卜丁、红椒丁、姜末、姜黄粉、生抽、盐适量。

功效:夏季开胃,治血瘀气滞诸证。

做法:热锅放适量油,下所有蔬菜拌炒,下生抽和少许盐;下白米饭,中火翻炒至饭粒分明,再下姜黄粉炒至均匀即可。

2. 姜黄酒

原料:姜黄、玄索、乳香、没药各 6 g,白酒 1 000 mL。

功效:破血行气,通经止痛。

做法:以上原料各等分粉末,溶于白酒。

【常用配伍】

姜黄配桂枝,桂枝辛甘温,气味俱轻,善于温通血脉,既可舒筋脉挛急,又能利关节壅阻,内通脏腑,外达肢节。桂枝温通经脉,助姜黄活血止疼,姜黄破血行气,助桂枝通达阳气,温经散寒,则血通脉,用于上下关节凝滞、痹着疼痛等。

姜黄配栀子,栀子苦寒,清热解毒,泻下焦火热,入肝驱清胆退黄,栀子得姜黄行气祛瘀之助,则疏利肝胆之力加强,共奏清热利胆,解毒止疼之效,用于肝胆热毒壅滞、血瘀气结之发热、口苦、胁下疼。

姜黄配当归,当归甘温辛散,养血和血,通经止痛,当归得姜黄之助,瘀血去而新生,一养一破,相反相成;姜黄得当归之助,活血通络,行气止疼之功更着,用于胸痹心疼、月经不调、经疼、闭经等。

姜黄配积实,枳实苦降下行,力锐气猛,破气消积,化痰除痞。二药合用,一重破气,一重破血,行气逐瘀,用于胸痹心疼、脘腹胀疼、癥瘕积块。

姜黄配蝉蜕,蝉蜕辛成凉,为轻清之品,辛可宣散,凉可去热,能散风除湿,清热解郁,既能宣通火郁,又可透风湿于火外,姜黄既能温散寒遏,助蝉蜕透达火郁。又可降浊泄热,导尿下行。一开宣。一降泄,升清降浊,开阳散火,则内外通达,气血调畅,以消三焦火郁之邪。

姜黄配紫花地丁,紫花地丁苦辛寒,清热解毒,凉血消肿。地丁得姜黄疏风活血,温通之助;直达病所,清热解毒,温通寒清,共消痈肿。

【注意事项】

血虚无气滞血瘀及孕妇慎服姜黄。

【参考文献】

参考文献见二维码。

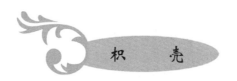

枳壳(*Aurantii Fructus*),《中华人民共和国药典》(2020版)记载本品为芸香科植物酸橙及其栽培变种的干燥未成熟果实。7月果皮尚绿时采收,自中部横切为两半,晒干或低温干燥。枳壳在我国多地都有生产,以湖南省和江西省的产品为佳。主要用于胸胁气滞,胀满疼痛,食积不化,痰饮内停,脏器下垂等。

【文献记载】

枳壳,性味:味苦、辛、酸,性温。功效:理气宽中,行滞消胀。

枳壳始载于《雷公炮炙论》:"凡用时,先去瓤,以麸炒过,待麸焦黑,遂出,用布拭上焦黑,然后单捣如粉用。"

《本草图经》曰:"枳壳,今京西江湖州郡皆有之,以商州者为佳……旧说七月、八月采者为实,九月、十月采者为壳。今医家多以皮厚而小者为枳实,完大者为壳。"

《本草衍义》曰:"枳实、枳壳一物也,小则其性酷而速,大则其性详而缓。"

《本草纲目》曰:"枳实、枳壳,气味功用俱同……然张仲景治胸痹痞满,以枳实为要药,诸方治下血痔痢,大肠秘塞,里急后重,又以枳壳为通用,则枳实不独治下,而壳不独治高也。盖自飞门至魄门,皆肺主之,三焦相通,一气而已,则二物分之可也,不分亦无伤"。

《本草经疏》曰:"枳壳,气味所主,与枳实大略相同。但枳实形小,其气全,其性烈,故善下达;枳壳形大,其气散,其性缓,故其行稍迟,是以能人胸膈肺胃之分,及入大肠也。"

【成分研究】

1. 黄酮类 枳壳中黄酮类成分主要有橙皮苷、新橙皮苷、柚皮苷、柚皮芸香苷、异柚皮苷、新圣草次苷、新枸橘苷、陈皮素、柚皮素、川陈皮素、红橘素等[1]。

2. 生物碱 枳壳中所含的生物碱类成分主要有辛弗林、N-甲基酪胺、酪胺、大麦芽碱等[2-4]。

3. 挥发油 枳壳中有较多的挥发油种类,其中主要成分为柠檬烯[5-7]。

4. 香豆素 枳壳中所含的香豆素类成分主要有葡萄内酯、伞形花内酯、异前胡素、马明丙酮化合物、泼朗弗林、异米拉素、花椒毒酚、5-异戊烯氧基线呋喃香豆素、5-甲氧基线呋喃香豆素等[8,9]。

【药理研究】

1. 抗炎 研究表明,枳壳中所含橙皮苷和柚皮苷具有抗炎活性[10,11]。

2. 抗氧化 橙皮苷对羟基自由基具有清除作用,且对由羟基自由基引起的红细胞膜脂过氧化也有明显的抑制作用[12]。

3. 抗肿瘤 研究表明,橙皮苷能够抑制舌癌细胞 Tca8113 的生长繁殖,川陈皮素能够抑制 SW19905、HepG2、Caco2、A375 等肿瘤细胞的生长繁殖[13,14]。

4. 保肝 研究表明,橙皮苷可以在一定程度上治疗高脂乳剂诱导的大鼠非酒精性脂肪肝。柚皮素可减轻四氯化碳导致的急性肝损伤中氧化应激反应,明显降低肝细胞核 DNA 单链断裂氧化损伤水平[15,16]。

5. 抗抑郁 研究表明,柚皮素具有抗抑郁药类似的特性,小鼠给药后抑郁症状有所减轻,中枢神经系统紊乱也有好转[17]。

6. 对胃肠道的影响 研究表明,枳壳水煎液及辛弗林对小鼠的小肠具有一定的推进作用,枳壳中的挥发油对动物离体肠条的痉挛状态和正常运动具有抑制作用,也能抑制小鼠肠道的推动作用[18,19]。

【食用方法】

1. 枳壳茶

原料:枳壳 10 g。

功效:破气消积,祛痰。

做法:枳壳切薄片,热水冲泡。

2. 牛肚枳壳砂仁汤

原料:牛肚 400 g,炒枳壳 20 g,砂仁 10 g,味精、精盐适量。

功效：补气健脾消胀。

做法：牛肚刮洗干净，切成小块；砂仁捣碎，与炒枳壳一起用细纱布袋装好，扎紧口备用。将药袋与牛肚片同入砂锅，加水适量，先以武火烧沸，后用文火慢炖至肚片熟烂，捞去药袋不用，加入精盐、味精调味即成。

【常用配伍】

《药鉴》曰："同甘草瘦胎，和黄连减痔。"

《绛雪园古方选注》曰："好古曰：枳壳利肠胃，欲益气则佐以白术、茯苓。腹急筋见是虚寒也，佐以附子、官桂，通下焦之阳；使以槟榔宽其腹，乃急则治标之法也。"

《得宜本草》曰："得桔梗，治虚痞；得甘草，治妇人体肥难产。"

《得配本草》曰："得桂枝、姜、枣，治胁骨疼痛；得木香，治呃噫；得黄连、木香，治赤白痢；得槟榔、黄连，治痞满；得甘草，治小儿二便秘涩；佐川连、槐蕊，灭诸痔肿痛；佐石膏、蒌仁，去时疫热邪；入黄芪煎汤，浸产后肠出。"

《本草求原》曰："古人与桔梗同用，一降泄，一开提，大有妙用；同柴胡，为寒热痞满要药；凡夹食伤寒感冒，并宜枳壳与表散同用。"

《本草述钩元》曰："得人参、麦冬治气虚大便不快；同肉桂治右胁痛。"

【注意事项】

《本草经疏》曰："肺气虚弱者忌之；脾胃虚，中气不运而痰涌喘急者忌之；咳嗽不因于风寒入肺气壅者，服之反能作剧；咳嗽阴虚火炎者，服之立至危殆；一概胎前产后，咸不宜服。"

《本草汇言》曰："如肝肾阴亏，血损营虚，胁肋隐痛者，勿用也。下痢日久，中气虚陷，愈下愈坠、愈后重急迫者，勿用也。"

《本草备要》曰："孕妇及气虚人忌用。"

【参考文献】

参考文献见二维码。

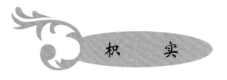

枳实（*Aurantii Fructus Immarurus*），《中华人民共和国药典》（2020 版）记载本品

为芸香科植物酸橙及其栽培变种或甜橙的干燥幼果,主产于四川省、江西省、福建省、江苏省等地。5~6月间采摘或采集自落的果实,自中部横切为两半,晒干或低温干燥,较小者直接晒干或低温干燥。用时洗净、闷透,切薄片,干燥。生用或麸炒用。主要用于积滞内停,痞满胀痛,泻痢后重,大便不通,痰滞气阻,胸痹,结胸,脏器下垂等。

【文献记载】

枳实,性味:味苦、辛、酸,性微寒。功效:破气消积、化痰散痞。

枳实首载于《神农百草经》:"味苦寒。主大风在皮肤中,如麻豆苦痒(《太平御览》作痰,非),除寒热结,止利(旧作痢,《太平御览》作利,是),长肌肉,利五脏,益气轻身。"

《本草纲目》曰:"枳乃木名,实乃其子,故曰枳实。后人因小者性速,又呼老者为枳壳。生则皮厚而实,熟则壳薄而虚,正如青橘皮陈橘皮之义,宋人复出枳壳一条,非矣。寇氏以为破结实而名,亦未必然。"

《伤寒论》曰:"治大病瘥后,劳复者,枳实栀子豉汤方:枳实三枚(炙),栀子十四个(擘),豉一升(绵裹)。"

《金匮要略》记载枳实芍药散:"枳实治产后腹痛,烦满不得卧;枳实(烧令黑,勿太过)、芍药等分。杵为散。服方寸匕,日三服。并主痈脓,以麦粥下之。"

《本草纲目拾遗》曰:"枳实,《本经》采实用,九月、十月,不如七月、八月,既厚且辛。旧云江南为橘,江北为枳,今江南俱有枳橘,江北有枳无橘,此自是别种,非关变也。"

《用药心法》曰:"枳实,洁古用去脾经积血,故能去心下痞,脾无积血,则心下不痞。"

《新修本草》曰:"味苦、酸,寒、微寒,无毒。主大风在皮肤中如麻豆苦痒,除寒热热结,止痢。长肌肉,利胸胁淡癖,逐停水,破结实,消胀满、心下急、痞痛、逆气、胁风痛,安胃气,止溏泄,明目。生河内川泽。九月、十月采,阴干。"

【成分研究】

1. 黄酮类　枳实中的黄酮类成分含量较高,占5%~28%,现已从枳实中分离出来的黄酮类成分主要为橙皮苷、橙皮素、柚皮苷、柚皮素、新橙皮苷、柚皮芸香苷、红橘素、异樱花素7-O-β-D-新橙皮糖苷、8-四甲氧基黄酮、野漆树苷、忍冬苷等[1,2]。

2. 挥发油类　枳实中挥发油成分包括α-水茴香萜、α-蒎烯、桧烯、β-蒎烯、β-香叶烯、α-松油烯、柠檬烯等[2]。

3. 生物碱类　枳实中的生物碱具有强心、升压功效,包括辛弗林、N-甲基酪胺、乙酰去甲辛弗林等[3]。

4. 其他 枳实还含腺苷、柠檬苦素、去甲肾上腺素、脂肪、蛋白质、碳水化合物、胡萝卜素、核黄素、γ-氨基丁酸等[2]。

【药理作用】

1. 调节肠胃运动 枳实临床上具有止泄泻、解除腹痛等功效,其机制为结肠头端和尾端的纵行肌肌条和环行肌肌条的自发收缩活动得到抑制。枳实煎剂可明显抑制肠平滑肌的活动,对乙酰胆碱及高钾离子去极化后钙离子所引起的小鼠离体小肠收缩均有比较明显的抑制作用[4]。

2. 兴奋胃肠道平滑肌 枳实具有破气除胀、消积导滞的作用,能够升高使胃底平滑肌的张力,促进胃运动,加速胃排空,且能提高小肠峰电活动,加强平滑肌的收缩强度,从而增强清除小肠内容物速度,促进小肠的消化和吸收[5]。

3. 调节子宫功能 动物研究表明,枳实对家兔离体阴道和子宫平滑肌具有兴奋作用,能诱发肌条的节律性收缩活动及加快收缩频率[6]。

4. 升压、强心 枳实及其有效成分有升压、强心作用。动物研究表明,枳实可使兔主动脉平滑肌收缩,其机制可能与激活平滑肌细胞膜上的肾上腺素 α 受体、胆碱能 M 受体及维拉帕米敏感钙通道有关,其中升血压成分主要为生物碱类成分辛弗林、N-甲基酪胺、γ-氨基丁酸、乙酰去甲辛弗林[7]。

5. 护肝和降血糖 动物实验表明,枳实提取物能够显著降低小鼠血糖水平,增加谷胱甘肽含量,降低谷胱甘肽过氧化物酶活性、丙二醛和一氧化氮含量,增加超过氧化物歧化酶活性[8]。

6. 抗休克 枳实提取液临床上用于治疗包括急性心肌梗死致心源性休克、感染性休克等休克。动物实验表明,低浓度枳实提取液有促进钙通道开放的作用。高浓度枳实提取液有抑制钙通道开放的作用[9]。

7. 抗血栓、降血脂 动物实验表明,枳实对健康大鼠及血瘀模型大鼠均具有明显的抗血小板聚集及抑制红细胞聚集的作用,并呈明显的量效关系[10]。

【食用方法】

1. 枳实酒

原料:炒枳实。

功效:治遍身白疹,瘙痒不止。

做法:枳实不拘多少(面炒黄,切片,去粗皮),浸于白酒中。

2. 牛肚枳实砂仁汤

原料:牛肚 400 g,枳实 20 g,砂仁 10 g,盐适量。

功效:健脾补气,尤其适用于脾胃不调、脘腹胀满、胃下垂等患者服用。

做法:牛肚刮洗干净,切成小块;砂仁捣碎,与炒枳实一起用细纱布袋装好,与牛肚同入砂锅,加水煮沸,文火慢炖至肚片熟烂,捞去药袋,加盐即成。

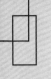
3. 油焖枳实萝卜

原料:枳实 10 g,白萝卜 200 g,虾米 15 g,植物油、葱、姜、盐各适量。

功效:润肠通便,尤其适用于食欲不振、便秘者服用。

做法:水煎枳实,取汁备用。将萝卜切块,用猪油煸炸,加虾米,浇药汁适量,煨至极烂,加葱、姜丝、盐适量调味即可食之。

【常用配伍】

枳实配山楂、麦芽、神曲,胃肠积滞,湿热泻痢,治饮食积滞、脘腹痞满胀痛。

枳实配大黄、芒硝、厚朴,胃肠积滞,热结便秘,腹满胀痛。

枳实配黄芩、黄连,治湿热泻痢、里急后重。

枳实配薤白、桂枝、瓜蒌,治胸阳不振、痰阻胸痹之胸中满闷、疼痛。

枳实配芍药,治产后瘀滞腹痛、烦躁。

【注意事项】

脾胃虚弱及孕妇慎服枳实。虚而久病,不可误服。非邪实者,不可误用。

【药材真假伪鉴定】

正品枳实为外果皮黑绿色或暗棕绿色,具颗粒状突起,果顶花柱残基微凸起,其部果梗痕圆盘状。果肉厚、色白、囊小、质坚实、香气浓者为佳。应控制为直径小于 2.5 cm 自然脱落的幼果,否则再大就变为枳壳(直径大于 3 cm)。

【参考文献】

参考文献见二维码。

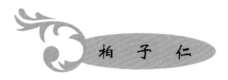

柏子仁(*Platycladi Semen*),又名柏仁、柏子、柏实、侧柏仁、柏麦。《中华人民共和国药典》(2020 版)记载本品为柏科植物侧柏[*Platycladms orientalis*(L.)Franco]的干燥成熟种仁。秋、冬二季采收成熟种子,晒干,除去种皮,收集种仁。主要用于阴血不足,虚烦失眠,心悸怔忡,肠燥便秘,阴虚盗汗等。

【文献记载】

柏子仁,性味:味甘,性平。功效:养心安神,润肠通便,止汗。

柏子仁始载于《神农本草经》,被列为上品,称其有"主惊悸、安五脏、益气、除湿痹。久服令人悦泽美色、耳目聪明、不饥不老、轻身延年"的功效。

《本草纲目》曰:"柏子仁,性平而不寒不燥,味甘而补,辛而能润,其气清香,能透心肾,益脾胃,盖仙家上品药也,宜乎滋养之剂用之。"

《本草正》曰:"柏子仁,气味清香,性多润滑,虽滋阴养血之佳剂,若欲培补根本,乃非清品之所长。"

《药品化义》曰:"柏子仁,香气透心,体润滋血。同茯神、枣仁、生地黄、麦冬,为浊中清品,主治心神虚怯,惊悸怔忡,颜色憔悴,肌肤燥痒,皆养心血之功也。又取气味俱浓,浊中归肾,同熟地黄、龟板、枸杞、牛膝,为封填骨髓,主治肾阴亏损,腰背重痛,足膝软弱,阴虚盗汗,皆滋肾燥之力也。味甘亦能缓肝,补肝胆之不足,极其稳当,但性平力缓,宜多用之为妙。"

《雷公炮炙论》曰:"凡使,先以酒浸一宿,至明漉出,晒干,却用黄精自然汁于日中煎,手不住搅,若天久阴,即于铛中着水,用瓶器盛柏子仁,着火缓缓煮成煎为度。每煎三两柏子仁,用酒五两,浸干为度。"

【成分研究】

1. 脂肪酸　柏子仁脂肪油的主要成分为不饱和脂肪酸,还含棕榈酸、碳十七酸、亚油酸、亚麻酸、油酸、硬脂酸、9、12 -二烯十八酸甲酯、9 -十八烯酸甲酯、11 -二十烯酸甲酯等[1,2]。

2. 双萜类　柏子仁中含双萜类化合物红松内脂、α -雪松醇、柏子仁双醇[3]。

3. 甾体和苷类　柏子仁中含β -谷甾醇、胡萝卜苷、柏子仁皂苷等成分[4-7]。

【药理研究】

1. 改善睡眠　动物实验表明,在猫腹腔注射柏子仁单方注射液后,猫在睡眠过程中慢波睡眠期延长,表明其有效成分有助于猫的入睡,并使深睡时间明显延长[8]。

2. 对记忆功能的影响　动物实验表明,柏子仁醇提取物对小鼠被动回避学习有改善作用,对损伤造成的记忆再现障碍和记忆消去促进有明显的改善作用,对损伤所致的获得性障碍亦有改善倾向[9]。

【食用方法】

1. 柏子仁茶

原料:柏子仁适量。

功效:养心安神,益智,润肠。

做法:热水冲泡。

2. 柏子仁猪心汤

材料:柏子仁 10 g,大枣 10 枚,山药 10 g,猪心 1 个,绍酒、姜、葱、盐、鸡汤适量。

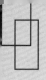

功效：滋补气血，养心安神。

做法：柏子仁、大枣洗净，山药切片，猪心洗净焯水切片；猪心片装入碗内，加入绍酒、姜、葱、盐，腌渍 30 min。鸡汤放入锅内，置武火上烧沸，放入柏子仁、大枣、山药片，用文火煎煮 25 min，再放入猪心片，煮 10 min 即成。

3. 柏子仁蒸仔鸡

材料：柏子仁 10 g，麦冬 10 g，党参 15 g，童子鸡 1 只，绍酒 10 g，酱油、姜、葱、盐、上汤适量。

功效：滋阴补气，宁心安神。

做法：童子鸡处理干净，麦冬洗净去心，党参切片。鸡放入蒸盆内，加入绍酒、酱油、盐、姜、葱、柏子仁、麦冬、党参，再加入汤 300 mL，武火大气蒸 50 min 即成。

【常用配伍】

柏子仁配大麻子仁、松子仁，等分同研，熔白蜡丸桐子大。以少黄丹汤服二三十丸，食前。有治老人虚秘的功效。

柏子仁配五灵脂，二者相伍治疗肺胀出自《圣济总录》"皱肺丸"，该方由五灵脂、柏子仁、胡桃仁组成，主治"肺胀"。

治肠风下血：柏子仁十四枚。燃破，纱囊贮，以好酒三盏，煎至八分服之，初服反觉加多，再服立止。非饮酒而致斯疾，以艾叶煎汤服之。

【注意事项】

《本草经集注》曰："牡蛎、桂、瓜子为之使。恶菊花、羊蹄、诸石及曲。"

《本草经疏》曰："柏子仁体性多油，肠滑作泻者勿服，膈间多痰者勿服，阳道数举、肾家有热、暑湿什泻，法咸忌之。"

《得配本草》曰："痰多，肺气上浮，大便滑泄，胃虚欲吐，四者禁用。"

【参考文献】

参考文献见二维码。

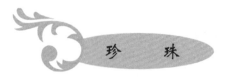

珍　珠

珍珠（*Margarita*），《中华人民共和国药典》（2020 版）记载本品为珍珠贝科动物合浦母贝、珠母贝、大珠母贝、长耳珠母贝或蚌科动物三角帆蚌、褶纹冠蚌、背角无齿蚌等贝壳中外套膜受刺激形成的病理生理产物,具有安神定惊、明目消瞖、解毒生肌等功效。

【文献记载】

珍珠,性味:味甘、咸,性寒。功效:安神定惊,清肝明目,解毒生肌,主惊悸怔忡,心烦失眠,惊风癫痫,目赤瞖障,口舌生疮,咽喉溃腐,疮疡久不收口。

《本草纲目》曰:"咸、甘、寒、无毒。镇心。点目,去肤瞖障膜。涂面,令人润泽好颜色。涂手足,去裹塞耳,主聋。磨瞖坠痰(甄权)。除根,治小儿难产,下死胎胞衣。时珍曰:真珠入厥阴肝经,故能安魂定魄,明目治聋。"

《本草经集注》曰:"治目肤瞖,止泄。"

《药性论》曰:"治眼中瞖障白膜。亦能坠痰。"

《海药本草》曰:"主明目,除面黯,止泄。合知母,疗烦热消渴,以左缠根治小儿黑麸豆疮入眼。"

《本草衍义》曰:"小儿惊热药中多用。"

《本草汇言》曰:"镇心定志,安魂养魄,解结毒,化恶疮,收内溃破烂。"

《本经逢原》曰:"煅灰入长肉药,及汤火伤,敷之最妙。"

【成分研究】

珍珠的主要化学成分为碳酸钙(91.6%),并含多种氨基酸如亮氨酸、甲硫氨酸、丙氨酸、甘氨酸、谷氨酸、天冬氨酸等。另外,还含 30 多种微量元素,以及牛磺酸、维生素、肽类[1]。

【药理研究】

1. 抑制脂褐素、抗氧化　动物实验表明,以马贝珍珠贝珍珠水解液对大鼠灌胃后能提高大鼠脑匀浆超氧化物歧化酶活性,降低血清脂质过氧化物的生成,降低大脑脂褐质的含量[2]。

2. 对中枢神经系统的影响　研究发现,珍珠粉对中枢神经系统有一定程度的抑制作用。珍珠中的牛磺酸对中枢神经有普遍而强烈的抑制作用,具有镇痛、镇静的作用。珍珠粉可使小鼠痛阈明显升高,可对抗咖啡因引起的惊厥,使小鼠脑内单胺类递质 5 - HT、5 - HIAA 的含量升高[3,4]。

3. 抗炎　研究发现,珍珠水提取液能显著抑制二甲苯引起的小鼠耳郭肿胀、蛋清引起的大鼠足跖肿和醋酸引起的毛细血管通透性增高[5,6]。

【食用方法】

珍珠白蜜润肤茶

原料:珍珠粉 2 g,蜂蜜 30 g。

功效:养颜益智,滑肠通便,润肤。

做法:珍珠粉与蜂蜜混合,沸水冲泡,凉后饮。

【常用配伍】

珍珠配茯苓、钩藤、半夏曲、甘草、人参,治大人惊悸怔忡、癫狂恍惚、神志不宁,亦治小儿气血未定、遇触即惊;或急慢惊风、搐搦。

珍珠配龙肝、丹砂、麝香,治小儿惊哺及夜啼不止。

珍珠配石膏治,小儿中风,手足拘急。

珍珠配硼砂、青黛、冰片、黄连、人中白,治口内诸疮。

【注意事项】

《海药本草》曰:"真珠为药,须久研如粉面,方堪服饵。研之不细,伤人脏腑。"

《宝庆本草折衷》曰:"娠妇忌服。"

《本草经疏》曰:"病不由火热者勿用。"

《本草新编》曰:"真珠,生肌最良,疮毒中必用之药。然内毒示净,遽用真珠以生肌,转难收口。"

【参考文献】

参考文献见二维码。

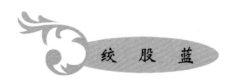

绞股蓝[*Gynostemma pentaphyllum(Thunb.)Makino*],又名小苦药、公罗锅底、遍地生根。始载于《救荒本草》,现主要分布在长江流域以南各省及陕西南部,绞股蓝一直以来都是以全草供药食兼用,是我国医药宝库中的一枝奇葩,明清的医学典籍中均有记载。

【文献记载】

绞股蓝,性味:味苦,性寒,无毒。功效:消炎解毒,止咳祛痰。

绞股蓝之名始载于明代《救荒本草》中,当时不作药用,只作为救荒的野菜食物。我国民间应用绞股蓝益寿强身历史悠久,日本民间则有用之当茶饮的习俗,称之为"甘荼蔓",有"南方人参"之称。

【成分研究】

1. 皂苷　绞股蓝有皂苷成分,结构是达玛烷型,迄今发现的绞股蓝皂苷总共达136种,其中有绞股蓝皂苷(Ⅲ、Ⅳ、Ⅷ),与人参皂苷 Rb_1、人参皂苷 Rb_3、人参皂苷 Rd 完全相同。此外,还分离得到了人参皂苷 Rd_3、钾,其余为人参皂苷的类似物[1]。

2. 多糖　绞股蓝中含多种多糖成分,如鼠李糖、木糖、岩藻糖、阿拉伯糖、半乳糖、果糖和葡萄糖等[2,3]。

3. 其他　绞股蓝中除了含皂苷和多糖外,还含黄酮类化合物、有机酸、氨基酸及微量元素[4,5]。

【药理研究】

1. 抗肿瘤　Gyp 能抑制小鼠白血病 L1210 细胞的增殖,其机制与活性氧的产生、线粒体电位下降和 DNA 损伤有关[6]。此外,绞股蓝总皂苷对培养的小鼠艾氏腹水癌、HeLa 细胞均有直接杀灭作用,提取物对人胃癌、宫颈癌、舌癌等培养癌细胞也有明显的杀灭作用[7-9]。

2. 保护心脑血管　动物实验表明,绞股蓝总皂苷对心脑血管系统具有广泛的保护作用。其对大鼠心肌缺血、心脏收缩功能具有保护作用,可通过抑制心脑 Na^+/K^- - ATP 酶活性而发挥其强心作用和中枢抑制作用[10,11],可对抗氧自由基对心脏的损伤,具有保护心肌细胞膜完整性,改善急性心肌缺血时心肌舒张功能等[12,13]。

3. 降血糖　同时,绞股蓝多糖可降低四氧嘧啶血糖大鼠的空腹血糖及糖耐量,其降糖机制可能与其刺激胰岛素的释放,抑制 α - 淀粉酶,延缓碳水化合物在小肠的吸收有关[14-16]。

4. 调血脂　绞股蓝提取物具有调节高血脂小鼠脂质紊乱的功效,灌胃给予高脂乳剂的小鼠服用不同剂量复方绞股蓝胶囊后发现大、小剂量复方绞股蓝胶囊均能提高高血脂小鼠的超氧化物歧化酶活性和降低血清过氧化产物丙二醛的量,降低高血脂小鼠体质量,对血脂中总胆固醇、三酰甘油、低密度脂蛋白胆固醇水平有明显降低作用,对高密度脂蛋白胆固醇有升高作用[17,18]。

5. 保肝　绞股蓝总皂苷可保护大鼠肝功能,抑制大鼠肝纤维化形成。有研究表明,绞股蓝总皂苷可明显降低大鼠血清中谷丙转氨酶、总胆汁酸、总胆红素水平和透明质酸、Ⅲ型胶原和层粘连蛋白水平。绞股蓝总皂苷还可显著减少白蛋白攻击所致的胶原纤维生成,并改善大鼠肝纤维化病理损伤[19]。

【食用方法】

1. 绞股蓝茶

原料:绞股蓝 30~50 g,水 1 000 mL。

功效:益气养血,消瘀散结,适用于高脂血症。

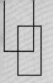

做法：加水进行煎煮。

2. 绞股蓝红枣汤

原料：绞股蓝 10 g，红枣 5 枚。

功效：健脑益智，镇静安神，适用于神疲乏力、食欲不振、失眠健忘、夜尿频多。

做法：两物洗净，同放锅内，加水适量，文火煮至红枣熟。

【常用配伍】

绞股蓝配三七，治疗动脉粥样硬化。

绞股蓝配决明子、丹参、苦丁茶，具有降血脂的作用。

绞股蓝配何首乌、黄芪，具有抗衰老的作用。

【注意事项】

阴虚火旺而见烦躁易怒、口干咽痛者慎用。

【参考文献】

参考文献见二维码。

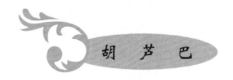

胡芦巴（*Trigonellae Semen*），又名葫芦巴、香草、苦豆、芦巴、胡巴、季豆、小木夏、香豆子，《中华人民共和国药典》（2020 版）记载本品为豆科蝶形花亚科葫芦巴属一年生草本，药用部位为其干燥成熟种子。大量研究表明，其主要用于温肾助阳，祛寒止痛，小腹冷痛，寒疝腹痛，寒湿脚气等。

【文献记载】

胡芦巴，性味：味苦，性温。功效：温肾助阳，散寒止痛。

《本草纲目》曰："胡芦巴，右肾命门药也，元阳不足，冷气潜伏，不能归元者，宜之。太医薛已云，有人病目不睹，思食苦豆，即胡芦巴，频频不缺，不周岁而目中微痛，如虫行入眦，渐明而愈。按此亦因其益命门之功，所谓益火之原，以消阴翳是也。"

《本草求真》曰："葫芦巴，苦温纯阳，亦能入肾补命……功与仙茅、附子、硫黄恍惚相似，然其力则终逊于附子、硫黄，故补火仍须兼以附、硫、茴香、吴茱萸等药同投，方能有效。"

《本草正义》曰:"胡芦巴,乃温养下焦,疏泄寒气之药,后人以治疝瘕、脚气等证,必系真阳式微,水寒气滞者为宜,苟挟温邪,即为大忌。"

《嘉祐本草》曰:"主元脏虚冷气。得附子、硫黄,治肾虚冷,腹胁胀满,面色青黑;得蘹香子、桃仁,治膀胱气。"

【成分研究】

1. 氨基酸　胡芦巴中含多种氨基酸,以天冬氨酸含量最高,其次为谷氨酸、甘氨酸及酪氨酸[1]。

2. 甾体皂苷类　从胡芦巴中分离得到的皂苷元有薯蓣皂苷元、雅莫皂苷元、芰脱皂苷元、新芰脱皂苷元、替告皂苷元、新替告皂苷元及菝葜皂苷元等。皂苷糖链多由葡萄糖、鼠李糖、木糖等[2]。

3. 生物碱类　胡芦巴中含龙胆碱、番木瓜碱、胆碱、葫芦巴碱等[1]。

4. 黄酮类　胡芦巴中所含的黄酮包括山奈酚、柚皮素、槲皮素、牡荆素、异牡荆素、牡荆素-7-葡萄糖苷、异荭草素、荭草素及异荭草素的阿拉伯糖苷、木犀草素、荭草素、胡芦巴苷Ⅰ、胡芦巴苷Ⅱ、高黄草素、小麦黄素、小麦黄素-7-O-β-D-葡萄糖苷[1]。

【药理研究】

1. 降血糖　胡芦巴种子的提取物能使四氧嘧啶诱导的糖尿病大鼠的胰岛素浓度升高,血糖浓度明显下降,其主要降糖活性成分为胡芦巴碱。

胡芦巴种子内胚乳中中高黏性树胶能抑制小肠对葡萄糖的吸收,明显减低饭后平均血糖和胰岛素曲线下的面积。主要活性成分为半乳糖配甘露聚糖[3]。

2. 降血脂　动物实验表明,胡芦巴种子的提取物可显著降低正常狗的血清胆固醇水平。对高胆固醇血症患者研究发现,胡芦巴种子粉末可明显降低总胆固醇和低密度脂蛋白,而对高密度脂蛋白、极低密度脂蛋白和三酰甘油没有影响[4]。

3. 保肝　动物实验表明,胡芦巴水提取物能够显著抑制四氯化碳和D-氨基半乳糖所致急性肝损伤的小鼠血清谷丙转氨酶和谷草转氨酶,并且呈现良好的剂量效应关系,这表明胡芦巴水提取物对大鼠肝脏有保护作用,其机制可能是通过增加谷胱甘肽过氧化物酶活力,减轻脂质过氧化[5]。

4. 抗胃溃疡　研究发现,胡芦巴种子水提取物和从种子中分离出来的凝胶部分具有显著的抗胃溃疡活性[6]。

5. 抗肿瘤　胡芦巴种子所含的番木瓜碱有显著的抗癌活性。动物实验表明,胡芦巴碱能够延长白血病 P388 小鼠生命,对小鼠肝癌(HAc)有明显的抑制作用。胡芦巴种子乙醇提取物腹膜内给药可抑制埃利希腹水癌细胞在 BALb－C 小鼠中的生长[7]。

【食用方法】

直接食用,全草的嫩茎、叶可以当菜吃。

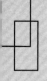

【常用配伍】

胡芦巴配吴茱萸、川楝子、巴戟天,温肾助阳,温经止痛,用于肾阳不足、寒凝肝脉、气血凝滞所致诸症。

胡芦巴配茴香子、桃仁,主治膀胱气。

胡芦巴配附子、巴戟天,用于肾阳不足、命门火衰之阳痿不用、滑泄精冷、头晕目眩等。

胡芦巴配小茴香子、荔枝核,主治寒痛而与肾虚有关者。

胡芦巴配补骨脂、木瓜、鸡血藤、牛膝等,主治寒湿脚气之疼痛。

胡芦巴配熟附子、补骨脂、石菖蒲、生姜、大枣,主治肾下垂之绞痛、虚寒较甚者。

胡芦巴配小茴香、艾叶,主治妇女行经腹痛、小腹冷痛。

【注意事项】

《品汇精要》曰:"妊妇勿服。"

《本草汇言》曰:"若肾脏有郁火内热者,还宜斟酌。"

《本草从新》曰:"相火炽盛,阴血亏少者禁之。"

本品温而不燥,守而不走,治上述沉寒积冷之痛证有其价值,但阴虚阳亢者仍不宜用。

【参考文献】

参考文献见二维码。

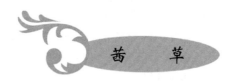

茜草(*Rubiae Radix Et Rhizoma*),又名破血丹、粘粘草、锯锯草、红丝线、大红参、锯子草、活血草、伏茜草、拉拉藤、血见愁、小活血和小血藤等。其根和根状茎是常用的传统中药。《中华人民共和国药典》(2020版)记载本品为茜草科植物茜草的干燥根和根茎。主要用于吐血、衄血、崩漏、外伤出血、瘀阻经闭、关节痹痛、跌扑肿痛等。

【文献记载】

茜草,性味:味苦,性寒。功效:凉血,祛瘀,止血,痛经。

《本草纲目》曰:东方有而少,不如西方多,则西草为茜,又以此也。

 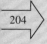

【成分研究】

1. 蒽醌及其苷类　茜草中含多种蒽醌类化合物,包括 1,6 -二羟基-2 -甲基蒽醌-3 -β-乙酰基-葡萄糖(2 -1)-木糖苷、1,3,6 -三羟基-2 -甲基蒽醌、1 -羟基蒽醌、1,2,4 -三羟基蒽醌、1,3,6 -三羟基-2 -甲基蒽醌-3 -O -β-D -吡喃葡萄糖苷、1,2 -二羟基蒽醌-O -β-D -吡喃木糖(1 -6)-β-D -吡喃葡萄糖苷、1,3 -二羟基-2 -羟甲基蒽醌-3 -O -β-D -吡喃木糖(1—6)-β-D -吡喃葡萄糖苷及 1,3,6 -三羟基-2 -甲基蒽醌-3 -O -β-D -吡喃木糖(1 -2)-β-D -(6 -O -乙酰基)吡喃葡萄糖苷[1]。

2. 环己肽类　从茜草中分离出 RA(Rubia akane)系列单体共 16 个(RAI～RAXVI),其中 RAV、RAVII 的量稍多,近万分之一,其余各单体量大都不足百万分之一[2-5]。

3. 萘醌类　茜草根的乙醇提取物中亦分离得到萘醌类化合物,羟基-2H -萘骈(1,2 -β)吡喃-2 -酮-5 -羧酸甲酯、3′-甲氧羰基-4′-羟基-萘骈(1′,2′-2,3)吡喃-6 -酮(茜草内酯)、3′-甲氧羰基-4′-羟基-萘骈(1′,2′-2,3)呋喃、二氢大叶茜草素和 2 -(3′-羟基)异戊基-3 -甲氧羰基-1H -萘氢醌-1 -O -β-D -吡喃葡萄糖苷、萘酸双葡萄糖苷(1,4 -二羟基-3 -异戊烯基-2 -萘酸甲酯双葡萄糖苷)等[1]。

4. 多糖类　茜草中还含大量多糖,如茜草多糖 QC -Ⅰ、QC -Ⅱ和 QC -Ⅲ[6],对其化学组成及其摩尔比进行了分析,结果显示均由 L -鼠李糖、L -阿拉伯糖、D -木糖、D -甘露糖、D -葡萄糖和 D -半乳糖组成[6]。

5. 微量元素　茜草根水提取物和醇提取物中微量元素的量极低,茜草根中含的微量元素有铁、锌、铬、镁、钙、锰、铅、镉、砷,其中铁、锌、镁、锰、钙、铜的量较丰富,还含铬、镍、钼、镉、铝等对人体必需的微量元素,而对人体有害的铅、钙、砷的量非常低[7,8]。

【药理研究】

1. 止血　动物实验表明,茜草有轻度的止血作用。对家兔灌胃注射适量茜草温浸液 2～4 h 内或腹腔注射同等剂量的茜草液后 30～60 min 均能显著促进血液凝固作用,表现为复钙时间、凝血酶原时间及白陶土部分凝血活酶时间缩短[9]。

2. 抗肿瘤　动物实验发现,RAⅡ、Ⅶ对 L120/10 白血病、B -16 黑色素瘤、结肠癌 38、艾氏癌和 Lewis 肺癌实体瘤均有抗癌作用,其中 RAⅦ对结肠癌 38 抑制作用优于丝裂霉素;对 MM -2 乳腺癌只有 RAV 有效,但对 C1499 白血病、MH134 肝癌几乎都没有抗癌活性。RAⅦ还能防止癌细胞转移,对淋巴结转移的 P338 瘤和高度转移的 B16 黑素瘤的抑制效果与对照药阿霉素相当[10]。

3. 抗自由基和抗辐射　动物实验表明,茜草乙醇提取物对丙二醛的形成有抑制作用,与药物剂量呈正相关,能对抗过氧化氢诱导的脂质过氧化反应,使谷胱甘肽量显著降低[11]。

4. 免疫抑制　动物实验表明,茜草双酯能降低小鼠血清溶血酶水平,使掺入

(3H)TdR 的全血白细胞吞噬白葡萄球菌的能力下降,并能降低脾溶血空斑细胞的溶血能力及溶血素的产生,抑制脂多糖诱导的小鼠 B 细胞的转化和植物凝集素诱导的 T 淋巴细胞转化[12]。

【食用方法】

1. 茜草酒

原料:茜草 200 g,白酒 1 000 g。

功效:用于因外感风寒湿热之邪,使气血运行不畅所致的腿部肌肉、筋脉或关节疼痛。

做法:茜草洗净晒干,泡酒。

2. 茜草猪蹄汤

原料:猪蹄 2 个,茜草 20 g,大枣 10 枚。

功效:滋阴养血,凉血止血,适用于鼻衄、便血。

做法:将猪蹄洗净、斩块,与茜草、大枣一同放入锅中,武火煮沸后,文火继续炖煮至猪蹄熟烂即可。

3. 茜草炖甲鱼

原料:茜草 10 g,甲鱼 1 只(约 250 g),盐适量。

功效:养阴清热,固经止血,适用于虚热型子宫出血。

做法:甲鱼洗净,与茜草加水适量炖煮,至甲鱼熟透,去茜草,调味即可。

【常用配伍】

茜草配黑豆、炙甘草煮,治血渴,配石榴皮,治脱肛,佐乌梅、生地黄,治鼻衄不止,佐阿胶,侧柏,疗妇人败血。

茜草配地黄、麦冬、归身、阿胶、茅根、童便,主治血热吐衄;同地黄、牛膝、黄芪、地榆、芍药、瓤芥穗,治肠风下血;佐地榆,治横痃鱼口神效。

茜草配蘘荷叶根,治中蛊毒。

茜草配当归、川芎,大能有益妇人。

【注意事项】

脾胃虚寒及无瘀滞者忌服。据报道服用茜草根煎剂后,部分患者有较长时间的恶心、血压轻度升高等反应,未见消瘦的报道。茜草所含色素可使尿变为淡红色。

【参考文献】

参考文献见二维码。

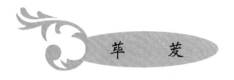

荜茇(*Piperis Longi Fructus*),又名荜菝、毕拔梨、鼠尾。《中华人民共和国药典》(2020版)记载本品为胡椒科(*Piperaceae*)植物的干燥近成熟或成熟果穗。它是一种中、蒙、藏医常用药。在蒙成药中应用频率尤高,占20%左右。主要用于脘腹冷痛,呕吐,泄泻,寒凝气滞,胸痹心痛,头痛,牙痛等。2019年11月,国家卫生健康委、国家市场监督管理总局将荜茇列为《关于当归等6种新增按照传统既是食品又是中药材的物质公告》(2019年第8号),明确其可作为食品香辛料和调味品使用。

【文献记载】

荜茇,性味:味辛,性热。功效:温中散寒,下气止痛。

始于南北朝时的《雷公炮炙论》,曰:"凡使,先去挺,用头醋浸一宿,焙干,以刀刮去皮粟子令净方用,免伤人肺,令人上气。"

《新修本草》曰:"荜麦生波斯国。此药丛生,茎、叶似酱,子紧细,味辛烈于酱。"

《本草纲目》曰:"荜茇为头痛、鼻渊、牙痛要药,取其辛热,能入阳明经散浮热也。"

《本草拾遗》曰:"主冷气呕逆,心腹胀满,食不消,寒疝核肿,妇人内冷,无子,治腰肾冷,除血气。"

【成分研究】

1. 生物碱类 荜茇所含生物碱主要为胡椒碱,还含荜茇宁酰胺、荜茇亭碱、荜茇明碱、荜茇明宁碱、哌啶、荜茇壬十二哌啶、荜茇十一碳三烯哌啶、几内亚胡椒酰胺、胡椒酰胺、*N*-异丁基十八碳-2(*E*)、*N*-异丁基-反-2-反-4二烯癸酰胺、荜茇壬三烯哌啶等[1]。

2. 挥发油 现发现荜茇中的挥发油成分包括 α-蒎烯、β-蒎烯、苯乙酮、正十三烷、胡椒烯、1*S*,2α,4β-1-甲-1-乙烯基-2,4-二(甲基乙烯基)-环己烷、4,11,11-三甲-8-亚甲基-二环[7.2.0]-4-十一烯、反-α-香柠檬烯、石竹烯等[2]。

3. 氨基酸 荜茇中含天冬氨酸、苏氨酸、丝氨酸、谷氨酸、脯氨酸、甘氨酸、丙氨酸、甲硫氨酸、异亮氨酸、亮氨酸、苯丙氨酸、组氨酸、赖氨酸、精氨酸等[2]。

【药理研究】

1. 抗菌、抗炎、抗病毒 研究表明,荜茇具有较广的抗菌消炎活性:从荜茇的环己烷萃取部位分离得到的荜茇环碱在不同的质量浓度下,均有较高的抑菌率;荜茇的挥发油亦具有抗菌活性,可能与其结构中含四碳链有关;荜茇的甲醇提取物对于临床常见的 15 种菌株均表现出明显的抗菌、抗炎活性,且抗炎活性强于抗菌活性[3]。

2. 抗肿瘤　动物实验研究表明,对于患有艾氏腹水瘤小鼠,荜茇提取物和胡椒碱均可通过细胞介导免疫反应使其寿命分别延长[4-6]。

3. 调节免疫　通过对镉引发的小鼠胸腺萎缩、脾大及肝肾毒性模型的研究发现,胡椒碱是通过抑制细胞增殖反应及细胞因子的释放而发挥免疫调节作用[7-9]。

4. 抗氧化　研究发现,荜茇挥发油成分有清除自由基能力,并且具有浓度依赖性,推测碳碳双键(C=C)可能为该活性的必需官能团[10]。

5. 保肝　动物实验表明,荜茇乙醇提取物对四氯化碳引起的肝纤维化具有抑制作用,可用于慢性肝损伤的治疗[11-13]。

【食用方法】

1. 荜茇牛奶

原料:荜茇 3 g,牛奶适量。

功效:两者协同使用具有滋润阴液、缓解病痛的作用,临床上对食管癌、肛门癌、胃癌、肠癌及其虚而泻者都有一定的疗效。

做法:荜茇牛奶共煎。

2. 荜茇羊肉汤

原料:羊肉 500 g,荜茇 10 g,调味品适量。

功效:温阳散寒,适用于肾阳虚衰所致的腰膝酸软无力、畏寒肢冷、夜尿频多等。

做法:羊肉焯水取血,换水与荜茇共煮炖汤。

3. 荜茇粥 I

原料:荜茇、胡椒、肉桂心各 3 g,粳米 300 g。

功效:温脾胃,通心阳,调气机,止疼痛。适用于阴寒内盛之胸闷心痛、脘腹冷痛、食少腹胀、呕吐清水及寒凝痛经等。

做法:粳米洗净下锅煮成粥,加入两味药与胡椒末,稍煮片刻即可。

4. 荜茇粥 II

原料:荜茇 5 g,大米 50 g,食盐适量。

功效:温中,散寒,止痛。适用于脾胃虚寒所致的脘腹冷痛、食欲不振、纳差食少、四肢不温、胃寒呕吐等。

做法:二者共煮粥。

【常用配伍】

荜茇配诃子、人参、桂心、干姜,治虚冷肠鸣泻痢。

荜茇配胡椒,化蜡丸麻子大,治风虫牙痛(每以一丸塞孔中)。

荜茇配肉桂,良姜,治暴泄身冷。

 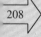

荜茇配大黄、麝香,治癖气成块。

荜茇配阿魏,治老冷心痛、水泻虚痢、呕逆醋心、产后泻痢。

【注意事项】

实热郁火、阴虚火旺者均忌服。

腹泻,症见便臭灼肛、口渴心烦、小便黄赤或胃部灼热疼痛、口干口苦、喜冷饮,属实热郁火所致者,均不宜服用本品。

症见手脚发热、面部红赤,属阴虚火旺体质者,应慎用本品。

【参考文献】

参考文献见二维码。

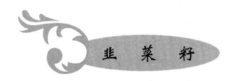

韭菜籽(*Allii Tuberose Semen*),又名为韭子、韭菜子、韭菜仁。《中华人民共和国药典》(2020 版)记载本品为百合科植物韭菜的干燥成熟种子。主要用于肝肾亏虚,腰膝酸痛,阳痿遗精,遗尿尿频,白浊带下等。

【文献记载】

韭菜籽,性味:味辛、甘,性温。功效:补益肝肾,壮阳固精,暖腰膝。

《本草纲目》曰:"韭乃肝之菜,入足厥阴经,肾主闭藏,肝主疏泄。《素问》曰,足厥阴病则遗尿,思想无穷,入房太甚,发为筋痿,及为白淫,男随溲而下,女子绵绵而下。韭子之治遗精漏泄,小便频数,女人带下者,能入厥阴,补下焦肝及命门不足,命门者藏精之府,故同治云。"

《本草求原》曰:"韭子,辛、甘而温,补肝,温达三焦,令肺胃合气下降以归于命门,治梦泄、遗精、溺血、溺数、遗尿、白带、白淫、筋痿,下元虚冷,暖腰膝;同故纸为末,滚水下,治茎强不痿,精流刺痛。是其治下焦,皆元阳虚而有滞以为漏者,得上焦辛甘施化而病愈,通上以摄下也。盖韭之功在辛温散结,子则包含少火未散,故收精壮火。"

《本经逢原》曰:"韭子,惟肾气过劳,不能收摄者为宜。若阴虚火旺,及亢阳不交,独阴失合误用,是报薪救焚矣。大抵韭之功用,全在辛温散结,子则包含少火未散,故能涩精,而壮火炽盛,则为戈戟,今人以韭子熏齲齿出虫,然能伤骨坏齿,不可不知。”

【成分研究】

1. 硫化物　硫化物在韭菜籽中含量很丰富,以二硫化物、三硫化物和四硫化物为主,包括甲基丙烯基硫醚、二甲基二硫醚、甲基(2-)丙烯基二硫醚、甲基异丙烯基二硫醚、甲基(1-)丙烯基二硫醚、乙基(2-)丁烯基硫醚等[1,2]。

2. 核苷类　运用 RP-HPLC 同时测定腺苷、尿苷两种活性成分,实验结果表明,腺苷含量为 0.32~0.39 mg/g,尿苷含量为 0.27~0.39 mg/g[3]。有研究在韭子正丁醇提取物中分离鉴定出 6 个核苷类化合物,分别为胸腺嘧啶核苷、腺嘌呤核苷、2-羟基嘌呤核苷、腺嘌呤、尿嘧啶和胸腺嘧啶[4]。

3. 脂肪酸　韭菜籽油的主要成分为脂肪酸,其中饱和脂肪酸以棕榈酸(6.25%)为主,占脂肪酸总量的 9.05%;不饱和脂肪酸以亚油酸(69.71%)和油酸(19.53%)为主,还有 7-棕榈烯酸(0.48%)、亚麻酸(0.21%)和 11-二十碳烯酸(0.57%),不饱和脂肪酸占脂肪酸总量的 90.50%[5]。

4. 其他　韭菜籽中含丰富的必需氨基酸,包括异亮氨酸、色氨酸和赖氨酸。韭菜籽中包含大量的人体必需的矿物质元素,如钙、铁、锌、铜、镁和钠等。其中,铁、钙、锌的含量分别为 580 mg/kg、1 328 mg/kg 和 80.8 mg/kg。此外,还含 4.5 mg/kg 的维生素 B_1、2.8 mg/kg 的维生素 B_2[6]。

【药理研究】

1. 抑菌　以大肠杆菌、金黄色葡萄球菌、枯草芽孢杆菌、乳酸菌为受试菌,考察韭菜籽的抑菌作用,结果表明韭菜籽蛋白对这几种菌均有一定的抑制作用,其中对大肠杆菌和枯草芽孢杆菌的抑制作用尤为明显,测得最低抑制浓度分别为 0.32 g/L、0.16 g/L,对金黄色葡萄球菌和乳酸菌的抑制作用分别为 2.50 g/L 和 0.63 g/L[7]。

2. 抗氧化　以 BHT 为对照,通过清除 1,1-二苯基-2-三硝基甲苯苯肼自由基和羟基自由基能力来研究判断韭菜籽蛋白的抗氧化作用,结果显示韭菜籽蛋白对 DPPH 自由基的清除效果随着浓度的提高清除率逐渐增大。当浓度为 2 mg/mL 时,清除率达 25.2%,而当 BHT 浓度为 2 mg/mL 时,清除率可达 93.68%。可见韭菜籽蛋白对 DPPH 自由基的清除效果弱于 BHT;韭菜籽蛋白对羟基自由基有较好的清除能力,在浓度为 0.1~1.0 mg/mL 时,其对羟基自由基的清除率要高于 BHT,在浓度为 1 mg/mL 时,清除率可达 73.37%。由此初步确定了韭菜籽的抗氧化作用[8]。还有研究发现韭菜籽总黄酮也有较强的体外抗氧化作用,能够有效清除 DPPH 自由基和羟基自由基,清除的 IC_{50} 分别为 0.87 μg/mL 和 3.33 μg/mL,且清除能力在一定的浓度范围内随着黄酮浓度的增加而增强[9]。这些都表明韭菜籽是一种很好的天然抗氧化剂,具有很好的抗氧化作用。

3. 抗低温、抗高温 以果蝇为实验对象进行培养后,分别在-10℃冰箱中放置 50 min、30±2℃的恒温培养箱中 30 min 后取出观察果蝇残废和死亡情况来研究韭菜籽油抗高温和抗低温的作用,结果表明,给予韭菜籽的实验组果蝇在低、高温刺激下,死亡率均低于空白对照组,而且这种作用在性别上差异不大。此实验说明:韭菜籽具有增强机体非特异性抵抗力的作用[10]。

4. 对免疫系统的影响 韭菜籽在一定情况下能使脾脏免疫细胞发生增殖。实验研究时发现正丁醇和乙酸乙酯提取物在一定的实验浓度范围内(0.078 ～ 1.25 mg/mL)具有显著的小鼠脾脏免疫细胞增殖功能,同时还发现由韭菜籽正丁醇提取物中分离出的腺嘌呤核苷、2-羟基嘌呤核苷等单体也有这种增殖效应。除了韭菜籽石油醚提取物外,韭菜籽正丁醇、乙酸乙酯和水提取物在 0.05 mg/mL、0.1 mg/mL 浓度时都能显著提高小鼠脾淋巴细胞分泌 IL-2 的能力[11]。

【食用方法】

1. 韭菜籽粉枸杞茶

原料:韭菜籽粉 5 g,枸杞子 2 g。

功效:补肾益精,养肝明目,壮阳固肾,暖腰膝软。

做法:二者适量,热水泡茶。

2. 韭菜籽粥

原料:韭菜籽 5~10 g,粳米 60 g,盐适量。

功效:补肾壮阳,固精止遗,暖胃健脾,用于脾肾阳虚所致的阳痿、早泄、遗精、小便频数等。

做法:以米煮粥,待粥沸后,加入韭菜籽末及食盐,同煮为稀粥,空腹食用。

3. 羊肾枸杞韭菜籽粥

原料:韭菜籽 30 g,羊肾 1 个,枸杞子 10 g,粳米 60 g,生姜、葱白、食盐适量。

功效:温肾助阳,滋补精血,调补肝肾。主要用于肾虚劳损、阳痿早泄、腰膝酸软、视物不明,对女子白带过多、性欲淡漠、尿频等症也有疗效。

做法:羊肾对半切开,去除臊腺,清洗干净,切成小丁,加入韭菜籽、枸杞子,粳米,一起入锅加适量的清水,文火熬煮 30 min,出锅前加调味料即可。

【常用配伍】

韭菜籽配何首乌,用于补肾壮阳、益精补血、乌发强筋、暖胃健脾等。

韭菜籽配山药,有补肾壮阳、益肾填精、补肺健脾的作用。

韭菜籽配枸杞子,用于补肾益精、滋阴补阳、养肝明目、壮阳早泄、固精止遗等。

韭菜籽配锁阳粉,用于补肾壮阳、肾虚阳痿、早泄、夜尿频多、腰膝酸软等。

韭菜籽配锁阳、熟地黄、肉苁蓉,用于补肾壮阳、益精补血、乌发强筋、固精止遗、早泄阳痿、暖胃健脾等。

保健食疗本草

【注意事项】

《得配本草》曰:"肾火盛而遗精者禁。"

《本草求原》曰:"阴虚有火人勿用,多食令人昏。"

【参考文献】

参考文献见二维码。

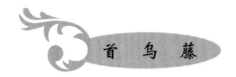

首乌藤(*Polygoni Multiflori Caulis*),又名夜交藤、赤葛、九真藤、棋藤。《中华人民共和国药典》(2020 版)记载本品为蓼科植物何首乌的干燥藤茎。秋、冬二季采割,除去残叶,捆成把或趁鲜切段,干燥。功效为养血安神,祛风通络。主治失眠多梦,血虚身痛,风湿痹痛,外治皮肤瘙痒。主要用于失眠多梦,血虚身痛,风湿痹痛,皮肤瘙痒等。

【文献记载】

首乌藤,性味:味甘,性平。功效:养血安神,祛风通络。

据《本草纲目》记载,"夜则苗蔓相交",故又名夜交藤。

《本草纲目》曰:"风疮疥癣作痒,煎汤洗浴,甚效。"

《本草正义》曰:"治夜少安寐。"

《本草正义》曰:"夜交藤,濒湖止称茎叶治风疮疥癣,作浴汤甚效,今以治夜少安寐,盖取其入夜交缠之义,能引阳入阴耳,然不寐之源,亦非一端,苟不知从病源上着想,而惟以此为普通用品,则亦无效。但止堪供佐使之助,因是调和阴阳者,故亦有利无害。"

《本草再新》曰:"补中气,行经络,通血脉,治劳伤。"

【成分研究】

首乌藤与何首乌来源于同一植物,二者的化学成分比较相似,主要成分均为蒽醌类,但是也不尽相同。

1. 蒽醌类　首乌藤中主要化学成分为蒽醌类,其中包括大黄素、大黄素甲醚、大黄酸、芦荟大黄素、大黄素-8-O-β-D-葡萄糖苷、大黄素甲醚-8-O-β-D-葡萄糖苷等[1]。

2. 黄酮类　首乌藤中含木犀草素-5-O-木糖苷、儿茶素等黄酮类成分[2]。

3. 二苯乙烯类　首乌藤中含 2,3,5,4′-四羟基二苯乙烯-2-O-β-D-葡萄糖苷为主的二苯乙烯类成分[3]。

4. 其他类　首乌藤中含 β-谷甾醇、β-胡萝卜苷等甾醇类化学成分[4]，以及以 1,19-二十碳二烯、17-三十五烷烯为主的脂肪酸类成分[5]。

【药理研究】

1. 镇静、催眠　研究发现,首乌藤具有显著镇静、催眠功效,对睡眠时相的影响与地西泮基本相似,与戊巴比妥钠合用有明显的协同作用[6]。

2. 抗炎、抑菌　首乌藤对慢性炎症模型动物有明显抗炎作用,但对急性炎症动物模型作用不显著。首乌藤在体外对金色葡萄球菌、大肠杆菌、肺炎链球菌、卡他莫瑟氏球菌、流感嗜血杆菌和普通变形杆菌有不同程度的抑制和灭杀作用[7]。

3. 抗氧化　动物实验表明,首乌藤中所含的黄酮化合物可以有效地降低小鼠血清、肝组织、脑组织中丙二醛的含量,具有明显的体内外抗氧化活性[8,9]。

4. 抑制脂肪酸合酶　研究表明,首乌藤提取物能够有效抑制脂肪酸合酶,在肥胖症的防治上可能具有重要的价值[10]。

【食用方法】

首乌藤麦豆汤

原料:首乌藤 10 g,小麦 45 g,黑豆 30 g。

功效:有滋养心肾、安神的功效,用于神经衰弱、心肾不交之失眠、心烦等。

做法:首乌藤洗净,水煎去渣取汁。药汁和淘洗干净的黑豆、小麦一同放入锅中,再加清水适量,煮至小麦、黑豆熟烂即可。

【常用配伍】

首乌藤配酸枣仁,滋心阴、宁心神。

首乌藤配生地黄,养血补阴。

首乌藤配天冬、麦冬,清虚火、养心阴。

首乌藤配羌活、独活,祛风胜湿、舒利关节。

【注意事项】

躁狂属实火者慎服。

【参考文献】

参考文献见二维码。

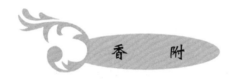

香 附

　　香附（*Cyperi Rhizoma*），又名香附子、香附米、莎草根、雷公头、三棱草、香头草、回头青、雀头香、苦羌头、三棱草根。《中华人民共和国药典》（2020版）记载本品为莎草科植物莎草的干燥根茎。秋季采挖，燎去毛须，置沸水中略煮或蒸透后晒干，或燎后直接晒干。主要用于肝郁气滞，胸胁胀痛，疝气疼痛，乳房胀痛，脾胃气滞，脘腹痞闷，胀满疼痛，月经不调，经闭痛经等。

【文献记载】

　　香附，性味：味辛、甘、微苦，性平。功效：疏肝解郁，理气宽中，调经止痛。

　　香附为莎草科莎草根茎，"莎草"首载于《名医别录》："一名薃，一名侯莎，其实名缇。"唐《新修本草》记："此草，根名香附子，一名雀头香。"《本草纲目》以"莎草"收录："其根相附连续而生，可以和香，故谓之香附子，上古谓之雀头香，俗人呼为雷公头。"

　　《本草图经》曰："莎草根，又名香附子，旧不着所出州土，但云生田野，今处处有之，或云交州者胜，大如枣，水香棱，味辛，微寒，无毒，性涩。元生博平郡池泽中，苗名香棱，根名莎结，亦名草附子，河南及淮南下湿地即有，名水莎。陇西谓之地根，蜀郡名续根草，亦名水巴戟，今涪都最饶，名三棱草。"《本草蒙筌》又曰："近道效野俱生，高州出者独胜。"

　　《本草衍义》曰："其根上如枣核者，又谓之香附子……虽生于莎草根，然根上或有或无，有薄鞍皮，紫黑色，非多毛也。刮去皮则色白。若便以根为之，则误矣。"

　　《本草纲目》曰："散时气寒疫，利三焦，解六郁，消饮食积聚，痰饮痞满，跗肿腹胀，脚气，止心腹肢体头目齿耳诸痛，痈疽疮疡，吐血下血尿血，妇人崩漏带下，月候不调，胎前产后百病。"

【成分研究】

　　1. 挥发油类　挥发油为香附的主要活性成分之一，含量约为1%，包括单萜、倍半萜及其氧化物。其中香附烯和α-香附酮是香附挥发油的主要成分[1]。

　　2. 脂肪酸类　香附中含棕榈酸甲酯、9,12-十八碳二烯酸甲酯、9,12,15-十八碳三烯酸甲酯、9-十八碳烯酸甲酯、十八碳酸甲酯等脂肪酸类成分[2]。

　　3. 黄酮类　香附含山茶酚、木犀草素、槲皮素等黄酮类成分[3,4]。

【药理研究】

　　1. 改善睡眠　研究表明，针刺联合香附汤加减可明显改善围绝经期失眠肝郁气滞证患者的睡眠状况，不良反应发生率低[5]。

2. 改善小鼠焦虑行为　研究表明,香附挥发油能改善慢性束缚应激小鼠焦虑行为,其作用机制可能与调节中枢胆碱能系统、增加海马单胺类递质 5 – HT 水平有关[6]。

3. 抗抑郁　研究表明,香附醇提物乙酸乙酯萃取部位和正丁醇萃取部位对"行为绝望"动物模型有较明显的抗抑郁作用,其作用机制可能与调节脑内单胺类神经递质 5 – HT 和 DA 的含量有关[7]。

4. 降血糖　研究表明,香附总黄酮对糖尿病大鼠具有较好的治疗作用,且可有效降血糖,调节血脂及氧化应激紊乱[8]。

5. 促胃动力　研究表明,醋制香附不同部位对肝郁型胃肠功能紊乱模型大鼠的胃肠功能均有一定改善作用,其中水部位、正丁醇部位、乙酸乙酯部位作用较强,可初步认为是醋制香附"理气宽中"的有效部位,推测其中含有促进胃肠动力的有效成分[9]。

6. 其他　香附挥发油对硝西泮有较强的促透皮作用[10],香附可治疗痛经[11],并且香附醇提物具有明显的解热镇痛效应[12]。

【食用方法】

1. 香附茶
原料:香附、川芎、茶叶各 3 g。
功效:疏肝理气。
做法:以上原料泡茶饮用。

2. 香附芡实粥
原料:香附 10 g,芡实 15 g,粳米 50 g。
功效:理气解郁。
做法:芡实捣碎,粳米淘洗干净。将香附放入锅中,加适量清水煎煮,去渣,加入芡实、粳米煮粥,待粥熟时,加入白糖调味即成。

3. 香附粥
原料:香附 10 g,粳米 50 g。
功效:用于胃痛,证属胃寒或兼气滞。
做法:芡实用新鲜者研烂如膏,陈者研如粉;糯米淘洗干净,两者同煮成粥,食时加少量白糖。

【常用配伍】

香附配白芍,用于治疗肝郁血虚之月经不调、经行腹痛。

香附配当归、艾叶,用于治疗血虚肝郁、寒滞肝脉之胁肋胀痛、月经不调、经行腹痛;或宫寒不孕、小腹时痛、腰酸带下等。

香附配高良姜,用于治疗寒凝肝胃、气滞不行之胃脘疼痛。

香附配木香,用于治疗肝郁气滞之胸胁、胃脘疼痛等症。

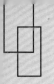

香附配苏梗,用于治疗肝郁气滞之胸腹胀满、胁肋疼痛;妊娠呕吐、腹胀等。

香附配延胡索,相须为用,用于治疗肝郁气滞血淤之胸胁胀闷不舒、乳房胀痛、疝气疼痛及痛经等。

【注意事项】

凡气虚无滞、阴虚血热者忌服。

《本草经疏》曰:"凡月事先期者,血热也,法当凉血,禁用此药。"

《本草汇言》曰:"性燥而苦,独用、多用、久用,反能耗气损血。"

《雷公炮炙论》曰:"凡采得后,阴干,于石臼中捣。勿令犯铁,用之切忌尔。"

【参考文献】

参考文献见二维码。

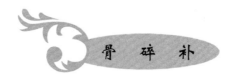

骨碎补(*Dynariae Rhizome*),又名石岩姜、崖姜、猴姜、毛姜、申姜、岩连姜、爬岩姜、肉碎补、石碎补、飞天鼠、牛飞龙、飞来风、飞蛾草。《中华人民共和国药典》(2020 版)记载本品为水龙骨科植物槲蕨[*Drynaria fortunei*(*Kunze*)J.Sm.]的干燥根茎。全年均可采挖除去泥沙,干燥,或再燎去茸毛(鳞片)。主要用于跌扑闪挫,筋骨折伤,肾虚腰痛,筋骨痿软,耳鸣耳聋,牙齿松动;外治斑秃,白癜风等。

【文献记载】

骨碎补,性味:味苦,性温。功效:补肾强骨,续伤止痛。

骨碎补始记载于《日华子本草》:"治恶疮,蚀烂肉,杀虫。"

《雷公炮炙论》曰:"炮猪肾,空心吃,治耳鸣,亦能诸杂痛。"

《证治要诀》曰:"因痢后下虚,不善调将,或多行,或房劳,或感外邪,致两足酸软,若痛若痹,遂成风痱,宜用独活寄生汤,吞虎骨四斤丸,或用大防风汤。或多以生樟,即骨碎补,俗呼为胡孙姜,三分之一,同研,取汁,酒解服。外以杜仲、牛膝、杉木节、白芷、南星、草薢煎汤熏洗。"

《本草求真》曰:"骨碎补,虽与补骨脂相似,然总不如补骨脂性专固肾通心,而无逐瘀破血之治也。"

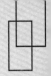

《本经续疏》曰："骨碎补（《开宝本草》）主破血、止血、补伤折，言能不使瘀结者留滞，不使流动者妄行，而补直伤折，如未尝伤折也。"

《本草纲目》曰："骨碎补，能入骨治牙，及久泄痢。昔有魏某久泄，诸医不效，垂殆，予用此药末入猪肾中煨熟与食，顿住。盖肾主大小便，久泄属肾虚，不可专从脾胃也。"

【成分研究】

1. 三萜类　骨碎补中含三萜类化合物主要为环阿屯烷型四环三萜和何伯烷型五环三萜，还含少量的其他类型的五环三萜[1]。

2. 酚酸类　骨碎补所含的酚酸类成分主要为苯甲酸和苯丙酸类，其中苯丙酸类化合物主要以肉桂酸、阿魏酸、咖啡酸为苷元[1]。

3. 木脂素及甾　骨碎补还含落叶松脂素 $4'-O-\beta-D-$吡喃葡萄糖苷、$(7'R,8'S)$-二氢脱氢二松柏基醇 $4'-O-\beta-D-$葡萄糖苷等木脂素类化合物及 $\beta-$谷甾醇、$\beta-$胡萝卜苷等甾体类化合物[1]。

4. 其他　骨碎补中除含以上成分外，研究发现还含 5,7-二羟基色原酮-7-$O-\alpha-L-$鼠李糖基-$(1,2)-\beta-D-$葡萄糖苷、5,7-二羟基色原酮-7-$O-\beta-D-$吡喃葡萄糖苷、5-羟甲基糠醛、蔗糖、麦芽酚 3-$O-\beta-D-$葡萄糖苷、香豆精[1]。

【药理研究】

1. 降血脂　动物实验表明，骨碎补具有预防家兔血脂升高、降低高脂血症的作用。但是其降血脂作用需长时间（5~10 周），用药后才会出现显著效果[2]。对实验性高脂血症，骨碎补能够促进肝肾上腺内胆固醇代谢，降低胆固醇含量。骨碎补抗动脉硬化的活性成分之一——骨碎补多糖酸盐，能保护肝及肾上腺的细胞器，抗细胞内高胆固醇的损伤从而增强细胞功效，改变细胞内胆固醇代谢过程。

2. 抗炎　骨碎补有较好的抗炎抗肿和止痛作用，不仅能治疗骨关节言患者的红、肿、热、痛症状，还能改善关节活动能力使疾病快速康复。研究发现，骨碎补黄酮组与模型组相比症状改善明显，有明显抗炎功效[3]。

3. 保护肾　动物实验表明，骨碎补能显著改善链霉素诱导肾衰大鼠的肾脏功能，提高和恢复肾小球肾小管功能，降低血中肌酐、尿素氮的含量[4,5]。对于肺炎链球菌建立的小鼠慢性肾衰竭模型，骨碎补能够阻断肾小球恶化，提高血清肌酐水平，显著改善肾功能[1]。

4. 促进骨折愈合　骨碎补为骨伤科临床常用药，其中有效成分可较好地促进骨折的愈合，加速骨骼的生长，动物研究表明骨碎补能显著改善豚鼠的血液黏稠度，以及血小板聚集现象、血流动力学指标[6]。

5. 抗骨质疏松症　研究发现，骨碎补的水和醇提取液含较高活性的促成骨细胞增殖、分化和钙化成分，能够促细胞增殖。骨碎补提取液还可抑制破骨母细胞向成熟破骨细胞转化，从而抑制破骨细胞性骨吸收[7,8]。

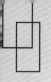

【食用方法】

1. 甲鱼猪脊髓汤

原料：甲鱼 750 g，猪脊骨 200 g，骨碎补 60 g，肉苁蓉 60 g，适量调味料。

功效：滋阴补肾、填髓补髓。

做法：将甲鱼宰杀，猪脊骨处理干净，切块，放入肉苁蓉、骨碎补提前煎煮好的药汁，加料酒、鸡清汤、猪骨髓、生姜片、葱结、食盐、熟花生油、胡椒粉等，密封蒸 1 h以上至酥烂，揭开盖，加味精调好口味。

2. 骨碎补粳米粥

原料：粳米 100 g，骨碎补 12 g，干姜 10 g，附子 10 g。

功效：温阳益气。

做法：骨碎补、附子、干姜三味药水煎约 30 min，去渣留汁，放入粳米煮至成粥。

【常用配伍】

骨碎补配杜仲、附子、山茱萸等，温肾、强腰。

骨碎补配自然铜、没药等，用于骨质疏松症。

骨碎补配狗肾，治疗肾虚久泻。

骨碎补配牛膝，治腰膝酸软疼痛、筋骨乏力、筋骨疼痛。

骨碎补配熟地黄，补益肝肾，培元固本，治疗肾虚耳鸣耳聋、牙痛、目暗不明、腰酸腿软等。

骨碎补与配茺蔚子配伍，一寒一温，一行一补，相得益彰，治疗目暗不明。

【注意事项】

忌羊肉、羊血、芸苔菜。

不宜与风燥药同用。

【参考文献】

参考文献见二维码。

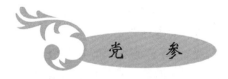

党参

党参（*Codonopsis Radix*），《中华人民共和国药典》（2020 版）记载本品为桔梗科植物党参、素花党参或川党参的干燥根。产于我国北方海拔 1 560~3 100 m 的山地林边及灌丛中,秋季采挖,洗净、晒干制得。党参又名上党人参(《本草逢原》)、黄参(《百草镜》)、纹党(四川)。为常用的传统补益类中药,古代以山西上党地区出产的党参为上品。主要用于脾肺气虚,食少倦怠,咳嗽虚喘,气血不足,面色萎黄,心悸气短,津伤口渴,内热消渴等。国家卫生健康委、国家市场监督管理总局发布了《关于对党参等 9 种物质开展按照传统既是食品又是中药材的物质管理试点工作的通知》(国卫食品涵〔2019〕311 号),推进了党参在民间以食品身份开发、使用的步伐。

【文献记载】

党参,性味:味甘平,无毒。功效:有补中益气、生津止渴、活血化瘀等功效。

梁陶弘景在《本草经集注》中对党参的描述"上党在冀的西南,今采者形长而黄,状如防风,多润而甘"符合桔梗科党参的特征。

《得配本草》曰:"上党参,得黄者,实卫,配石莲,止痢,君当归,活血,佐枣仁,补心。补肺,蜜拌蒸熟;补脾,恐其气滞,加桑皮数分,或加广皮亦可。"

《本草正义》曰:"力能补脾养胃,润肺生津,健运中气,本与人参不甚相远。"

【成分研究】

1. 糖类　党参含单糖、低聚糖和多糖等糖类物质。单糖有果糖、低聚糖有菊糖等,其中多糖是其主要活性成分之一,大多为杂多糖[1]。

2. 甾体类　甾体类物质有甾醇、甾苷和甾酮,如 α-菠甾醇、α-菠甾酮、α-菠甾醇-β-D 葡萄糖苷、豆甾醇、豆甾酮、豆甾醇-β-D 葡萄糖苷、△7-豆甾烯醇和△7-豆甾烯酮和豆甾烯醇 β-D 葡萄糖苷等[2]。

3. 生物碱类　党参中含包括胆碱、正丁基脲基甲酸酯、党参碱和 5-羟基-2-羟甲基吡啶在内的生物碱类化合物[3]。

4. 其他　党参中还含(6R,7R)-反,反-十四烷-4,12-二烯-8,10-二炔-1,6,7-三醇、尿嘧啶、丁香醛、大黄素、党参炔苷、京尼平苷、5-羟甲基-2-糠醛等成分[4-8]。

【药理研究】

1. 免疫调节　研究发现,党参黄芪蘑菇煎对晚期食管癌、胃癌化疗有一定效果,患者的 T 淋巴细胞和 NK 细胞活性均显著增高[9,10]。

2. 抗骨质疏松　研究发现,党参可促进骨髓间充质干细胞增殖,抑制骨髓间充质干细胞凋亡,并保持其快速的自我更新和分化能力,从而起到保护细胞的作用[11]。

3. 保护胃肠　党参炔苷能促进损伤的胃黏膜修复,保护胃黏膜。动物研究发现,给予复方党参通气口服液的术后家兔肠管张力与胃肠蠕动均增加[12,13]。

4. 降血糖　动物实验发现,党参所含多糖能够显著降低四氧嘧啶引起的小鼠高血糖,提高胰岛素水平,增强糖尿病小鼠的胰岛素敏感性[14]。

5. 保护中枢神经系统　党参多糖对硫代硫酸钠引起的神经干细胞损伤具有保护作用。动物实验表明,党参、何首乌等混合注射液能够使大鼠的学习记忆能力维持正常[15-17]。

【食用方法】

1. 党参茯苓粥

原料:党参、茯苓各 6 g,生姜 5 片,粳米 50 g。

功效:用于脾胃虚弱,少食欲呕,消瘦乏力。

做法:党参切薄片;茯苓捣碎,浸泡 0.5 h;党参、生姜、茯苓放入砂锅中,加入水,共煮 30 min,取药汁,将药汁与粳米同煮成粥,即成。

2. 党参大枣米饭

原料:党参 10 g,大枣 10 枚,糯米 100 g。

功效:用于脾虚气弱。

做法:党参、大枣同水煎半小时,去党参渣。糯米蒸饭,大枣铺于饭上,枣参汤加白糖煎为浓汁淋在饭上即可食用。

3. 党参黄芪粥

原料:党参 10 g,黄芪 10 g,山药 20 g,粳米 300 g。

功效:用于肺、脾气虚,体倦乏力,短气自汗,少食便溏。

做法:党参、黄芪(用纱布包好)、粳米、山药加清水文火煮成粥即可(弃黄芪包)。

【常用配伍】

党参配黄芪、白术等,用于中气不足的体虚倦怠、食少便溏等。能补中益气。

党参配与麦冬、五味子等生津药,或当归、熟地黄等补血药,可用于气津两伤的气短口渴,以及气血双亏的面色萎黄、头晕心悸等。有益气生津和益气生血之效。

党参配紫苏、生姜等,合用以益气解表,扶正祛邪。

党参配当归、大黄、芒硝等,相须为用,用以攻补兼施,治气血两虚。

党参配黄芪、五味子等,相须为用,用于肺气亏虚的咳嗽气促,语声低弱等,能补益肺气。

【注意事项】

《得配本草》曰:"气滞怒火盛者禁用。"

《中华本草》曰:"实证、热证禁服,正虚邪实证,不宜单独应用。"

【参考文献】

参考文献见二维码。

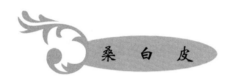

桑白皮（*Mori Cortex*），又名桑根白皮、桑根皮、桑皮、白桑皮等。《中华人民共和国药典》（2020版）记载本品为桑科除去栓皮的干燥根皮。桑白皮及其他桑属植物的根皮采挖时期，宜在秋末叶落时至次春发芽前进行（部分地区在5~8月），挖出根部洗净，趁新鲜时刮去黄棕色栓皮，纵向剖开，以木槌轻击剥取根皮，晒干入药。主要用于肺热喘咳，水肿胀满尿少，面目肌肤浮肿等。

【文献记载】

桑白皮，性味：味甘，性寒。功效：泻肺平喘，利水消肿。

桑白皮始载于《神农本草经中》："主伤中，五劳，六极，羸瘦，崩中，脉绝，补虚益气。"

《名医别录》曰："主去肺中水气，止唾血，热渴，水肿，腹满，臚胀，利水道，去寸白可以缝金创。"

《药性论》曰："治肺气喘满，水气浮肿，主伤绝，利水道，消水气，虚劳客热，头痛，内补不足。"

《本草求原》曰："利肺中水气，水肿，脚气，痹挛，目昏，黄疸，利水道，通二便，治尿数。"

《本草纲目》曰："桑白皮长于利小水，乃实则泻其子也，故肺中有水气及肺火有余者宣之。"

【成分研究】

1. 香豆素类 桑白皮中主要含香豆素类化合物，其包括5,7-羟基香豆素、伞形花内脂、东莨菪素、东莨菪内酯（6-甲氧基-7羟基-香豆素）等[1]。

2. 黄酮类 桑白皮中含多种黄酮类化合物，包括桑根白皮素、环桑根皮素、桑素、桑色烯、环桑素、环桑色烯素、桑酮（A~V）、羟基二氢桑根皮素、桑根皮素-4-葡萄糖苷等。多糖类、黏液素、甲壳素等。

3. 多糖类 黏液素、桑多糖、甲壳素等[2]。

4. 其他 丁醇、桑辛素(A、B、C、D、F、G)、3,4 -二羟基苯甲酸乙酯、桦皮酸、苷类衍生物、β-谷甾醇、鞣质和挥发油等[3,4]。

【药理研究】

1. 镇咳平喘、祛痰 动物实验研究表明,高剂量组桑白皮生药丙酮提取物对氨水引起的咳嗽有明显的抑制作用,对乙酰胆碱引起的豚鼠痉挛性哮喘有明显的平喘作用;低剂量组生药(1.5 g/kg)无明显的镇咳作用,但可以显著性延长咳嗽潜伏期;高、低剂量可显著性增加小鼠支气管酚红排出量,并呈剂量依赖效应关系,高、低剂量组对大鼠血浆一氧化氮均无显著性的影响,高剂量组显著性升高支气管一氧化氮含量($P<0.05$)[5,6]。

2. 抗病毒 从桑白皮中分离到 6 个成分:桑根白皮素、桑酮(G、H)、桑呋喃(D、G、K),测定了它们的体外抗人 HIV 活性,发现其中桑根白皮素、桑酮 H 等具有较强的抗 HIV 活性[7]。

3. 降糖 桑白皮有一定的降糖作用,可使培养液中的人肝癌细胞株的葡萄糖消耗量增加,其作用机制可能是通过促进外周组织特别是肝脏的葡萄糖代谢、提高肝细胞对胰岛素的敏感性[8]。

4. 降血压 有研究表明,桑白皮醇提液进对狗和家兔的有明显的降血压作用[9]。

5. 利尿 研究表明,桑白皮除粗皮后可以使家兔尿量增加,有显著的利尿作用[10]。

6. 抗肿瘤 研究表明,对桑科植物的黄酮类化合物抗肿瘤作用作研究,结果证实,桑皮根素、桑呋喃 G、桑酮(G、M)和桑根酮 D 均可抑制十四烷酰佛波醇乙酸酯与细胞受体的结合,桑酮 H 和桑根酮(A、D)对促癌因子杀鱼菌素的蛋白激酶 C 有剂量依赖的抑制作用,对促癌因子鸟氨酸脱羧酶活性的诱导有抑制作用[11]。

【食用方法】

1. 桑白皮熬汤

原料:桑白皮 10 g。

功效:去水肿和治疗咳嗽。

做法:桑白皮适量水煎熬汤。

2. 桑白皮茯苓猪骨汤

原料:桑白皮 10 g,茯苓 20 g,猪骨 300 g,蜜枣 2 枚。

功效:以健脾利湿化痰为主,用于清泻肺热,止咳消痰,滋润益养,适合本身脾虚的小孩。

做法:桑白皮、茯苓洗净后浸泡 20 min,蜜枣去核。猪骨洗净斩件,放沸水中焯出泡沫捞起。沸水中放入上述原料,文火煲 2 h 即可。

3. 赤豆鲫鱼汤

原料：鲫鱼800 g,桑白皮100 g,赤小豆150 g,陈皮2 g,姜、盐适量。

功效：清热利水,疏风消肿。

做法：鲫鱼洗净,加入浸泡好的赤小豆、桑白皮、老姜、陈皮放入开水锅内,小火煮2 h,加盐调味即可。

【常用配伍】

桑白皮配车前子,共奏清热利尿消肿之功效,用于治疗湿热所致之水肿。

桑白皮配阿胶,奏补血养阴、润肺止咳、泻肺平喘之功效,用于治疗肺阴亏虚或燥邪伤肺之咽喉疼痛、咳喘少痰、痰中带血者。

桑白皮配橘皮,肺脾并重,共奏清肺泻热、燥湿化痰、止咳平喘之功效,用于治疗肺热咳喘痰多者。

桑白皮配黄芩,有清热泻火、平喘止咳之功效,用于治疗肺热壅盛所致之发热、咳嗽、气喘、痰黄者。

桑白皮配桑叶,共奏疏风解表、清热泻肺、止咳平喘之功效,用于治疗风热郁表袭肺所致之发热、咳喘、痰黄者。

桑白皮配苏子,寒温并用,用于治疗各种喘症。

【注意事项】

《本草经集注》曰:"续断、桂心、麻子为之使。"

《本草经疏》曰:"肺虚无火,因寒袭之而发咳嗽者勿服。"

《得配本草》曰:"肺虚,小便利者禁用。"

【参考文献】

参考文献见二维码。

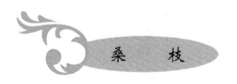

桑　枝

桑枝(*Mori Ramulus*),又名桑条。《中华人民共和国药典》(2020版)记载本品为桑科植物桑(*Morusalba* L.)的干燥嫩枝,为传统中药品种,出产于全国大部分地区,主产河北省、浙江省、江苏省、湖南省、安徽省、四川省等地,于春末夏初

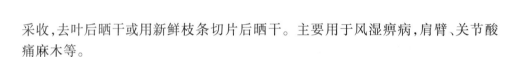

采收,去叶后晒干或用新鲜枝条切片后晒干。主要用于风湿痹病,肩臂、关节酸痛麻木等。

【文献记载】

桑枝,性味:味微苦,性平。功效:祛风湿,利关节。

《本草图经》曰:"疗遍体风痒干燥,脚气风气、四肢拘挛,上气眼晕,肺气嗽,消食,利小便。久服轻身,聪明耳目,令人光泽,兼疗口干。"

《本草纲目》曰:"煎药用桑者,取其能利关节,除风寒湿痹诸痛也。"

《本草蒙筌》曰:"煎常饮,耳目聪明。去手足拘挛,脚气兼散;润皮毛枯槁,风痒且驱。阴管通便,眼眶退晕。利喘嗽逆气,消嫩肿毒痈。"

《本草崇原》曰:"气味苦,平。主治遍体风痒干燥,水气,脚气,风气,四肢拘挛,上气,眼运,肺气咳嗽,消食,利小便。久服轻身,聪明耳目,令人光泽。"

《得配本草》曰:"甘、苦,平。入手太阴经。治风湿,通关节,除肺咳,利小便,散寒消食。"

《本经逢原》曰:"桑枝清热去风,故遍体风痒干燥,水气、脚气、风气、四肢拘挛,无不宜之。"

《本草再新》曰:"壮肺气,燥湿,滋肾水,通经,止咳除烦,消肿止痛。"

【成分研究】

1. 黄酮类　桑枝中提取的黄酮类物质具有降血糖、降血脂、降血压、抗肿瘤、抗病毒等方面的用途,桑枝中含桑色素、花青素、槲皮素等 4 000 余种黄酮类化合物,可分为黄酮类、二氢黄酮醇类、黄酮醇类、花色素类四大类[1]。

2. 多糖　桑枝中含丰富的多糖,多糖具有多种生物活性,能够提升免疫力,具有降血糖、抗氧化等作用,且对正常细胞没有毒副作用[2]。

3. 生物碱类　桑枝生物碱具有良好的降血糖、降血脂、抗病毒、抗衰老等作用,其特征成分为 1-脱氧野尻霉素[3]。

【药理研究】

1. 降血糖　分别用桑叶、桑枝、桑白皮和桑皮的乙醇提取液对链脲佐菌素诱导的糖尿病小鼠进行灌胃,结果发现桑枝的降血糖作用最为显著,桑枝总黄酮类化合物的降血糖药效学实验结果表明:桑枝总黄酮是桑枝降血糖作用的有效部位[4]。对于链脲佐菌素加高脂、高糖喂养诱导的糖尿病的模型小鼠,桑枝多糖能显著降低血糖浓度。桑枝多糖的降糖机制可能与其增强机体清除自由基和抗脂质过氧化能力、调节脂类物质代谢、增加肝糖原存储量、改善机体的胰岛素分泌及对胰岛素的增敏性等有关[4]。

2. 抗炎　桑枝多糖能够减轻肾内炎症,利用桑枝多糖对小鼠进行灌胃治疗后,肾损伤有效减轻,肾组织中 IL‐6、IFN‐γ、TNF‐α 水平下降,NF/kB 被抑制。

桑枝总黄酮和总皂苷能够通过上调抗炎系统中血红素加氧酶和过氧化物酶增殖体受体的表达,下调致炎系统中诱生型一氧化氮合酶、环氧合酶‐2、炎症介质 IL‐1β 和 IL‐6 的表达,使细胞内环境趋向致炎和抗炎体系的平衡[5]。

3. 抗病毒　研究表明,桑枝中所含的 1‐脱氧野尻霉素能够快速消灭丙肝型肝炎病毒,能够用于治疗病毒型丙型肝炎[6]。

4. 抗肿瘤　在对小鼠的 B‐16 肺黑色细胞肿瘤的研究中表明,1‐脱氧野尻霉素及其衍生物能够抑制肿瘤细胞的入侵、迁移和黏附[7]。

5. 提高免疫力　研究表明,桑枝多糖能显著降低二硝基氟苯(dinitrofluorobenzene,DNFB)诱导的迟发型超敏反应小鼠的耳肿胀程度。桑枝多糖可明显提高小鼠胸腺指数、脾脏指数、腹腔巨噬细胞吞噬鸡红细胞的吞噬率与吞噬指数,显著促进淋巴细胞的转化及血清溶血素和溶血空斑的形成。说明桑枝多糖具有增强细胞免疫功能、体液免疫功能和非特异性免疫功能的作用[8]。

6. 降血脂　研究表明,桑枝皮水醇提取物对降低高血脂模型小鼠的血脂,灌胃 18 h 后,小鼠血清中三酰甘油、总胆固醇、低密度脂蛋白胆固醇与高密度脂蛋白胆固醇比值均有下降[9]。

【食用方法】

1. 桑枝鸡

原料:桑枝 10 g,绿豆 50 g,鸡肉 400 g,盐、姜、葱各适量。

功效:清热通痹,益气补血,清利湿热。

做法:鸡肉洗净,加水适量,放入洗净切段的桑枝、绿豆,清炖至肉烂,以盐、姜等调味即可。

2. 桑枝丹参煲鸡

原料:桑枝 10 g,丹参 7 g,川芎 5 g,鸡 1 只,白糖适量。

功效:适合于颈椎综合征患者。

做法:鸡洗净,与桑枝、丹参、川芎一起加水适量煲汽,用食盐少许调味,饮汤食鸡肉。

【常用配伍】

桑枝配桑叶,桑叶以散为主,桑枝以通为要。桑叶质轻气寒,轻清发散,长于疏表邪,散风热,凉血滋燥,清肝明目;桑枝长于通络道,行津液,利关节,祛风除痹止痛。桑叶、桑枝二药伍用,疏通兼备,清热疏风解表、祛风通络止痛益彰,多用于风寒湿热痹证等。

桑枝配桑寄生,桑枝横行四肢,行津液,利关节,清热祛风,除湿消肿,通络止痛;桑寄生补肝肾,强筋骨,祛风逐湿,补血通络;桑枝以通为主,桑寄生以补为

桑
枝

225

要。二药合用，一补一通，相互为用，补肝肾、壮筋骨、祛风湿、通络道、止疼痛、降血压益彰。

桑枝配桂枝，桂枝辛甘温，祛风寒湿邪，温经通络，温通血脉，散寒逐瘀；桑枝苦平，祛风除湿，其性平和，善通经络达四肢。二药合用，温经散寒、通络止痛、祛风除痹效佳。

【注意事项】

孕妇忌服。

【参考文献】

参考文献见二维码。

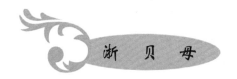

浙贝母（*Fritilariae Thunbergii Bulbus*），《中华人民共和国药典》（2020版）记载本品为百合科植物浙贝母的干燥鳞茎。主要用于风热咳嗽，痰火咳嗽，肺痈，乳痈，瘰疬，疮毒等症。

【文献记载】

浙贝母，性味：味苦，性寒。功效：清热散结，化痰止咳，用于风热犯肺，痰火咳嗽，肺痈，乳痈，瘰疬，疮毒。

《神农本草经逢原》曰："贝母，川者味甘最佳：西者味薄次之，象山者微苦又次之，一种大而苦者仅能解毒。并去心用。凡肺经药皆当去心，不独贝母也。"

《百草镜》曰："浙贝出象山，俗呼象贝母。皮糙微苦，独颗无瓣，顶圆心斜。入药选圆白而小者佳。"

《本草正》曰："大治肺痈肺痿，咳喘，吐血衄血，最降痰气，善开郁结，止疼痛，消胀满，清肝火，明耳目，除时气烦热，黄疸淋闭，便血溺血；解热毒，杀诸虫，及疗喉痹瘰疬，乳痈发背，一切痈疡肿毒，湿热恶疮，痔漏金疮出血，火疮疼痛，为末可服，煎汤可服，性味俱厚，较之川贝母，清降之功，不啻数倍。"

《本草从新》曰："去时感风痰。"

《纲目拾遗》曰："解毒利痰，开宣肺气，凡肺家夹风火有痰者宜此。"

【成分研究】

1. 生物碱类 鳞茎含浙贝母碱（即浙贝甲素）、去氢浙贝母碱（即浙贝乙素）、浙贝宁、浙贝丙素、鄂贝乙素、浙贝酮、贝母辛碱、异浙贝母碱等[1]。

2. 二萜类 反式-半日花三烯醇、反式-半日花三烯酸甲酯、19-异海松醇、19-异海松酸甲酯、对映-16β-17-贝壳松二醇、对映-16β-17-环氧贝壳松烷、对映-16α-甲氧基-17-贝壳松醇、对映-15-贝壳松烯-17-醇、对映-16α-17-贝壳松二醇及脂肪酸等[2]。

【药理研究】

1. 镇咳 浙贝母碱和去氢浙贝母碱4 mg/kg灌胃，对小鼠氨气引咳有抑制作用，4 mg/kg皮下注射对电刺激麻醉猫喉上神经引咳也有镇咳作用[3]。

2. 解痉 贝母生物碱具有阿托品样作用，对兔、猫离体肺灌流表明，低浓度可使支气管松弛，高浓度则对支气管有轻微收缩作用[4]。

3. 对中枢神经的影响 浙贝母碱和去氢浙贝母碱24 mg/kg皮下注射，使小鼠自发活动减少，4 mg/kg灌胃使小鼠戊巴比妥钠引起的小鼠睡眠时间延长，2 mg/kg皮下注射，对小鼠醋酸扭体法试验表明有镇痛作用[5]。

4. 其他 贝母碱和去氢贝母碱的各种药理作用相似。1:5 000~1:1 000浓度蛙心灌流，可使心率减慢并产生房室完全阻滞；104 mg/kg给麻醉猫静脉注射，有降血压作用。54 mg/kg给兔静脉注射，呈现中等程度的血糖升高。104 mg/kg时，给麻醉猫静脉注射，有降血压作用。54 mg/kg给兔静脉注射，呈现中等程度的血糖升高；104 mg/kg时，则呈现四肢无力，共济失调及震颤。小鼠静脉注射的最小致死量两者均为94 mg/kg。贝母碱苷比贝母素甲具有较强的降血压作用[5]。

【食用方法】

浙贝杏仁露

原料：浙贝母9 g，甜杏仁8 g，冰糖15 g。

功效：清热化痰、镇咳。

做法：甜杏仁用水浸泡片刻，去皮、尖洗净，与洗净的浙贝母一同放入砂锅，加适量清水煮沸，加入冰糖煮30 min，去渣留汁待凉后饮用。

【常用配伍】

浙贝母配知母、桑叶、杏仁、紫苏，水煎服配刺梨，减毒，治感冒咳嗽。

浙贝母配连翘、金银花、蒲公英，水煎服，治痈毒肿痛。

【注意事项】

寒痰、湿痰及脾胃虚寒者慎服。反乌头。

浙贝母

【参考文献】

参考文献见二维码。

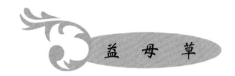

益母草（*Leonuri Herba*），又名苀、蓷、益母、茺蔚、益明、大札、臭秽、苦低草、郁臭草、土质汗、野天麻、火枚、负担、苦草、田芝麻棵、小暑草、益母蒿、陀螺艾等。《中华人民共和国药典》（2020版）记载本品为唇形科益母草属植物（*Leonurus japonicus* Houtt.）的新鲜或干燥地上部分。主要用于月经不调，痛经经闭，恶露不尽，水肿尿少，疮疡肿毒等。

【文献记载】

益母草，性味：味苦、辛，性微寒。功效：活血调经，利尿消肿。

益母草始载于《神农本草经》："主瘾疹痒。"

《新修本草》曰："敷丁肿，服汁使疗肿毒内消；又下子死腹中，主产后胀闷；诸杂毒肿，丹游等肿；取汁如豆滴耳中，主聤耳；中虺蛇毒，敷之。"

《本草拾遗》曰："捣苗，敷乳痈恶肿痛者；又捣苗绞汁服，主浮肿，下水，兼恶毒肿。"

《本草衍义》曰："治产前产后诸疾，行血养血；难产作膏服。"

《本草纲目》曰："捣汁服，主浮肿，下水，消恶毒疗肿、乳痈丹游等毒，并敷之。又服汁，主子死腹中，及产后血崩胀闷。滴汁入耳中，主耳。捣敷蛇虺毒。入面药，令人光泽，治粉刺。活血破血，调经解毒。治胎漏产难，胎衣不下，血运，血风血痛，崩中漏下，尿血泻血，疳痢痔疾，打扑内损瘀血，大便小便不通。"

【成分研究】

1. 生物碱类　益母草全草含生物碱 0.11%～2.09%，其中含益母草碱 0.02%～0.12%、水苏碱 0.59%～1.72% 和益母草啶、益母草宁[1]。

2. 黄酮类　益母草中黄酮类化合物主要包括有洋芹素、芫花素及其苷、槲皮素、山柰素及其苷、芦丁等[2]。

3. 挥发油类　含 0.05%～0.1% 的挥发油，主要成分为 1-辛烯-3-醇、3-辛醇、

β-罗勒烯-Y、芳樟醇、壬醇、β-榄香烯、β-菠旁烯、顺式石竹烯、反式石竹烯等[2]。

4. 二萜类　从益母草中分离得到的二萜类化合物有半日花烷型双二环二萜类化合物、前益母草素、前益母草乙素等,后来又进一步获得了双螺旋半日花烷型二萜类化合物[3]。

5. 脂肪酸类　益母草种子含油量为37.5%,其中亚麻酸11.6%、亚油酸39.8%,从全草或种子里检测出延胡索酸、月桂酸、油酸、亚油酸、亚麻酸、花生酸、硬脂酸、棕榈酸等[4]。

6. 其他　益母草含锌、铜、锰、铁、镍、铅、砷、硒、锗、铷等多种微量元素,其中铁、锰、锌、铷含量较高。另有研究表明,益母草中含铝、硼、钚等18种微量元素,含宏量元素钙和镁。此外,还含胡萝卜苷、益母草酰胺、豆甾醇、4-胍基丁醇、4-胍基丁酸等化合物[5]。

【药理研究】

1. 改善微循环及心肌缺血　益母草注射液可显著改善冠心病患者症状、体征及心功能、微循环、血液流变学等指标。研究发现,用益母草注射液可治疗无症状心肌缺血[1],治疗后除血液流变学各项指标均有明显改善外,血胆固醇、三酰甘油水平均下降,说明益母草具有降低血脂的药理作用,因而更有利于减缓冠脉硬化的进程,阻止冠心病的发生、发展[6]。

2. 抗炎、镇痛　动物实验研究表明,大鼠口服益母草后血液雌、孕激素及子宫平滑肌 PGE_2 含量发生了变化,即益母草可通过抑制子宫痉挛而起到抗炎、降低子宫平滑肌 PGE_2 含量及升高体内孕激素水平等作用[7]。

3. 利尿　研究发现,益母草中的水苏碱能显著增加大鼠尿量[8],益母草碱也有一定利尿效果,其作用均在2 h内达高峰,比较而言,水苏碱作用更加迅速,而益母草碱作用较为温和。尿液离子分析表明,2种生物碱成分均可增加钠离子、氯离子的排出量,减少钾离子的排出,由此可见益母草也可作为一种作用温和的保钾利尿药使用。

4. 降低血液黏度和抗凝　通过降血黏实验结果表明,复合血标本加益母草注射液或益母草碱后,血液黏度均有明显的降低,说明益母草注射液对红细胞有较强的解聚能力。益母草碱、水苏碱也有非常显著的降血黏作用,均为益母草降血黏的主要成分[9]。

【食用方法】

1. 金丝益母草汤

原料:鸡蛋2个,益母草250 g,色拉油适量,食盐少许。

功效:软化血管,利尿,消炎,活血调经。适合治疗恶露不尽,水肿尿少;急性肾炎水肿。

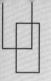

做法：益母草洗净，与鸡蛋一起入锅煮汤，加入色拉油、食盐少许。

2. 益母草竹丝鸡汤

原料：猪骨 400 g，乌骨鸡 500 g，益母草 200 g，当归 15 g，红枣 2 枚，姜片适量，食盐少许。

功效：抗衰老，补血活血，调经止痛，润燥滑肠。

做法：洗净食材，猪骨、乌骨鸡氽水去血，与其余食材一同用文火熬 2 h，出锅前调味即可。

3. 肉虾益母草粥

原料：大米 90 g，虾仁 50 g，益母草 30 g，红米和肉片适量，油、鱼露适量。

功效：活血养血，利尿消炎，强生健体，美容养颜，延年益寿。

做法：虾仁、肉片用油和鱼露腌制入味，益母草洗净。红米淘净，浸泡 8 h 后与大米一起煮成粥，放入肉片和虾仁煮至食材八成熟，再放入益母草同煮至断生，加鱼露搅拌均匀即可。

【常用配伍】

益母草配鸡血藤，有活血补血之功效，用于治疗血瘀挟虚之月经不调、痛经、闭经等。

益母草配蒲黄，有活血祛瘀止血之功效，用于治疗产后瘀血恶露不尽或恶露不下。

益母草配香附，共奏行气活血、调经止痛之功效，用于治疗气滞血瘀之月经不调、经前少腹胀痛、产后瘀血腹痛。

益母草配元胡，有行气活血止痛之功效，用于治疗气滞血瘀之痛经。

益母草配红花，治疗妇女血瘀腹痛、月经不调、经前腹痛、产后恶露不行，以及跌打损伤、肿胀、瘀血作痛等。

【注意事项】

《经效产宝》曰："忌铁器。"

《本草正》曰："血热、血滞及胎产难湿者宜之；着血气素虚兼寒，及滑陷不固者，皆非所宜。"

【参考文献】

参考文献见二维码。

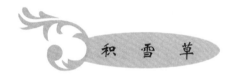

积雪草(*Centellae Herba*),又名连钱草、地钱草、马蹄草、老公根、葵蓬菜、崩口碗、落得打、地棠草、大马蹄草、土细辛、崩大碗、雷公根、刚果龙、缺碗草芋子草、马脚迹、芽黄草、草如意、蚶壳草、含壳草、乞食碗、老豭碗、大水钱、破铜钱草、铜钱草、铁灯盏、半边碗、透骨草、跳破碗、雷公碗、地细辛、地排草等。《中华人民共和国药典》(2020版)记载本品为伞形科植物积雪草[*Centella asiatica*(L.)*Urban*]的干燥全草,广泛分布于长江流域以南各地,全草入药,常年可采,资源丰富,在许多国家的医药领域中应用已有几千年历史。主要用于湿热黄疸,中暑腹污,石淋血淋,痈肿疮毒,跌扑损伤等。

【文献记载】

积雪草,性味:味苦、辛,性寒。功效:清热利湿,解毒消肿。

积雪草始载于《神农本草经中》:"主大热,恶疮,痈疽,浸淫,赤煫,皮肤赤,身热。"

《药性论》曰:"治瘰疬鼠漏,寒热时节来往。"

《新修本草》曰:"捣敷热肿丹毒。"

《日华子本草》曰:"以盐搓贴,消肿毒,并风疹疥癣。"

《滇南本草》曰:"治子午潮热,眩晕,怕冷,肢体酸困,饮食无味,男妇童痞,虚劳发热不退者用之,利小便,水牛肉为引。"

《本草纲目》曰:"研汁,点暴赤眼。"

【成分研究】

1. 三萜皂苷类　是积雪草主要的化学成分类别,含量非常丰富,包括羟基积雪草苷、异参枯尼苷、积雪草苷和波热米苷等,这些均属于五环三萜皂苷类。另外,在积雪草中还含一些处于游离状态的三萜酸,如马达积雪草酸和积雪草酸,除此之外,还有波热米酸、羟基积雪草酸等,也是其中比较常见的游离三萜酸[1]。

2. 挥发油类　积雪草中所含的挥发油类也比较多,其中石以竹烯和长叶烯的含量相对比较高,另外,榄香烯和法呢烯在积雪草中所占的比重也比较大[2]。

3. 多炔烯烃类　通过对积雪草的研究,有研究者从中提取出了14种多炔烯烃类组成的化合物[3]。

【药理研究】

1. 抑制增生性瘢痕和促进创伤愈合　积雪草可预防和治疗增生性瘢痕。研究

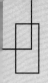
发现,积雪草苷不仅能影响成纤维细胞的超微结构,而且能抑制成纤维细胞增殖及胶原蛋白的合成[4]。

2. 抗炎　动物实验表明,羟基积雪草苷能减少胶原诱导性关节炎小鼠(CIA)踝关节软组织中高水平的 COX－2 表达及 PGE_2 含量,降低血浆中炎症因子 TNF－α 和 IL－6 的水平,同时增加 IL－10 的水平[5]。

3. 抗抑郁　积雪草的抗抑郁作用的机制主要是通过降低单胺氧化酶活性、抑制患者血清皮质酮的升高,从而使得单胺类神经递质的传递功能增强等来实现的[6]。

4. 增强免疫系统　积雪草能够对机体的免疫系统产生非常大的影响。研究表明,积雪草苷和大黄素配合能够有效抑小鼠的肾小球系膜细胞的增殖和表达,减少细胞外基质的沉积,从而发挥对肾功能的保护作用[7]。

5. 抗氧化　积雪草提取物不仅可以调节大脑中内源性的氧化应激损伤,而且对神经毒诱导的氧化应激也有调节作用,推测清除自由基功能是积雪草预防和治疗关节炎、乳腺癌、动脉粥样硬化等疾病的运作模式[8]。

【食用方法】

1. 积雪草竹蔗水

原料:积雪草 150 g,竹蔗 100 g,车前草 160 g,白砂糖适量。

功效:祛风除湿,舒筋活血,杀虫解毒。

做法:上述药材加水文火煮 15 min 后加入白砂糖(或者冰糖),待糖化后关火,即可。

2. 肉末积雪草汤

原料:猪肉 100 g,积雪草 100 g,色拉油、食盐、姜适量,料酒、生抽少许。

功效:活血、补血。

做法:猪肉剁碎,加除油之外的调料腌制 5 min,爆香,倒入清水,煮至奶白,倒入清水泡 10 min 并沥干水的积雪草,继续煮至少 5 min。

【常用配伍】

积雪草鲜叶配野菊花,捣烂外敷,用于治热毒缠、腰火丹。

积雪草配连钱草,和水沟污泥同捣烂,随左右塞耳内,用于牙痛塞耳。

积雪草配土牛膝,捣汁稍煮沸含咽,用于治热毒咽喉肿痛。

积雪草配白茅根,能清热泻火,凉血止血,用治热迫血妄行之咯血、吐血、衄血。

积雪草配铁苋菜,用于治暑湿泄泻证。

【注意事项】

《植物名实图考》曰:"虚寒者不宜。"

【参考文献】

参考文献见二维码。

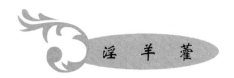

淫羊藿(*Epimedii Folium*),又名刚前、仙灵脾、仙灵毗、放杖草、弃杖草、千两金、干鸡筋、黄连祖、三枝九叶草、牛角花、铜丝草、铁打杵、三叉骨、肺经草、铁菱角等。《中华人民共和国药典》(2020版)记载本品为小檗科淫羊藿属植物淫羊藿的干燥叶。主要用于热病烦渴,小便短赤涩痛,口舌生疮等。

【文献记载】

淫羊藿,性味:味辛、甘,性温。功效:补肾阳,强筋骨,祛风湿。

淫羊藿始载于《神农本草经》:"主阴痿,绝伤,茎中痛。利小便,益气力,强志。"

《日华子本草》曰:"治一切冷风劳气,补腰膝,强心力,丈夫绝阳不起,女子绝阴无子,筋骨挛急,四肢不任,老人昏耄,中年健忘。"

《本草经疏》曰:"淫羊藿,其气温而无毒。《本经》言寒者,误也。辛以润肾,甘温益阳气,故主阴痿绝阳,益气力,强志。茎中痛者,肝肾虚也,补益二经,痛自止矣。膀胱者,州都之官,津液藏焉,气化则能出矣,辛以润其燥,甘温益阳气以助其化,故利小便也。肝主筋,肾主骨,益肾肝则筋骨自坚矣。辛能散结,甘能缓中,温能通气行血,故主瘰疬赤痈,及下部有疮,洗出虫。"

《本草述》曰:"淫羊藿,《本经》首主阴痿绝伤,《日华子》亦首言其疗男子绝阳,女子绝阴,则谓入命门补真阳者是也。盖命门为肾中之真阳,即人身之元气也,其所谓绝阳绝阴,不本之元气何以嘘之于既槁。所谓益气力,强志,并治冷气劳气,筋骨挛急等证,皆其助元气之故。至若茎中痛,小便不利,皆肝肾气虚所致,此味入肾而助元阳,即是补肾气,而肝肾固同一治也……如老人昏耄,中年健忘,皆元阳之衰败而不能上升者也。以是思功,功可知矣。须知此味以降为升,其升,由于能降也。"

【成分研究】

1. 黄酮类　淫羊藿所含黄酮类成分包括银杏双黄酮、异银杏双黄酮、白果素、

1,3,5,8-四羟基酮和 1-羟基-3,4,5-三甲氧基酮、甘草查耳酮 A 和甘草查耳酮 B 等化合物[1]。

2. 挥发油类　巫山淫羊藿中含月桂酸、十四烷酸、棕榈酸、紫罗兰酮、烷烃、炔类和其他种类的化合物;柔毛淫羊藿中的挥发油含 6,10,14-三甲基-2-十五烷酮、植醇、棕榈酸等成分[2,3]。

3. 木脂素类　淫羊藿含木脂素类化合物[4],如(7R,8S)4,9-二羟基-3,3′-二甲氧基-7,8-二氢苯并呋喃-1′-丙醇基新木脂素-9′-O-α-L-鼠李糖苷、(7R,8S,8′R)4,4′,8′,9-四羟基-3,3′-二甲氧基-7,9′-单环氧木脂素、(+)-环橄榄树脂素等[5]。

4. 黄酮糖苷类　现已从朝鲜淫羊藿中得到了淫羊藿苷,淫羊藿苷Ⅰ和Ⅱ,淫羊藿次苷Ⅰ和Ⅱ,淫羊藿次苷(A,C,F),宝藿苷Ⅲ和Ⅳ、朝藿苷(A、B、C、D、E)、朝藿苷甲和乙、朝藿定(A、B、C),淫羊藿次苷 A 和 C,箭藿苷 A 和 B,acuminatin,金丝桃苷,紫云英苷等黄酮糖苷类化合物[6]。

5. 甾体类　从淫羊藿中发现的甾体类化合物有麦芽酚和胡萝卜苷。此外,还有β-谷甾醇等[7]。

6. 非糖类　目前,从朝鲜淫羊藿中还发现了一些非糖类化合物、淫羊藿苷 F、淫羊藿苷 C1、淫羊藿苷 A5、3,7,11-三甲基-2,6-十二二烯-1,10,11-三羟基-10(S)-O-β-D-吡喃葡萄糖苷等[8]。

7. 生物碱类　目前,从淫羊藿属植物中分离得到了木兰花碱,其中在淫羊藿主要药用品种中,以朝鲜淫羊藿中木兰花碱的量最高,粗毛淫羊藿和天平山淫羊藿次之,量一般高于 0.07%。另外,从朝鲜淫羊藿中还分离得到了淫羊藿碱 A[9]。

8. 微量元素　淫羊藿中无机元素的量丰富,从四川产 8 种淫羊藿中均可测得 16 种无机元素,以钙、钾、镁、锌等 6 种元素的平均量最高[10,11]。

【药理研究】

1. 抗肿瘤　通过流式细胞术及荧光探针标记技术检测结果表明,淫羊藿苷可提高转移肺癌细胞 PG 细胞膜流动性,增加肿瘤细胞的抗原性,从而诱发机体的抗肿瘤免疫反应,这可能是淫羊藿苷的抗肿瘤作用机制之一[12]。

2. 学习记忆保护　动物实验研究表明,淫羊藿苷对血管性痴呆大鼠有学习记忆保护作用,可显著提高快速老化小鼠 SAMP8 脑线粒体结构和功能,可明显增强高皮质氧化应激快速老化小鼠 SAMP8 抗氧化能力[13]。

3. 免疫调节与延缓衰老　淫羊藿有效成分能够延缓衰老,对神经内分泌免疫网络的老年性改变也具有多环节、多途径的调节作用[14]。

4. 对心脑血管系统的影响　淫羊藿对心脑血管系统的作用包括:抗动脉粥样硬化;改善心功能,逆转心室重建;对血管内皮损伤起到保护作用;降糖作用等[15]。

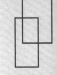

5. 对骨质疏松症的影响 动物实验研究,表明淫羊藿苷对实验大鼠骨质疏松症具有一定的保护作用。淫羊藿苷能够明显增加骨质疏松症大鼠的股骨和椎骨骨密度,明显提高骨质疏松症大鼠血清钙水平,血清磷的含量也明显升高[16]。

6. 对生殖系统的影响 研究发现,淫羊藿苷能使小鼠附睾及精囊腺增重,淫羊藿苷能提高阴茎海绵体内 cGMP 的浓度,且具有浓度依赖性,表明淫羊藿苷对阴茎勃起的作用机制与其能提高海绵体平滑肌 cGMP 的浓度而增强阴茎海绵体平滑肌松弛作用有关[17]。

【食用方法】

1. 补肾强身糕

原料:小麦面粉 1 000 g,淫羊藿 10 g,菟丝子 20 g,鸡蛋 350 g,金樱子、苏打粉、白砂糖适量。

功效:补肾强身,适用于骨质疏松症肾虚所致的腰酸足软、头晕、耳鸣、眼花等。

做法:将淫羊藿、菟丝子、金樱子加工烘干研成细末。发面加白糖搅和均匀。鸡蛋打入盆内,掸起泡,倒入发面盆内,加入中药末,再用力搅匀,蒸时加入苏打,再搅均匀,上屉旺火蒸 30 min 至熟,翻于案板上晾凉划成块。

2. 双凤壮阳粥

原料:麻雀 500 g,公鸡 300 g,淫羊藿 12 g,巴戟天 12 g,补骨脂 12 g,粳米 200 g,姜 3 g,盐 4 g。

功效:壮阳益精,强筋骨,温肾阳,补精气,祛风除湿。

做法:诸药用布袋包好,在砂锅中加水煎 30 min,去渣,加入麻雀、鸡、姜、盐和粳米同煮成粥即可。

3. 人参补酒

原料:人参 50 g,白酒 2 500 g,淫羊藿 75 g,麦冬 75 g,当归 75 g,五味子 50 g,熟地黄 50 g。

功效:益气养血,适于于气血虚弱,神经衰弱,头晕目眩等。

做法:将上述药物置于净器中,用白酒浸泡,密封 7 天后即可。

【常用配伍】

淫羊藿配巴戟天,用于治疗肾阳虚衰之阳痿、腰膝冷痛及妇女宫寒不孕、带下、腰腹冷痛等。

淫羊藿配补骨脂,有温补肾阳、固精止遗之功效,用于治疗肾阳虚弱之下元不固诸证,如阳痿、遗精、早泄、遗尿、尿频等。

淫羊藿配枸杞子,有补阳益精之功效,用于治疗阴阳俱虚之阳痿、遗精等。

淫羊藿配威灵仙,有散风寒、强腰膝、通经络、止痹痛之功效。用于治疗风湿痹痛之肢体麻木,兼有肾虚者。

【注意事项】

《本草经集注》曰:"薯蓣服此使人好为阴阳。"

《日华子本草》曰:"紫芝为使。得酒良。"

《本草经疏》曰:"虚阳易举,梦遗不止,便赤口干,强阳不痿,并忌之。"

【参考文献】

参考文献见二维码。

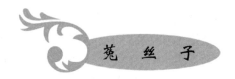

菟 丝 子

菟丝子(*Cuscutae Semen*),又名吐丝子、无娘藤、无根藤、萝丝子。《中华人民共和国药典》(2020 版)记载本品为旋花科植物南方菟丝或菟丝子的干燥成熟种子。主要用于肝肾不足,腰膝酸软,阳痿遗精,遗尿尿频,肾虚胎漏,胎动不安,目昏耳鸣,脾肾虚泻等;外治白癜风。

【文献记载】

菟丝子,性味:味甘,性温。功效主治:滋补肝肾,固精缩尿,安胎,明目,止泻。

《神农本草经》曰:"主续绝伤,补不足,益气力,肥健。汁去面䵟,久服明目,轻身延年。"

《雷公炮炙论》曰:"其菟丝子禀中和凝正阳气受结,偏补人卫气,助人筋脉。"

《名医别录》曰:"主养肌、强阴、坚筋骨,主治茎中寒,精自出,溺有余沥,口苦,燥渴,寒血为积。"

《药性论》曰:"治男子女人虚冷,添精益髓,去腰疼膝冷,久服延年,驻悦颜色,又主消渴热中。"

《日华子本草》曰:"补五劳七伤,治鬼交泄精,尿血,润心肺。"

【成分研究】

菟丝子主要成分为黄酮类化合物,还含木脂素类化合物、甾体类化合物等[1]。

【药理研究】

1. 补肾 菟丝子可以补肾益精,养肝明目,安胎、明目和止泻,固精缩尿。对于肝肾亏虚、腰膝酸痛、阳痿遗精、尿频遗尿有明显的治疗作用,也用于脾胃虚泻,两目昏暗,胎动不安等[1]。

2. 养颜美容　菟丝子内含糖苷、β-胡萝卜素、γ-胡萝卜素、维生素 A 类物质等,除了养肝肾之外,它还可以养肌强阴,坚筋骨,可以治疗须发早白、牙齿动摇等,在《本草正义》中言:"菟丝为养阴通络上品……汁去面鼾,亦柔润肌肤之功用。"这也使菟丝子成为美容的广泛使用的药物[1]。

3. 降血压　经过实验白鼠实验发现,菟丝子可以增强抵抗力,能延缓糖性白内障的发展,可以增强心脏的收缩力,降血压[1]。

【食用方法】

菟丝枸杞煎蛋

原料:菟丝子两份,枸杞子一份,鸡蛋适量。

功效:补养肝肾,用于肝血虚,或肝肾不足,视物昏花。

做法:鸡蛋打入碗中,加入洗净碎粒的菟丝子,搅匀,小火煎,两面煎熟即可。

【常用配伍】

菟丝子配杜仲。杜仲,味甘能补,气温助阳,入肝、肾二经,具有补肝肾、强筋骨、壮腰膝之作用;菟丝子,甘温入肾,即补肾阳,又补肾阴,为阴阳俱补之品。二药合用,则治肝肾不足、腰酸膝痛、筋骨酸软之力更佳。

菟丝子配续断,治崩漏下血,胎动不安。续断,甘辛性温,甘以补虚,温以助阳,辛以行散,具有补益肝肾,调理冲任,固经安胎之功,又有补而不滞,行而不滞之性;菟丝子,味辛、甘,性平,即能助阳,又能益精,不燥不腻为平补肝、肾、脾三经的良药。二药伍用,则治肝肾不足、崩漏、胎动不安效果益彰。

【参考文献】

参考文献见二维码。

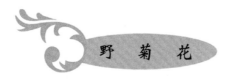

野菊花(*Chrysanthemi Indici Flos*) ,又名野黄菊花、山菊花、甘菊花等。《中华人民共和国药典》(2020 版)记载本品为菊科植物野菊的干燥头状花序。主要用于疗疮痈肿,目赤肿痛,头痛眩晕等。

【文献记载】

野菊花,性味:味苦、辛,性微寒。功效主治:清热解毒。

《本草汇言》曰:"破血疏肝,解疔散毒之药也。主妇人腹内宿血,解天行火毒丹疔。洗疮疥,又能去风杀虫"。

【成分研究】

含野菊花内酯,野菊花醇,野菊花三醇,野菊花酮,菊油环酮,顺-螺烯醇醚,反-螺烯醇醚,当归酰豚草素,当归酰亚菊素,苏格兰蒿素,刺槐苷,木犀草素,木犀草素-7-β-D-葡萄糖苷,槲皮素-β-D-葡萄糖苷,矢车菊苷,菊黄质,胡萝卜苷,豚草素,刺槐素,刺槐素-7-O-β-D-吡喃半乳糖苷,1-单山萮酸甘油,棕榈酸,熊果酸,亚油酸,β-谷甾醇,羽房豆醇,正二十八烷醇及挥发油等[1]。

【药理研究】

野菊花有抗菌消炎、抗病毒、降血压、利胆保肝、抗氧化、抗肿瘤、清除氧自由基等多种生物活性。野菊花的临床应用已非常广泛,更多地应用于风热感冒、高血压、肺炎、口疮、痈疔等疾病的治疗。野菊花因其生物活性多样,气味芳香,有极佳的药食两用的保健功能,更重要的是野菊花主产于天然野生,其获取途径便捷,因此,对野菊花的应用除了应结合古代文献研究成果与现代药理研究成果以扩大野菊花的临床应用范围外,还应加强其在药品、食品、保健品、化妆品等诸多领域的开发利用,让野菊花这一中国传统中药材发挥更大作用[2-9]。

【食用方法】

1. 蒜茸野菊花

原料:野菊花 250 g,大蒜 20 g,味精、精盐、香油、白砂糖少许。

功效:改善咽炎症状。

做法:野菊花嫩茎叶去杂洗净,在开水锅中焯一下,捞出泡入冷水中,冲洗去苦味,30 min 后捞出沥水,切段放入盘内,浇上蒜茸、香油,再撒上精盐、味精和白砂糖,拌匀即可上桌食用。

2. 野菊花炒肉片

原料:野菊花 2 份,猪肉(肥瘦)3 份,料酒、精盐、味精、酱油、大葱、姜少许。

功效:清热解毒,润燥明目。

做法:猪肉片加入料酒、精盐、味精、酱油、葱花、姜丝腌渍 10 min。锅烧热,倒入猪肉煸炒入味后,投入野菊炒至入味,即可出锅食用。

3. 菊花豆根汤

原料:蒲公英 1 份,野菊花 1 份,北豆根 1 份,白砂糖少许。

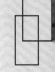

功效：清热解毒。

做法：三味药材加水适量,煎煮约 20 min,滤取汁,加白糖搅匀,即可。

【常用配伍】

野菊花配金银花、蒲公英、紫花地丁等,捣敷具有清解热毒的功效,亦有增强清热解毒之功。

野菊花配桑叶、连翘、金银花等,用于风热感冒初起、症见发热、恶风寒,或用于有汗出头痛、鼻塞涕浊、咳痰黄稠、咽喉疼痛者,亦可单用煎用以疏风清热解毒。如与三叉苦、岗梅、金盏银盘、薄荷油等成分组成的感冒灵制剂(感冒灵颗粒)。

【注意事项】

脾胃虚寒,中焦虚寒者不宜。

不宜久服。

【参考文献】

参考文献见二维码。

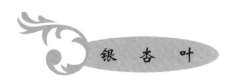

银杏,为银杏科、银杏属落叶乔木。银杏是第四纪冰川运动后遗留下来的裸子植物中最古老的孑遗植物,现存活在世的银杏稀少而分散,上百岁的老树已不多见,与其同纲的所有其他植物皆已灭绝,所以银杏又有活化石的美称。

银杏叶(*Ginkgo Folium*),《中华人民共和国药典》(2020 版)记载本品为银杏的干燥叶。在秋季叶绿时采收,及时干燥而成。主要用于明虚发热,骨蒸劳热,小儿疳热等。

【文献记载】

银杏叶,性味：味甘、苦、涩,性平。功效：敛肺,平喘,活血化瘀,止痛。

明朝《品汇精要》曰："叶为末和面作饼,煨熟食之,止泻痢。"

明朝《滇南本草》曰："采白果叶,捣烂,搽雀斑甚妙。"

明朝《本草纲目》曰："熟食,温肺益气,定喘嗽,缩小便,止白浊;生食,降痰,消毒杀虫。"

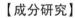

【成分研究】

1. 黄酮类　银杏叶中,黄酮类物质含量较高,银杏叶提取物中约有 5.91% 为黄酮类物质,银杏叶中的黄酮类物质大概有 40 种之多,按照分子结构可以分为 4 大类:单黄酮、双黄酮、黄酮苷和儿茶素类[1]。

单黄酮类有槲皮素、山柰素等 7 个品种。结构中含 5,7,4′-三羟基连接糖基,单黄酮一般被作为银杏叶药品、保健食品的功效成分之一,对心脑血管系统疾病具有良好效果。

双黄酮类有白果黄素、银杏黄素等 6 个品种。分子结构中含 3′、8″位碳链相连接而成的二聚体和数目不等甲氧基。双黄酮具有抗炎的药理活性,且甲氧基越多,活性越低。

黄酮苷类有洋芹素-7-葡萄糖苷、木樨草素-3-葡萄糖苷等 17 个品种。

儿茶素类有儿茶素、表儿茶素等 4 个品种,儿茶素类对治疗肝中毒和抗肿瘤具有一定作用[2]。

2. 萜类内酯　银杏叶中具有活性的内酯有 5 种。银杏内酯(A、B、C、J)属二萜类物质;分子结构中有 3 个 γ-内酯环和 1 个四氢呋喃环,在侧链上连接叔丁基。其中,银杏内酯 B 的活性最强,特异性最高,白果内酯属倍半萜类内酯,分子结构中仅有一个戊烷环。

3. 酚酸类　羟基取代的水杨酸衍生物,其中银杏酚酸活性较多[3]。

4. 多烯醇类　多萜醇类的代表是聚异戊烯醇,分子结构为 11~20 个异戊烯基单元首尾相连构成的长链化合物,有顺式和反式两种[4]。

【药理研究】

1. 保肝、护肝　银杏叶可以预防肝纤维化,可能是因为银杏叶具有强烈的清除自由基功效和改善肝窦内皮细胞内微循环及抗中性粒细胞聚集的作用[5]。

2. 抗肿瘤　银杏叶类有效物质银杏酸对体外培养的肿瘤细胞抑制作用明显,研究发现,对肺癌 LTEPA2 细胞的抑制率可以达到 59.1%,而对正常细胞无影响[6]。

另一种有效物质银杏内酯 B 对慢性炎症的模型小鼠的血管生成具有明显的抑制作用,其机制可能是其能抑制两种血管生成细胞因子 IL-21B 和 TNF-2A 的转录和表达。

有效物质聚戊烯醇在体内参与胞膜糖蛋白的代谢,从而起到抗癌的生理活性。研究发现,与盐酸阿霉素粉针剂、顺铂联合化疗,对移植性肝癌 Heps 有良好的抗癌作用[7]。

3. 抗辐射　当机体受到大量辐射时,会产生大量的自由基,这些自由基对机体会产生一系列的辐射损伤,因此防止机体细胞或组织产生自由基或及时清除自由基,是一种常见的防辐射方法。而银杏叶提取物具有清除自由基的作用[8]。

4. 治糖尿病 银杏叶提取物对糖尿病有明确的疗效,且毒副作用较小,是一种值得推广的有效中药提取物。研究发现,金纳多(银杏叶提取剂)可以起到有效降低血糖的作用,加用银杏达莫治疗糖尿病发现,患者的肢体疼痛、麻木、感觉减退的总有效率为 89.0%[9]。

【常用配伍】

银杏叶配山楂,降血压。

银杏叶配刺梨,减毒。

银杏叶配肉苁蓉、罗布麻、山梗菜,治帕金森综合征。

银杏叶配刺五加、川芎和白芍,健脑益智作用,能够提高飞行员记忆力和认知能力。

【注意事项】

不要擅自采摘银杏叶片用。用几片叶子泡茶与正规的银杏制剂相比,效果不同。而且不同的人不同的病需要不同的剂量,过量会出现胃痛和头痛等不良反应。孕妇、幼儿、老人都要谨慎。

银杏叶中的银杏酸,剂量过大或服用时间过长,会对心脏有损害。

【参考文献】

参考文献见二维码。

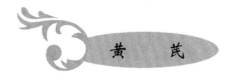

黄芪

黄芪(*Asrtragali Radix*),又名北芪、绵黄芪、箭芪、独根、两人抬。《中华人民共和国药典》(2020 版)记载本品为豆科植物蒙古黄芪或膜荚黄芪的干燥根。主要用于气虚乏力,食少便溏,中气下陷,久泻脱肛,便血崩漏,表虚自汗,气虚水肿,内热消渴,血虚萎黄,半身不遂,痹痛麻木,痈疽难溃,久溃不敛等。2019 年 11 月,国家卫生健康委、国家市场监督管理总局发布了《关于对党参等 9 种物质开展按照传统既是食品又是中药材的物质管理试点工作的通知》(国卫食品涵〔2019〕311 号),对黄芪开展既是传统食品又是中药材的物质(食药物质)生产经营试点管理。

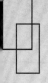

【文献记载】

黄芪,性味:味甘,性微温。功效:补气升阳,固表止汗,利水消肿,生津养血,行滞通痹,托毒排脓,敛疮生肌。

黄芪原名为"黄耆",最初记载于《神农本草经》,主要用于治疗"痈疽,久败疮,排脓止痛,大风癞疾,五痔,鼠瘘,补虚,小儿百病"。

《本草纲目》曰:"耆,长也。黄耆色黄,为补药之长,故名。"

《名医别录》曰:"主治妇人子藏风邪气,逐五藏间恶血,补丈夫虚损,五劳羸瘦,止渴,腹痛泄利,益气,利阴气。"

《药性论》曰:"治发背,内补,主虚喘,肾衰耳聋,疗寒热。"

《日华子本草》曰:"恶白鲜皮。助气,壮筋骨。长肉,补血,破症癖,瘰沥瘿赘,肠风,血崩带下,赤白痢,产前后一切病,月候不匀,消渴,痰嗽,并治头风热毒,赤目等。"

《开宝本草》曰:"妇人子藏风邪气,逐五脏间恶血,补丈夫虚损,五劳羸瘦,止渴,腹痛泄痢,益气,利阴气。"

《珍珠囊补遗药性赋》曰:"其用有四:温分肉而实腠理,益元气而补三焦,内托阴证之疮疡,外固表虚之盗汗。"

《珍珠囊》曰:"黄耆,甘,纯阳,益胃气,去肌热,止自汗,诸痛用之。"

【成分研究】

1. 黄芪多糖 黄芪中含的多糖类成分主要为葡聚糖和杂多糖。其中葡聚糖有水溶性和水不溶性之分,主要是 α - 1,4 -葡聚糖和 α -(1,4)(1,6)葡聚糖。杂多糖中的水溶性酸性杂多糖主要包括葡萄糖、鼠李糖、阿拉伯糖和半乳糖等,少量含葡萄糖醛酸和半乳糖醛酸组成的糖醛酸;部分杂多糖仅由葡萄糖及阿拉伯糖组成[1]。

2. 皂苷类 从 20 世纪 70 年代至今,已先后从黄芪及其同属近缘植物中分离出主要包括黄芪苷(Ⅰ~Ⅷ),异黄芪苷(Ⅰ、Ⅱ、Ⅳ)和大豆皂苷等 40 种以上的皂苷类成分,总称为黄芪皂苷或黄芪总皂苷。这些黄芪皂苷大多以 9,19 -环羊毛脂烷型的四环三萜皂苷类为苷元,大豆皂苷Ⅰ、黄芪皂苷Ⅷ除外[2]。

3. 黄酮类 目前,从黄芪中分离出的黄酮类化合物主要分为黄酮、异黄酮、异黄烷及紫檀烷等 4 类。包括芒柄花黄素、3′-羟基芒柄花黄素(毛蕊异黄酮)及其葡萄糖苷、2′,3′-二羟基- 7,4′-二甲氧基异黄酮、7,2′-二羟基- 3′,4′-二甲氧基异黄烷及其葡萄糖苷、7,3′-二羟基- 4′,5′-二甲氧基异黄烷、3 -羟基- 9,10 -二甲氧基紫檀烷及其葡萄糖苷等[3,4]。

4. 氨基酸 黄芪中共发现 γ -氨基丁酸、天冬氨酸、苏氨酸、丝氨酸、半胱氨酸、天冬酰胺、谷氨酸、脯氨酸、甘氨酸、丙氨酸、胱氨酸、甲硫氨酸等 25 种氨基酸[5]。

5. 其他　黄芪中还含叶酸、亚麻酸、咖啡酸、亚油酸、尼克酸等有机酸,甾醇类化合物,甜菜碱、胆碱等生物碱,香豆素,核黄素,维生素 P,以及锰、钴等微量元素[5]。

【药理研究】

1. 对免疫系统的影响　黄芪中能够提高免疫系统作用的主要活性成分为黄芪多糖、皂苷和黄酮等化合物。黄芪多糖通过促进免疫因子的分泌和抗体的生成,既可以有效增强非特异性免疫——巨噬细胞的吞噬功能,又可以提高特异性免疫(体液免疫和细胞免疫)功能[6-8]。

黄芪皂苷Ⅲ通过 IFN-γ 信号通路介导免疫调节功能,达到扶正祛邪、抗肿瘤免疫和降低化疗药物副反应的作用。

2. 对心血管系统的影响　黄芪中的有效成分可明显增加心排血量、心脏指数、收缩压最大上升速率和舒张压最大下降速率等心功能指标的变化百分率,拮抗血管紧张素Ⅱ,改善心肌缺血,防治心力衰竭,辅助治疗急性心肌梗死并发心源性休克,且对血压具有双向调节作用[9-14]。

3. 保护神经系统　黄芪对神经系统具有很好的保护作用,能保护机体神经元细胞,促进受损神经系统的再生和功能修复[15,16]。

4. 抗肿瘤　黄芪提取物及其制剂对人白血病细胞、人肝癌细胞等多种癌细胞的增殖具有较好的抑制作用。黄芪多糖与人参总皂苷联用能降低环磷酰胺所致的白细胞降低、免疫器官萎缩的毒副作用。黄芪皂苷能逆转肝癌耐药细胞 BEL-7402/5-FU 对五氟尿嘧啶的耐药性[17-19]。

5. 保护器官　黄芪对于肝脏、肾脏、胃等器官具有保护作用。黄芪不仅能通过抑制肝细胞中 ICAM-1 的表达,具有良好的抗肝纤维化效果,还可抑制脂氧化酶活性,降低脂多糖的生成,增加肝脏谷胱甘肽的含量,实现对肝脏的保护作用。黄芪皂苷、多糖及黄酮类成分能抑制肾脏系膜细胞等的增殖,起到预防和治疗肾脏方面疾病的作用。黄芪总皂苷能抑制胃蛋白酶的活性,减少胃酸分泌,预防或治疗胃溃疡类疾病,保护胃黏膜,有抑制作用[20-23]。

6. 其他　黄芪提取物及其制剂还具有抗菌、利尿、降血脂、降血糖等药理作用。

【食用方法】

黄芪粥

原料:黄芪 30 g,粳米 60 g,少许红糖。

功效:用于气虚体弱,心悸气短,神疲倦怠,食少便溏,自汗盗汗,内脏下垂等。

做法:黄芪加适量水煮 30 min,滗出药汁,再煎煮两次,每次 15 min,合并 3 次药汁,加入粳米,煮成稀粥即成。

【常用配伍】

黄芪配白术、防风,即玉屏风散,可治疗体弱表虚、肌表不固、盗汗自汗、气虚感冒等。

黄芪配人参,甘温补气,可治疗气虚所致神疲、食少和自汗等身体虚弱等。

黄芪配附子,温里助阳、固表止汗,可用于气虚下陷兼阳虚者,治疗见汗出恶风、小便不利、肢体沉重麻木等。

黄芪配白术,补气健脾,可治疗由于气虚脾弱导致的倦怠乏力、气短懒言等。

黄芪配当归,益气生血,可治疗劳倦内伤、肌热面赤、烦渴、脉虚大乏力及疮疡、血虚发热、诸气血不足等。

黄芪配升麻,升阳举陷,可治疗由于气虚下陷导致的崩漏、脱肛、子宫脱垂等。

黄芪配防风,散中寓补、补中兼疏,可治疗虚人四肢酸痛、表虚自汗等。

黄芪配桂枝,益气通脉,温经和血,可治疗气血营卫不足、肌肉疼痛、肩臂麻木等。

黄芪配穿山甲,托疮浩脓。可用千痛疮脓成不溃或脓汁清稀、排出不畅等。

【药材真假伪鉴定】

本品表面呈淡棕黄色或淡棕褐色,为圆柱形,有些有分枝,上端较下端粗,长 30~90 cm,直径 1.0~3.5 cm,有不整齐的纵皱纹或纵沟。质硬且韧,不易折断,断面纤维性强,并显粉性,皮部黄白色,木部淡黄色,显放射状纹理及裂隙、老根中心偶呈枯朽状,黑褐色或呈空洞。嚼之略有豆腥味。粉末黄白色,石细胞少见。

【注意事项】

表实邪盛,气滞湿阻,食积停滞,痈疽初起或溃后热毒尚盛等实证,以及阴虚阳亢者,均须禁服。

《本草经集注》曰:"恶龟甲。"

《医学入门》曰:"苍黑气盛者禁用,表实邪旺者亦不可用,阴虚者亦宜少用""畏防风。"

《本草经疏》曰:"功能实表,有表邪者勿用;能助气,气实者勿用;能内塞补不足,胸膈气闭闷,肠胃有积滞者勿用;能补阳,阳盛阴虚者忌之;上焦热甚,下焦虚寒者忌之;病人多怒,肝气不和者勿服;痘疮血分热盛者禁用。"

《药品化义》曰:"若气有余,表邪旺,腠理实,三焦火动,断宜戒之。至於中风手足不遂,痰壅气闭,始终俱不可加。"

《本草新编》曰:"惟骨蒸、痨热与中满之人忌用。"

《本草汇纂》曰:"反藜芦,畏五灵脂、防风。"

【参考文献】

参考文献见二维码。

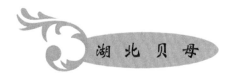

湖北贝母(*Fritillariae Hupehensis Bulbus*),又名板贝、窖贝、奉节。《中华人民共和国药典》(2020 版)记载本品为百合科植物湖北贝母的干燥鳞茎。湖北贝母为贝母的主要品种之一,主要分布于湖北西部及西南部,现已广泛种植。主要用于热痰咳嗽,瘰疬痰核,痈肿疮毒等。

【文献记载】

湖北贝母,性味:味微苦,性凉。功效:清热化痰,止咳、散结。

古代典籍中仅有贝母记载,后至明清才有川贝母、浙贝母一分。

《新修本草》曰:"贝母,其叶似大蒜……出润州、荆州、襄州者最佳。江南诸州亦有。"

【成分研究】

1. 生物碱类　湖北贝母所含总生物碱含量较川贝母、浙贝母高,先后分离得到的生物碱类化合物共有 10 余种,主要包括浙贝甲素、浙贝乙素、湖贝甲素、湖贝甲素苷、湖贝乙素、湖贝嗪、湖贝新、鄂贝新和微量生物碱如湖贝苷、湖贝啶、乙酰化浙贝乙素、乙酰化浙贝甲素及鄂贝乙素、浙贝丙素等[1]。

2. 萜类　湖北贝母除含大量生物碱外,还含缩醛聚物——鄂贝缩醛 A、二萜酯聚物——鄂贝酸酯 C 和鄂贝酸酯 D,以及 25 -羟基-9,19 -环菠萝烷型-22 -烯-3 -酮、(23Z)-9,19 -环菠萝烷型-23 -烯-3α,19 -环菠萝烷型-25 -烯-3β,24α -二醇和环桉树醇等[2]。

3. 其他　湖北贝母中含多种微量元素,包括钾、钙、锌、铁、铜、锰、镁等,除铜元素以外的其他 7 种微量元素较川贝、浙贝含量高,还含棕榈酸、壬二酸和木蜡酸等已知脂肪酸[3]。

【药理研究】

1. 平喘、镇咳、祛痰　研究表明,湖北贝母中所含的总生物碱可竞争性拮抗气

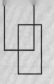
管平滑肌上的 M 受体,通过舒张离体气管平滑肌,达到良好的平喘、镇咳效果[1]。其中鄂贝新平喘作用强于总生物碱,鄂贝甲素、湖贝甲素苷镇咳作用较其他生物碱单体强,鄂贝甲素、鄂贝新可达到较强的祛痰效果。

2. 抗菌　湖北贝母中的生物碱类化合物及极性相对偏小的部分化合物对枯草芽孢杆菌、金黄色葡萄球菌和乙型溶血性链球菌具有较强的抑制作用,而对大肠杆菌和痢疾杆菌无抑制作用[2]。

3. 抗肿瘤　湖北贝母中所含鄂贝定碱、浙贝母甲素和浙贝母乙素等有效成分,可达到与 5－氟尿嘧啶相同的肝癌肿瘤抑制效果[3]。

4. 其他　湖北贝母总生物碱还具有降血压、耐缺氧、扩瞳等作用[4]。

【食用方法】

每日取 3~9 g 研粉冲服或取 6~15 g 煎汤内服。

【注意事项】

不宜同时服用川乌、草乌、附子等乌头类药材。

【参考文献】

参考文献见二维码。

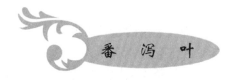

番　泻　叶

番泻叶(*Sennae Folium*),又名旃那叶、泻叶、泡竹叶。《中华人民共和国药典》记载本品为豆科植物狭叶番泻或尖叶番泻的小叶。原产国外,清代引入我国药用,由于其泻下作用显著,故临床应用较多。主要用于热结积滞,便秘腹痛,水肿胀满等。

【文献记载】

番泻叶,性味:味甘、苦,性寒。功效:泻热行滞,通便,利水。

由于作为中药使用历史较短,我国历代本草书籍少有记载。

番泻叶原称旃那叶,清·张锡纯所著《医学衷中参西录》之"医案·(十五)温病门"篇记载:"天津俞××,年过四旬,于孟夏得温病……服药后阅一小时,遍身得汗,胸次豁然,温热全消,夜能安睡,脉已和平如常,惟大便犹未通下,俾但用西药旃那叶一钱,开水浸服两次,大便遂通下。"

番泻叶一名始载于王一仁撰写的《饮片新参》:"性味辛、咸、寒。攻痰饮,破积聚,清癥瘕瘤癖,利水道。"

【成分研究】

1. 蒽醌类及其衍生物 番泻叶中含量较高的二蒽酮类衍生物,其是使番泻叶具有泻下、止血作用的有效成分。番泻叶含番泻苷 A、番泻苷 B、番泻苷 C、番泻苷 D 及少量的番泻苷 G 等二蒽酮类衍生物。番泻叶中分离得到的蒽醌衍生物主要有大黄酸葡萄糖苷、大黄酚葡萄糖苷、大黄素葡萄糖苷、芦荟大黄素葡萄糖苷、大黄素-8-O-槐糖苷、1-羟基-3,6,7,8-四甲氧基-2-异丙烯蒽醌和 1,5,7-三羟基甲氧基甲基蒽醌[1]。

2. 多糖类 番泻叶中含 L-鼠李糖、L-阿拉伯糖、D-半乳糖、D-半乳糖醛酸和半乳糖甘露聚糖等多糖[2]。

3. 挥发油类 番泻干燥叶中所含挥发油主要分为单萜类、倍半萜类、苯丙素类、有机酸和酯类五大类,主要包括芳樟醇、柠烯、薄荷醇、r-萜品烯、异香叶醇、茴香脑、新薄荷醇、薄荷酮、异薄荷酮、藏茴香酮、假紫罗兰酮、β-紫罗兰酮、莰酮、草蒿脑。甲氧基苯丙烯、丁香酚、正二十五烷、正十一烷、棕榈酸和亚麻酸等。其中棕榈酸含量可达挥发油总量的 36.8%[2]。

4. 其他 番泻叶中还含 4,5,7-三羟基黄酮-3-O-β-葡萄糖苷和异鼠李素-3-O-β-葡萄糖苷等黄酮类成分及少量的萘苷[3]。

【药理研究】

1. 保护消化系统 番泻叶能刺激胃肠黏膜环加氧酶的释放,使胃肠道前列腺素水平显著提高,阻止胃肠黏膜的损伤,从而起到较好的保护消化系统的作用[4]。

2. 抗菌 番泻叶提取液能够抑制包括葡萄球菌、白喉杆菌、伤寒杆菌、副伤寒杆菌、大肠杆菌、变形杆菌、痢疾杆菌和甲型链球菌在内的多种细菌,以及白念珠菌、奥杜盎氏小芽孢癣菌和星形诺卡菌等真菌的活性,具有一定的抗菌效果[3]。

3. 止血 番泻叶中含的番泻苷、晶纤维和草酸钙簇晶成分能起到局部止血的功效,通过增加纤维蛋白原和血小板的数目,缩短凝血、复钙时间和凝血活酶的时间,可用于急性胃、十二指肠出血的即刻止血[5,6]。

4. 肌肉松弛与解痉 番泻叶有小毒,其所含效成分可阻断乙酰胆碱,从而使肌肉松弛。番泻叶中含的部分羟基蒽醌类衍生物还能够解痉[7]。

【食用方法】

番泻叶茶

原料:番泻叶 4 g。

功效:健胃,能促进消化,起缓下作用,治便秘。回乳。

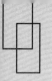

做法：番泻叶水煎服或热水泡茶。每次取 1.5~3.0 g 番泻叶研末,可作苦味药。

【常用配伍】

番泻叶配枳实,消积导滞,除满通便,用于治疗食积痰滞、胸腹胀满、大便不通等。

番泻叶配牵牛子,行水消胀,用于治疗水肿胀满、二便不通。

番泻叶配木香、藿香等行气和中药品,可减少恶心、呕吐、腹痛等副作用。

【注意事项】

体虚、孕妇、经期及哺乳期禁服。用量过大,易致腹痛、恶心、呕吐。

《饮片新参》曰:中寒泄泻者忌用。

【参考文献】

参考文献见二维码。

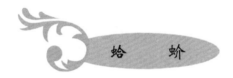

蛤　蚧

蛤蚧(*Gecko*),俗称大壁虎,又名仙蟾,《中华人民共和国药典》(2020 版)记载本品为壁虎科动物蛤蚧的干燥体。制作药材时常将蛤蚧去除内脏后,用竹片将身体撑开,经低温晾干处理后即得临床药用的中药蛤蚧,蛤蚧常生活于山岩和树洞中,容易捕捉,成年蛤蚧体长可达 30 cm 以上,头长大于尾长。蛤蚧的地理差异极其明显,黑点蛤蚧体型较细、体色较深、色斑较杂,产自我国的广东省、广西壮族自治区、云南省南部,并且在越南、缅甸与中国接壤的北部地区也有分布;红点蛤蚧体型粗壮、体重较大、体色较浅,具有醒目的红色斑点,主产区在我国东南亚及南亚部分地区。主要用于肺肾不足,虚喘气促,劳嗽咯血,阳痿,遗精等。

【文献记载】

蛤蚧,性味:味咸,性平。功效:补肺益肾,纳气定喘,助阳益精。

蛤蚧首载于《雷公炮炙论》曰:"凡使,须认雄、雌。若雄为蛤,皮粗口大,身小尾粗;雌为蚧,口尖,身大尾小。男服雌,女服雄。凡修事服之,去甲上、尾上并腹上肉毛。毒在眼。如斯修事了,用酒浸,才干,用纸两重,于火上缓隔焙纸炙,待两重纸干,焦透后,去纸,取蛤蚧于瓷器中盛,于东舍角畔悬一宿,取用,力可十倍。勿伤尾,效在尾也。"

《开宝本草》曰："蛤蚧生岭南山谷及城墙或大树间。主久肺劳传尸,杀鬼物邪气,疗咳嗽,下淋沥,通水道。"

《本草衍义》曰："补肺虚劳嗽有功,治久嗽不愈。肺间积虚热,久则成疮,故嗽出脓血,晓夕不止,喉中气塞,胸膈噎痛。"

《本草纲目》记载蛤蚧,又名蛤蟹、仙蟾,其功效记载:"昔人言补可去弱,人参羊肉之属。蛤蚧补肺气,定喘止渴,功同人参。益阴血,助精扶羸,功同羊肉。近世治劳损痿弱,许叔微治消渴,皆用之,俱取其滋补也。刘纯云:气液衰、阴血竭者,宜用之。何大英云:定喘止嗽,莫佳于此。"

《本草新编》曰："蛤蚧,味咸,气平,有小毒。主肺虚声咳无休,治肺痿,定喘止嗽,益精血,助阳道,血咯不已,逐传尸痨瘵,祛着体邪魅,仍通月经,更利水道。"

【成分研究】

蛤蚧的主要成分包括氨基酸、脂类和微量元素等。

1. 氨基酸　研究发现,蛤蚧富含 18 种氨基酸,其中以谷氨酸、甘氨酸含量最高,且从含量分布上看,蛤蚧尾部所含人体所必需的 8 种氨基酸含量比躯干高[1]。

2. 磷脂及脂肪酸类　蛤蚧中含磷脂酰乙醇胺为主的多种磷脂类成分,总磷脂量超过百分之一。蛤蚧还含丰富的脂肪酸类化合物,如油酸、亚油酸、亚麻酸及棕榈酸等,其中不饱和脂肪酸占脂肪酸总量的 3/4[1,2]。

3. 微量元素　蛤蚧中含钙、铁、锌、锶、钡、锰等 15 种微量元素,与肾关系密切的微量元素有锌、铁、镁、钙等。其中,蛤蚧尾部含量最高的是锌、铁 2 种元素,躯干部含镁元素最高,头部含钙元素最高[3]。

【药理研究】

1. 平喘　蛤蚧可双向调节 Th1/Th2 细胞免疫失衡,上调 IFN-γ 的同时下调 IL-4 和 IL-5 水平,从而达到抑制哮喘的作用。蛤蚧粉通过降低白细胞、嗜酸性粒细胞、嗜酸性粒细胞占白细胞总数百分比和 IgE 水平,改善哮喘气道炎症,具有较好的平喘作用[4]。

2. 增强免疫　蛤蚧肽通过明显提高环磷酰胺小鼠脾淋巴细胞的增殖指数及免疫力低下小鼠的 NK 细胞活性,恢复环磷酰胺小鼠巨噬细胞杀瘤活性和溶血素抗体形成等方式,增强免疫功能[5]。

3. 抗炎　蛤蚧提取物能明显减弱冰醋酸诱发的炎症前期毛细血管通透性、渗液及肿胀等症状,具有良好的抗炎作用。

4. 抗肿瘤　蛤蚧可明显提高 S180 荷肉瘤小鼠 T 细胞和 B 细胞增殖活性,提高脾重降低脾指数,使瘤重降低,明显提高抑瘤率,蛤蚧蛋白能提高肿瘤 *Bax* 基因表达水平,显著抑制肝癌 HepG2 细胞的生长,从而达到抗抑瘤的作用[6]。

5. 性激素样作用　蛤蚧乙醇提取液具有性激素样作用,能够增加卵巢细胞生长因子 IGF-1 和抑制素 A 的表达,从而改善大鼠卵巢功能,促进黄体和优势卵泡的发育,并能显著抑制卵巢颗粒细胞的凋亡,从而达到延缓衰老的作用[7]。

6. 防止骨质疏松症　蛤蚧乙醇提取液可能通过调节去势大鼠胫骨中转化生长因子去势的表达,抑制破骨细胞再生,减少骨质丢失,防止绝经后骨质疏松[8]。

7. 预防脂肪肝　通过小鼠脂质过氧化发生建模,使用蛤蚧提取物可有效恢复谷胱甘肽、丙二醛和 GSSG 指标,降低内质网应激,调节脂肪过氧化程度,从而预防脂肪肝形成,同时可显著降低小鼠肝功能指标(谷丙转氨酶、谷草转氨酶)、脂代谢指标(三酰甘油、总胆固醇)及炎症因子指标(IL-6、TNF-2 等),改善肝功能[9]。

【食用方法】

1. 蛤蚧参茸酒

原料:蛤蚧 1 对,人参、肉苁蓉各 30 g,鹿茸 6 g,巴戟天 20 g,白酒 2 000 g。

功效:壮阳补气,益精养血,强筋健骨,用于肾阳虚弱导致的气短、腰膝酸痛、下肢无力、失眠多梦、宫冷不孕等。

做法:上述药材处理干净,加酒浸泡。

禁忌:阴虚火旺者禁用。

2. 蛤蚧炖竹鸡

原料:蛤蚧 100 g,竹鸡 1 000 g,生姜、葱、黄芪各 5 g,盐 3 g,料酒 25 g。

功效:补肺治喘,益气补虚。

做法:竹鸡剖洗后用沸水焯过,洗净,放入砂锅,放上葱结、姜块、料酒、盐,加清水至没过鸡;蛤蚧事先用凉水浸泡 24 h,再用清水浸没,上笼蒸 3 h;将蛤蚧连汤一起放在鸡上,黄芪用纱布包好放入鸡边的汤中,上笼蒸 1 h 上席。

3. 蛤蚧人参糯米粥

原料:蛤蚧粉 4 g,人参粉 3 g,糯米 150 g。

功效:适用于慢性支气管炎等症状。

做法:糯米洗净熬粥至烂,边搅边加入蛤蚧粉、人参粉,焖 5~10 min 即可食用。或蜂蜜调味。

【常用配伍】

蛤蚧配贝母、紫菀、杏仁、鳖甲、皂荚仁、桑根白皮,主治虚劳咳嗽及肺壅上气。

蛤蚧配人参、白羊肺、麦冬、款冬花、胡黄连,主治肺痨咳嗽。

蛤蚧配人参、鹿茸、淫羊藿、巴戟天,主治阳痿、滑精等。

蛤蚧配人参,主治肺嗽、面浮、四肢浮。

蛤蚧配党参、山药、麦冬、百合,主治久咳肺痨。

【药材真假伪鉴定】

蛤蚧正品形状呈扁片形,长为 9~18 cm,头颈部约占总长度的 1/3,腹背部宽

6~11 cm,尾长 6~12 cm。头略呈扁三角状,两眼多凹陷成窟窿,口内有细齿,生于颚的边缘,无异型大齿。吻部半圆形,吻鳞不切鼻孔,与鼻鳞相连,上鼻鳞左右各 1 片,上唇鳞 12~14 对,下唇鳞(包括颏鳞)21 片。腹背部呈椭圆形,腹薄。背部呈灰黑色或银灰色,有黄白色、灰绿色或橙红色斑点散在或密集成不显著的斑纹,脊椎骨和两侧肋骨突起。四足均具 5 趾;趾间仅具蹼迹,足趾底有吸盘。尾细而坚实,微显骨节,与背部颜色相同,有 6~7 个明显的银灰色环带,有的再生尾较原生尾短,且银灰色环带不明显。全身密被圆形或多角形微有光泽的细鳞。气腥,味微咸。

【注意事项】

外感风寒喘嗽及阴虚火旺者禁服。

【参考文献】

参考文献见二维码。

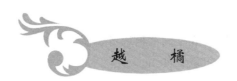

越　　橘

越橘(*Vaccinium Vitis-Idaea*),又名熊果叶、红豆、牙疙疸,《吉林中草药》记载本品为杜鹃花科植物越橘的成熟果实。其产自北美,却广泛分布在北半球,从北极到热带高山地区。我国已知的越橘属植物中,常用的食用品种包括笃斯越橘、黑果越橘和乌饭等。我国江浙地区食用乌饭树的历史已逾千年,具有"久服轻身、延年,变白去老和令人不饥"功效。越橘可作药用的部位主要有果实和叶。主要用于止泻痢。主治痢疾,肠炎等。

【文献记载】

越橘,性味:味酸、甘,性平(越橘果);味苦、涩,性温,有小毒(越橘叶)。功效:止痢(果),利尿、解毒(叶)。

越橘又名温普,红豆、牙疙瘩。

《新疆中草药手册》曰:"能利尿解毒。"

【成分研究】

1. 黄酮类　越橘中含丰富的黄酮类成分,常以苷元和其化合物的形式存在。

主要为花色素类、黄酮醇和槲皮素类三类。其中花色素类含量较高,包括花青素、翠雀花素、锦葵花素、矢车菊素、飞燕草素等[1]。

2. 其他　越橘中含还有萜类化合物、生物碱、甾体、氨基酸、有机酸、挥发性成分及钾、钙、镁、铁、铜、磷、钠等微量元素[2]。

【药理研究】

1. 保护眼睛　越橘中含丰富的花色素苷,能够缓解视疲劳,提高视紫质再生率,改善夜盲症或黑暗适应及提高夜间视力,尤其对因糖尿病所致的视网膜并发症具有较好疗效,还可预防白内障[2]。

2. 抗氧化　越橘中含较多的抗氧化营养成分。常食越橘,能延缓衰老[2]。

3. 防止血栓的形成及动脉硬化　越橘果实中分离得到的黄酮类化合物,能清除使血管硬化的自由基,提高血管的柔韧性和伸缩性,抑制血小板的凝固,防止血栓的形成,降低动脉硬化发生率,预防心脏疾病发作[3,4]。

4. 抑菌、保护泌尿系统　越橘提取物对金黄色葡萄球菌、肺炎双球菌和链球菌等诸多致病菌具有抑制作用,能够预防尿路感染症具有较好的医疗作用[5]。

5. 抗癌　越橘中含花色素苷、有机酸和黄酮类化合物等有效成分,能拮抗癌细胞增殖酶活性,达到一定的抗癌作用[6]。

【食用方法】

越橘可榨汁过滤后加白糖制成越橘饮料或者越橘加白糖碾碎后凉拌食用。还可以加白糖拌成包子馅料用来包包子食用。

【参考文献】

参考文献见二维码。

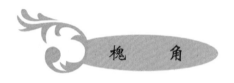

槐角(槐实)(*Sophorae Fructus*),又名白槐、豆槐、槐蕊、细叶槐、护房树、金药材等。以槐角为名收录在《中华人民共和国药典》(2020版)中,记录本品为豆科植物槐的干燥成熟果实。我国分布较广,原产地中国,现在南北各省份均有分布,为区别原产于北美的刺槐,也称为国槐、家槐。主要用于肠热便血,痔肿出血,肝热头痛,眩晕目赤等。

【文献记载】

槐角,性味:味苦,性寒。功效:清热泻火、凉血止血。

槐角,最初记载于《神农本草经》,《神农本草经》曰:"味苦,寒,无毒。主五内邪气热,止涎唾,补绝伤、五痔、火疮、妇人乳瘕,子藏急痛,生平泽。"

《名医别录》曰:"味酸、咸,无毒。以七月七日取之,捣取汁,铜器盛之,日煎,令可作丸,大如鼠矢,内窍中,三易乃愈。又堕胎。久服明目、益气、头不白延年。"

《本草纲目》曰:"久服明目益气,头不白,延年,治五痔疮瘘。"

《食疗本草》曰:"槐实主邪气,产难,绝伤。春初嫩叶亦可食,主瘾疹,牙齿诸风疼。"

《本草经疏》曰:"主五内邪气热者,乃热邪实也,涎唾多者,脾胃有热也;伤绝之病,其血必热;五痔由于大肠火热,火疮,乃血为火伤;妇人乳瘕,肝家气结血热所成;子脏急痛,由于血热燥火。"

《本经逢原》曰:"苦酸咸寒,无毒。取子入牛胆中,阴干,日服七枚,久服有明目通神、白发还黑之功。有痔及便血者尤宜服之。""槐者虚星之精,益肾清火,与黄蘗同类异治。盖黄蘗专滋肾经血燥,此则专滋肾家津枯。"

《本草求真》曰:"槐角,书所云能疏肝经风热者,非是具有表性,得此则疏,实因热除而风自息之意。凡书所著治功,多有如此立说,不可不细体会而详究耳。"

【成分研究】

1. 黄酮及异黄酮类　槐角中分离得到的黄酮类成分包括山柰酚、槐属黄酮苷、槲皮素、芦丁、芸香糖苷、山柰酚-3-O-鼠李糖基双葡萄糖苷及山柰酚3,7-O-二葡萄糖苷等[1]。

2. 三萜皂苷类　槐角中分离出包括大豆皂苷(Ⅰ、Ⅱ、Ⅲ),大豆皂醇B-3-吡喃葡萄糖醛酸苷,其苷元均为大豆皂醇B的齐墩果烷型[2]。

3. 磷脂类　目前从槐角种子中已分离得到卵磷脂、溶血卵磷脂、磷脂酸、磷脂酰甘油、溶血-N-酰基磷脂酰乙醇胺、磷脂酰肌醇、磷脂酰乙醇胺和N-酰基磷脂酰乙醇胺等9种磷脂类化合物[2]。

4. 氨基酸　槐角中含赖氨酸、精氨酸、丝氨酸、谷氨酸、苏氨酸、丙氨酸、脯氨酸、天冬酰胺、天冬氨酸、色氨酸、缬氨酸、苯基丙氨酸和亮氨酸等多种游离型氨基酸[3]。

5. 生物碱　槐角种子含槐果宁碱、金雀花碱、白金雀儿碱、槐根碱、苦参碱、N-甲基金雀花碱和黎豆胺、羽扇豆碱等多种生物碱类成分[2]。

6. 其他　槐角中还含多胺类及脂肪酸、半乳甘露聚糖等多糖类、植物血凝素等其他成分。槐角种子中亚油酸、亚麻酸含量约占脂肪酸总量的65%。果皮中

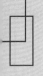
还含麦芽酚、β-芽谷甾醇、α-甾乙酰基吡咯、蜡醇、蜡酸及香树脂烷型三萜类化合物等[2]。

【药理研究】

1. 雌激素样作用　槐角中的异黄酮类化合物槲皮素和金雀异黄素,能够促进雌激素依赖性乳腺癌细胞 T47D 和 MCF-7 的增殖,发挥与雌二醇类似的雌激素样作用[4]。

2. 调节血脂　槐角中的总黄酮类成分可能通过抗脂质过氧化和降低血液黏度,调节肝低密度脂蛋白受体的基因表达等,从而较好地调节高脂血症模型大鼠的血脂代谢紊乱,实现其降血脂作用[5]。

3. 保护中枢神经系统　槐角中含的槲皮素,可通过抑制神经元的外向钾电流,实现对缺血样神经损伤的保护作用[3]。含的黄酮苷元-山茶酚类成分,可显著抑制大鼠海马 CA1 神经元电压依赖性钾通道的作用,说明槐角具有一定的中枢神经保护效果[6]。

4. 防治骨质疏松症　槐角中的异黄酮类成分槐角苷及低浓度染料木素对成骨细胞增殖具有刺激作用,高浓度的染料木素则对成骨细胞增殖具有抑制作用。槐角苷还能显著提高骨碱性磷酸酶的活性,对于绝经后妇女骨质疏松症具有一定的防治功效[2]。

5. 抗癌　槐角中含的染料木素可显著抑制人肺癌细胞 A549 和人低分化胃腺癌细胞 BGC-823 的活性,抑制率均可达到 80% 以上,结果表明槐角具有一定的抗癌效果[2]。

【常用配伍】

槐实配地榆、防风、当归、黄芩、枳壳,可治肠风泻血。

槐实配黄芩、决明子、夏枯草,主治肝火上炎之头疼、眩晕、目赤和高血压等。

槐实配木香、白芍,主治赤痢下血等。

槐实配黄连,可治目热昏暗。

【注意事项】

脾胃虚寒及孕妇忌服。

【参考文献】

参考文献见二维码。

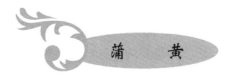

蒲 黄

蒲黄(*Typhae Pollen*),《中华人民共和国药典》(2020 版)记载本品为香蒲科植物水烛香蒲、东方香蒲或同属植物的干燥花粉。夏季采收蒲棒上部的黄色雄花序,晒干后碾轧,筛取花粉。剪取雄花后,晒干,成为带有雄花的花粉,即为草蒲黄。主要用于吐血、衄血、咯血、崩漏、外伤出血、经闭痛经、胸腹刺痛、跌扑肿痛、血淋涩痛等。

【文献记载】

蒲黄,性味:味甘,性平。功效:止血,化瘀,通淋。

蒲黄首载于《神农本草经》,被列为上品。《神农本草经》曰:"主心腹、膀胱寒热,利小便,止血,消瘀血。久服轻身,益气力,延年,神仙。生池泽。"

《本草纲目》曰:"蒲黄,手足厥阴血分药也,故能治血治痛。生则能行,熟则能止。与五灵脂同用,能治一切心腹诸痛,详见禽部寒号虫下。"

《药性论》曰:"君。通经脉,止女子崩中不住,主痢血,止鼻衄,治尿血,利水道。"

《日华子本草》曰:"治扑损,血闷,排脓,疮疖,妇人带下,月候不匀,血气心腹痛,妊孕人下血堕胎,血运,血症,儿枕急痛,小便不通,肠风泻血,游风肿毒。鼻洪,吐血,下乳。止泄精,血痢。"

《本经逢原》曰:"蒲黄,甘微寒,无毒。筋能行血,罗去粗筋取粉用。"

《药性解》曰:"蒲黄,味苦,性平,无毒,入肝经。生用则性滑,主行血,通经堕胎,消瘀排脓,利小便,祛心腹膀胱热。炒用则性涩,主止血,除崩漏带下、一切吐衄血、痢血、尿血、肠风下血,止精泄,定儿枕痛。忌见铁器,宜隔纸焙黄,蒸之,再焙用。"

【成分研究】

1. 黄酮类　蒲黄中的黄酮类是有效成分之一,主要包含香蒲新苷、柚皮素、槲皮素、异鼠李素、山柰酚及其衍生物等[1]。

2. 氨基酸　蒲黄中含天冬氨酸、苏氨酸、丝氨酸、谷氨酸、缬氨酸、精氨酸、脯氨酸、胱氨酸、色氨酸等 10 余种氨基酸[2]。

3. 有机酸类　蒲黄中含的有机酸类成分主要包括花生四烯酸、棕榈酸、乳酸、丙酮酸、苹果酸、琥珀酸、5-反式咖啡酰莽草酸和柠檬酸等[1]。

4. 甾醇类　蒲黄中还含 β-谷甾醇、β-谷甾醇棕榈酸酯、β-谷甾醇葡萄糖苷、5α-豆甾醇-3,6-二酮和(20S)-4α-甲基-24-亚甲基胆甾-7 烯-3β-醇等甾醇类成分[1,2]。

5. 多糖类和微量元素　蒲黄中含钛、铝、硼、钙、锌、钡、铬、钼、硒等微量元素和由阿拉伯糖、半乳糖、木糖或葡萄糖等组成的多糖类成分[2]。

6. 脂肪烃类　包括二十五烷、二十五烷醇、二十九烷-6,10-二醇及二十九烷-6,21-二醇等长链脂肪烃类化合物[2]。

【药理研究】

1. 镇痛　蒲黄对化学刺激和物理刺激导致的疼痛具有显著的抑制作用,其中物理刺激所致疼痛较吗啡相比更持久[3]。

2. 促进凝血　蒲黄水浸物或提取物中的有效成分可增加家兔血小板数目,从而使凝血时间明显缩短;蒲黄粉外用对犬动脉出血有止血作用。然而,炒蒲黄和蒲黄炭凝血功能无显著变化[4]。

3. 对子宫的影响　蒲黄酊剂、煎剂及乙醚浸液对子宫均有兴奋的效果,蒲黄注射液用于豚鼠、小鼠的中期引产,有效率可超过80%[5]。

4. 对循环系统的影响　蒲黄具有一定的降血脂功能,能显著降低血管中血清总胆固醇、三酰甘油、脂蛋白等的比值和改善血液流变性,保护因高脂血症、动脉粥样硬化所致的血管内皮细胞损伤。高浓度的蒲黄乙醇提取物或煎剂可降低家兔、猫等动物的血压,抑制蟾蜍体外心脏收缩力[6,7]。

5. 其他　蒲黄对肠道具有一定作用,提取物可增强离体兔肠的蠕动,所含的异鼠李素对离体小白鼠肠管有解痉效果。蒲黄提取物对烫伤、肺水肿等具有良好的消肿效果,对葡萄球菌、伤寒杆菌、痢疾杆菌等有明显的抑制作用,具有一定的抗炎作用。其高浓度溶液可有效抑制结核杆菌活性,具有一定的抗结核作用[8]。

【食用方法】

1. 人参蒲黄红糖饮

原料:炒蒲黄15 g,五灵脂15 g,白参5 g,红糖20 g。

功效:益气固冲,活血化瘀,适用于子宫肌瘤、证属气虚血瘀者。

做法:将白参洗净、晒干或烘干后,研成极细末备用。将炒蒲黄、五灵脂分别拣去杂质,同放入砂锅,加水浸泡片刻,大火煮沸,改用中火煎煮30 min,过滤。滤液用小火煮沸,加入红糖,调入白参细末,搅拌均匀即成。每日分两次服用。

2. 蒲黄五灵脂炖乌骨鸡

原料:蒲黄粉30 g,五灵脂40 g,生山楂15 g(洗净后切片),乌骨鸡1只,蜂蜜适量。

功效:活血化瘀,理气止痛。

做法:五灵脂、生山楂(洗净后切片)、蒲黄粉同放入砂锅,加适量水,浓煎30 min,用洁净纱布过滤,去渣取汁,加入处理干净的乌骨鸡,中火炖至熟透,再调入蜂蜜即成。

3. 蒲黄酒

原料：蒲黄、小豆、大豆各 9 g，白酒适量。

功效：活血利水，适用于脾虚水停、遍身水肿或暴肿患者。

做法：以上原料洗净晾干，以酒适量煎，分 3 次服用。

【注意事项】

孕妇慎服蒲黄。

《本草衍义》曰："不可多食，令人自利，不益极虚人。"

《品汇精要》曰："妊娠不可生用。"

《本草经疏》曰："一切劳伤发热，阴虚内热，无瘀血者，禁用。"

【参考文献】

参考文献见二维码。

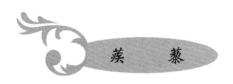

蒺藜（*Tribuli Fructus*），又名刺蒺藜、硬蒺藜、白蒺藜、山羊头等。《中华人民共和国药典》（2020 版）记载本品为蒺藜科蒺藜属植物的干燥成熟果实，属于 1 年生或多年生草本植物，全株密被灰白色柔毛，因果实具刺状物而得名刺蒺藜。原产于地中海地区，现在我国分布较广，主要分布于河北省、河南省、吉林省、山东省、内蒙古自治区、陕西省等地。主要用于头痛眩晕、胸胁胀痛、乳闭乳痈、目赤翳障、风疹瘙痒等。

【文献记载】

蒺藜，性味：味辛、苦，性微温。功效：平肝解郁，活血祛风，明目，止痒。

蒺藜，被《神农本草经》列为上品，其记载："蒺藜子，味苦，温。主恶血，破癥结积聚，喉痹，乳难。久服，长肌肉，明目，轻身。"

《名医别录》曰："蒺藜子，味辛，微寒，无毒。主治身体风痒，头痛，咳逆，伤肺，肺痿，止烦，下气，小儿头疮，痈肿，阴溃，可作摩粉。其叶，主风痒，可煮以浴。一名即藜，一名茨。生冯翊或道旁。七月、八月采实，曝干。"

《本草便读》曰："白蒺藜，行瘀破滞。搜肝风有走散之功。味苦兼辛。泻肺部而温宜可贵。催生下乳。退翳除星。善行善破,专入肺、肝,宣肺之滞,疏肝之瘀,故能治风痹目疾,乳痈积聚等症。温苦辛散之品,以祛逐为用,无补益之功也。"

《本草新编》曰:"蒺藜子,味甘、辛,气温、微寒,无毒。沙苑者为上,白蒺藜次之,种类各异,而明目去风则一。但白蒺藜善破症结,而沙苑蒺藜则不能也。沙苑蒺藜善止遗精遗溺,治白带、喉痹,消阴汗,而白蒺藜则不能也。今世专尚沙苑之种,弃白蒺藜不用,亦未知二种之各有功效也,余所以分别而并论之。"

《本经逢原》曰:"白蒺藜性升而散,入肝肾经,为治风明目要药。风入少阴、厥阴经者为响导。目病为风木之邪,风盛则目病;风去则目明矣。"

《本草汇言》曰:"刺蒺藜,去风下气,行水化癥之药也。其性宣通快便,能运能消,行肝脾滞气,多服久服,有去滞之功。"

《本草正》曰:"白蒺藜,凉血养血,亦善补阴。用补宜炒熟去刺,用凉宜连刺生捣。去风解毒,白者良。"

【成分研究】

蒺藜中含多糖、生物碱、黄酮类、甾体皂苷类、氨基酸等化学成分。

1. 多糖类 蒺藜的根、茎、叶、果实均含较多的多糖,其中全草中含的多糖较果实中的高,蒺藜炮制品则含多糖成分较低[1]。

2. 生物碱 蒺藜中含哈尔碱、哈尔满、哈尔醇、N-对羟基苯乙酮基-3-甲氧基-4-羟基取代桂皮酰胺、蒺藜酰胺等生物碱类成分[2,3]。

3. 黄酮类 蒺藜中含多种黄酮类化合物,包括槲皮素、异鼠李素、山茶酚、蒺藜苷、刺蒺藜苷、山茶酚-3-葡萄糖苷、山茶酚-3-芸香糖苷、山茶酚-3-芦丁糖苷等,其中含量最高的是以槲皮素为母核的黄酮类成分[3]。

4. 甾体皂苷类 蒺藜的主要有效分——甾体皂苷,包括呋甾醇皂苷和螺甾醇皂苷两种类型。具体包括螺甾、延龄草苷、蒺藜苷F、新海柯皂苷、刺蒺藜素、吉托皂苷元、薯蓣皂苷元和鲁斯可皂苷元等[1,4]。

5. 氨基酸 蒺藜中还含谷氨酸、天冬氨酸、谷酰胺和天冬素等22种游离氨基酸[1]。

6. 有机酸 蒺藜中还含蒺藜酸、琥珀酸、香草酸、油酸、亚油酸、硬脂酸、亚麻酸和棕榈酸等有机酸[1]。

【药理研究】

1. 对性功能的影响 蒺藜总皂苷可能通过刺激下丘脑,促性腺释放因子的释放,增加男人的精子数及活力,增加性欲;促使雌性大鼠发情,增加卵巢功能,提高生殖能力,具有促性腺激素样作用[5]。

2. 对心脑血管系统的影响 蒺藜中所含总皂苷可抑制血小板的聚集,显著减少急性心肌梗死范围,显著降低心肌缺血小鼠的心电图 ST 段变化绝对值,降低血液黏度,改善血液流变性及心肌周围微循环和组织代谢作用,恢复心肌部分功能,能较好地预防和治疗急性心肌缺血、心肌梗死等[6]。

3. 强壮作用　蒺藜提取物可以促进蛋白质合成,强壮机体并促使肌肉生长。蒺藜总皂苷对小鼠耐高低温、缺氧能力均有双向调节作用,防止肾上腺皮质机能的衰竭[7]。

4. 抗衰老　刺蒺藜水煎剂可明显降低小鼠血清丙二醛的含量,提高超氧化物歧化酶的活性,清除氧自由基,防止脂质过氧化,延缓小鼠细胞氧化速率,具有较好的抗衰老作用[8]。

5. 降血糖　蒺藜中所含过氧化氢酶可清除大鼠血清及胰腺组织中的过氧化脂质,降低大鼠的血糖水平,缓解大鼠胰岛 B 细胞的氧化造成的损伤,升高血清胰岛素水平,使血糖耐量增加,具有较好的降血糖作用[9,10]。

6. 降血脂　蒺藜皂苷可降低血清中低密度脂蛋白胆固醇、三酰甘油水平,提高卵磷脂/胆固醇、高密度脂蛋白/低密度脂蛋白的值,防止脂质在体内聚集,具有调节血脂的作用[11]。

7. 保护视网膜　蒺藜皂苷能使大鼠体外培养视网膜神经节细胞的存活率大大提高,促进大鼠视网膜神经节细胞生长,具有保护视网膜神经的功效[12]。

8. 抗癌　蒺藜总皂苷可显著抑制人乳腺癌髓样细胞系 Bcap‑37、人肝癌细胞 BEL‑7402 和卵巢癌细胞系 SKOV‑3 等的增殖,可能通过调节 Bax 蛋白和 Bcl‑2 蛋白,诱导人肝癌细胞的凋亡[12]。

【食用方法】

1. 乌蛇蒺藜酒

原料:乌梢蛇 90 g,蒺藜、防风、肉桂、牛膝各 30 g,天麻、羌活、枳壳各 45 g,五加皮 15 g,熟地黄 60 g,白酒 10 斤。

功效:祛风,活血,通络。适用于白癜风、紫癜及肢体麻木等。

做法:以上药材浸于酒中,每日 3 次,每次温服 20~30 mL。

2. 沙苑蒺藜茶

原料:沙苑蒺藜 10 g。

功效:补肾固精,明目悦颜,适用于润肌肤、抗衰老、肾虚遗精及早泄。

做法:将沙苑蒺藜洗净,放入茶杯中,用沸水冲泡饮用。代茶频饮。

【常用配伍】

蒺藜配胡麻仁、葳蕤、金银花,治身体风痒、燥涩顽痹。

蒺藜配胡麻仁、葳蕤,治眼疾、翳障不明。

蒺藜配小茴香、乳香、没药,治奔豚疝瘕。

蒺藜配山栀子仁,治灭瘢。

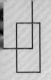

蒺藜配白芷、附子、白僵蚕,治伤寒头痛、身热、百节疼痛。

蒺藜配黄芪、独活,治伤寒头痛、身热、百节疼痛。

蒺藜配白芷、附子、白僵蚕,治肝肾风毒上攻、目赤痛痒、昏花羞明、多泪。

蒺藜配百合、川贝母,治肺痈、肺痿、咳唾脓血腥秽。

蒺藜配干漆,治恶血积聚或成癥瘕。

蒺藜配木瓜,治一切脚气(不问虚实寒热)。

蒺藜配茵陈草,治黄疸。

蒺藜配附子、栀子,治阴疝牵引小腹痛。

蒺藜配牡丹皮、当归,治瘰疬脓溃不干。

蒺藜配白扁豆,治口常有疮。

【注意事项】

血虚气弱及孕妇慎服。

【参考文献】

参考文献见二维码。

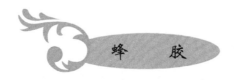

蜂 胶

蜂胶(*Propolis*),又名蜜蜡、蜂蜡。《中华人民共和国药典》(2020版)记载本品为蜜蜂科昆虫意大利蜂(*Apismellifera* L.)。工蜂采集的植物树脂与其上颚腺、蜡腺等分泌物混合形成的具有黏性的固体胶状物。主要用于体虚早衰,高脂血症,消渴;外治皮肤皲裂,烧烫伤等。

【文献记载】

蜂胶,性味:味苦、辛,性寒。功效:补虚弱,化浊脂,止消渴;外用解毒消肿,收敛生肌。

《本草纲目》曰:"味甘,微温。主下利脓血,补中,续绝伤金疮,益气,不饥,耐老。《名医别录》曰:蜡生武都蜜房木石间。陶弘景云:生于蜜中,故谓蜜蜡。"

江西《中草药学》曰:"保护肉芽组织,利于伤口愈合,对皲裂亦有疗效。"

【成分研究】

蜂胶原块中约有一半的成分是树脂或胶状物质,约1/3为蜂蜡,约1/10为挥发油,剩余为花粉及其他有效成分。根据产地及采集时间的不同,其化学成分具体比例有所不同[1]。

1. 黄酮类　蜂胶中含槲皮素、芦丁、山茶素、刺槐素、二黄酮、高良姜素、白杨素、柚木杨素、良姜素、鼠李素、洋芹素和乔松素等黄酮类化合物[2]。

2. 脂肪酸及其衍生物　蜂胶中还含油酸、亚油酸、肉豆蔻酸、山梨酸、丁二酸、福马酸等脂肪酸,以及癸二酸双(2-乙基己基)酯、乙酸苄酯等脂肪酸酯类成分[2]。

3. 醛与酮类　蜂胶中含的醛与酮类主要包括香草醛、苯乙酮、异香草醛、二羟基苯乙酮和羟基甲氧基苯乙酮等[2]。

4. 甾体类　蜂胶中含豆甾醇、胆甾醇、羊毛甾醇、岩藻醇和海绵甾醇等甾体类[2]。

【药理研究】

1. 抗菌、抗病毒　蜂胶具有明显抑制链球菌、沙门氏菌、葡萄球菌、大肠杆菌、枯草杆菌、变形杆菌和炭疽杆菌等多种细菌的作用[3]。

2. 防突变、抗肿瘤　蜂胶能消除活性氧的作用并增强免疫作用,从而达到抑制和消灭癌细胞的作用[3]。

3. 抗炎、调节免疫　蜂胶与一些抗原混合时,能明显提高血清总蛋白、球蛋白的含量及活性,促进免疫系统体液免疫 T 细胞和巨噬细胞再生,明显增强血清 IgG 的合成;具有一定免疫调节作用,可用于肝癌的二级预防[4]。

4. 抗氧化、延缓衰老　蜂胶中的黄酮类成分可通过显著提高脑组织抗氧化酶的活性,并降低脑组织一氧化氮含量,降低一氧化氮的细胞毒作用,达到抗氧化、延缓衰老的作用[5]。

【食用方法】

蜂胶醋乳液

原料:蜂胶 100 g。

功效:预防和治疗高血压、高血脂。

做法:取提纯的蜂胶,置冰箱中冷冻 2 h,取出放在木板上敲碎,然后研成粉,加入 75% 食用乙醇 400 mL 置于瓶内,再加入 100 mL 一级蜂蜜醋或食醋,搅拌均匀,静置 24 h 除去絮状物质,放棕色玻璃瓶中备用。取蜂胶醋液 10 mL,倒入 200 mL 1∶9 的蜜水溶液中,在临睡前饮用。

【常用配伍】

蜂胶配白术、枳壳、黄芪、元胡、甘草,抗菌消炎、补脾健胃、理气和胃、祛寒温胃。用于健胃、护胃、消食、保健,尤其适于胃及十二指肠溃疡、萎缩性胃炎、慢性胃炎、胃窦炎、胃寒腹胀和胃功效紊乱等的康复保健。

【注意事项】

孕妇及急性肠炎痢疾者禁用。严重过敏体质者慎用或停用。

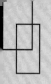

【药材真假伪鉴定】

本品为团块状或不规则碎块,呈棕黄色、青绿色、棕褐色、棕红色或深褐色,表面或断面有光泽。20 ℃以下逐渐变硬、脆,20~40 ℃逐渐变软,有黏性和可塑性。气芳香,味微苦、略涩,有微麻感和辛辣感。

【参考文献】

参考文献见二维码。

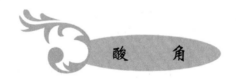
酸　角

酸角(*Tamarindus Indica*),又名酸豆、罗望子、酸子、酸饺、通血香、木罕(傣语)、酸梅、曼姆,《云南中草药选》中记载本品为豆科植物酸豆的果实,产于非洲热带植物酸角树的果实,我国的部分省区也有分布,云南省为主要产区。酸角为果荚果肉,颜色为棕黑色,十年生长,十年开花,十年结果,可谓奇珍。

【文献记载】

酸角,性味:味甘、酸,性凉。功效:清暑热,化积滞。

《滇南本草》曰:"治酒化为痰,隔于胃中,同白糖煎膏,早晚服一钱。""酸饺草,止久泻肠滑,赤、白痢疾,或休息痢"。

《云南中草药选》曰:"清热解暑,消食化积。"

【成分研究】

1. 糖类　酸角中含大量的糖类,主要包括葡萄糖、甘露糖和甘露聚糖、戊糖和戊聚糖、半乳糖、木糖葡萄聚糖、木糖葡萄糖低聚糖、D-麦芽糖、D-阿拉伯糖等。其中,果实中超过1/3的糖是以葡萄糖和果糖为主的还原单糖[1]。

2. 有机酸　酸角果肉中含的有机酸主要包括D-酒石酸、枸橼酸、草酸、甲酸、乙酸、柠檬酸、苹果酸及琥珀酸等。酸角籽中含棕榈酸、油酸和亚油酸等脂肪酸[2]。

3. 蛋白质和氨基酸　酸角果肉及酸角籽中均含丰富的蛋白质,其中粗蛋白质含量较高,是提供人体较好的蛋白质来源之一。还含丰富的氨基酸,主要包括丝氨酸、脯氨酸、丙氨酸、2-哌啶酸、苯丙氨酸和亮氨酸等[1,3]。

4. 原花青素类和多酚类　酸角种皮和果壳中含丰富的原花青素类和黄酮类。

主要包括芹菜素、儿茶素、原矢车菊素、表儿茶素、圣草酚、柚皮素、槲皮素、山柰酚、桑黄素、芹菜素、木犀草素和杨梅酮等。酸角叶中含木犀草素-8-C-葡萄糖苷、牡荆素、异牡荆素、荭草素和异荭草素等[2,3]。

5. 维生素和微量元素　酸角果实和籽中还含维生素 B_1、维生素 C、维生素 E 及钙、镁、锌、铜、磷、铁、锰、硒等微量元素[1]。

6. 挥发油类　酸角叶中所含挥发油成分主要为柠檬烯类何苯甲酸类化合物[2]。

【药理研究】

1. 轻泻　果肉具轻泻作用,可能因含大量酒石酸之故,煮熟后食用此作用即消失[2]。

2. 抗痢疾　种子的外皮含大量鞣质,非洲人用以治疗痢疾,煎剂用以治脓疡[2]。

3. 抗菌　酸角不同部位提取物对类鼻疽伯克霍尔德菌、肺炎克雷伯菌、奇异变形菌、霍乱弧菌、大肠杆菌、藤黄微球菌、伤寒和副伤寒沙门菌、枯草芽孢杆菌、铜绿假单胞菌、炭疽菌属胶胞炭疽菌、黄曲霉等均有较好的抑制作用,其中以酸角果肉提取物的抗菌谱最广[4]。

4. 抗氧化　酸角种皮和叶提取物中含较多的多酚类化合物,能够起到较强的清除自由基的效果[5]。

5. 其他　酸角提取物还具有降血糖、降血脂、保护肝脏等作用[6]。

【常用配伍】

酸角配白糖,可治疗酒后痰多。

酸角配鸡内金和山楂,可治疗小儿食积。

酸角配薏苡仁、粳米,可治疗暑热上火、烦渴。

酸角配菊花、决明子,可治疗目视不明。

酸角配枸杞子、五味子、红枣,可治疗体虚汗多。

【注意事项】

因其果肉中含鞣酸等具有轻泻作用的成分,一次不可多食。腹泻者慎服。

【参考文献】

参考文献见二维码。

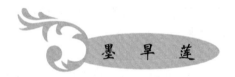

墨旱莲

墨旱莲(*Ecliptae Herba*)，又名金陵草、莲子草、旱莲草、旱莲子、鳢肠草等。《中华人民共和国药典》(2020版)记载本品为菊科植物鳢肠的干燥地上部分，花开时采摘，晒干后得中药墨旱莲。墨旱莲主要产自华东、中南、西南等地区。主要用于肝肾阴虚，牙齿松动，须发早白，眩晕耳鸣，腰膝酸软，阴虚血热吐血、衄血、尿血，血痢，崩漏下血，外伤出血等。

【文献记载】

墨旱莲，性味：味甘、酸，性寒。功效：滋补肝肾，凉血止血。

《新修本草》中名鳢肠，云：“主血痢，针灸疮发，洪血不可止者，敷之立已。汁涂发眉，生速而繁。生下湿地。苗似旋葍，一名莲子草，所在坑渠间有之。”

《本草纲目》曰：“鳢，乌鱼也，其肠亦乌。此草柔茎，断之有墨汁出，故名，俗呼墨菜是也。细实颇如莲房状，故得莲名。旱莲有二种：一种苗似旋复而花白细者，是鳢肠；一种花黄紫而结房如莲房者，乃是小莲翘也，炉火家亦用之，见连翘条。乌髭发，益肾阴。”

《滇南本草》曰：“旱莲草(图缺)，一名莲草。味咸，性寒。固齿，乌须，肾虚齿疼，焙为末，搽牙龈上，痛立止。洗九种痔疮，良效。”

《本草正义》曰：“入肾补阴而生长毛发，又能入血，为凉血止血之品。”

《日华子本草》曰：“排脓，止血，通小肠，长须发，敷一切疮并蚕病。”

《本草述》曰：“墨旱莲疗溺血及肾虚变为劳淋。”

【成分研究】

墨旱莲中主要含噻吩类、香豆草醚类、三萜类及其苷类、黄酮类及异黄酮类、植物甾醇类和挥发油等成分。

1. 噻吩类　墨旱莲中含的噻吩类成分，可分为单噻吩、二联噻吩与三联噻吩3种，包括 α-二联噻吩、α-三联噻吩甲醇、双异戊酸酯等脂溶性物质[1]。

2. 香豆草醚类　墨旱莲中含蟛蜞菊内酯、异去甲基蟛蜞菊内酯、去甲基蟛蜞菊内酯等呋喃型香豆素类化合物[1]。

3. 三萜及其苷类　墨旱莲中含的三萜类化合物，根据其母核的结构可分为齐墩果烷型三萜皂苷和蒲公英赛烷型三萜两种，具体包括齐墩果酸、刺囊酸、旱莲苷A、旱莲苷B、旱莲苷C、旱莲苷D、熊果酸等[1]。

4. 黄酮及异黄酮类　墨旱莲中富含多种黄酮及异黄酮类化合物，主要包括木犀草素、芹菜素、槲皮素、蒙花苷、芹菜素-7-*O*-葡萄糖苷等[1,2]。

5. 植物甾醇类　墨旱莲中含的植物甾醇包括豆甾醇、β-谷甾醇、胡萝卜苷、β-香树脂醇、藜芦嗪、植物甾醇糖苷 A 及豆甾醇 $3-O-\beta-D$-吡喃葡萄糖苷等[1,3]。

6. 挥发油类　墨旱莲挥发油含新二氢香芹醇、丁基甲醚、苯甲醛、苯乙醛、苯乙酮、棕榈酸、环氧石竹烯、十七烷等[1]。

7. 其他　墨旱莲中还含蛋白质、维生素 A、鞣质类、烟碱酸、原儿茶酸等其他成分[4]。

【药理研究】

1. 止血　墨旱莲水煎剂可能通过墨旱莲中含的黄酮类、鞣质类和无机盐的作用,促进血小板快速凝聚在血管破损处,收缩毛细血管的同时缩短凝血酶原时间,从而达到显著止血的效果[5]。

2. 免疫调节　墨旱莲中的槲皮素和木犀草素,可刺激 T 细胞和 B 细胞的增殖与转化,促进血清溶血素的分泌,提高巨噬细胞吞噬能力和 NK 细胞活性,具有一定的免疫调节作用[6]。

3. 保肝　墨旱莲提取物能明显抑制醋氨酚导致的血清谷丙转氨酶、血清谷草转氨酶的活性,同时可降低肝脏损伤小鼠的血清谷丙转氨酶水平,防止小鼠肝细胞凋亡,从而起到较好的保肝作用[7]。

4. 抗自由基和抗染色体损伤　旱莲草中的蟛蜞菊内酯可选择性抑制 5-脂氧酶的活性,以消除炎症。可抑制因环磷酰胺刺激所致的小鼠骨髓多染红细胞微核,对染色体损伤起到一定的保护效果[8]。

5. 抗炎　墨旱莲提取物可通过抑制毛细血管的通透性,抑制前列腺素 E 的合成与释放,达到抗炎作用。墨旱莲中的蟛蜞菊内酯作为一种 IκB 激酶抑制剂,可显著抑制 IκB 激酶复合体磷酸化,下调 NF-κB 通路,缓解炎症反应,进而抑制 HeLa 细胞的生长[9]。

6. 抗衰老和抗氧化　墨旱莲黄酮提取物可明显提高小鼠谷胱甘肽过氧化物酶和血清超氧化物歧化酶的活性,降低丙二醛的含量,有效清除超氧自由基和羟基自由基,从而达到延缓衰老的作用[8]。

7. 抗肿瘤　墨旱莲中的木犀草素、蟛蜞菊内酯和旱莲苷 B 对肝癌细胞 smmc-7721 均有抑制作用,其中以旱莲苷 B 的抗肿瘤活性最佳[9]。

【食用方法】

1. 莲贞鸡肉汤

原料:鸡肉 150 g,墨旱莲、女贞子、白芍、麦冬、生地黄、地骨皮各 10 g,盐、味精、葱花等。

功效:可滋阴清热,补肾填精,适用于遗精频作、手足心热、面赤颧红、头目眩晕、小便短黄、大便干结等。

做法：鸡肉洗净、切块，加入用纱布包好的墨旱莲、女贞子、白芍、麦冬、生地黄、地骨皮，同煮至鸡肉熟后，去药包，加食适量盐、味精、葱花、猪脂调味服食。

2. 墨旱莲瘦肉汤

原料：墨旱莲 60 g，瘦肉 100 g，藕节 30 g，食盐。

功效：清热解毒，凉血止血，适用于热毒炽盛之鼻血、齿衄、便血、尿血等。

做法：将瘦肉洗净、切片，与纱布包裹的墨旱莲、藕节同放锅中，加清水适量，同煮至瘦肉熟后，去药包，调入食盐即成。

3. 墨旱莲膏

原料：墨旱莲 3 g，蜂蜜 5 g，黄酒适量。

功效：明目固齿，滋阴补血，养血生发，适用于痔病、血痢、白发与脱发等。

做法：墨旱莲择净，共煎 3 次，取汁合并，文火浓缩后加等量蜂蜜，煮沸收膏即成。每次 10 mL，每日 3 次，温黄酒适量送服。

4. 墨旱莲黄精膏

原料：墨旱莲 100 g，黄精、女贞子各 50 g，蜂蜜适量。

功效：适用于阴虚血热，齿衄、便血及须发早白等。

做法：将三味药水煎 2 次，2 液合并，文火浓缩后，兑入等量蜂蜜，煮沸，候温装瓶，每次 20 mL，每日 2 次，温开水冲饮或调入米粥中服食。

5. 旱莲姜蜜膏

原料：墨旱莲 8 kg，蜂蜜 500 g，姜汁适量。

功效：滋阴补肾，养血益气，适用于脱发、白发病等症。

做法：将鲜旱莲草榨汁，与姜汁、蜂蜜混匀，煮沸，候温装瓶，每日 2 次，每次 1 汤匙，黄酒适量送服。

6. 墨旱莲浴方

原料：墨旱莲 50 g。

功效：可清热凉血，引热下行，适用于鼻衄、吐血等。

做法：墨旱莲适量，择净，水煎取汁，放入浴盆中足浴，每日 2 次，每次 10～30 min，连续 3 天。

7. 墨旱莲洗剂

原料：墨旱莲 50 g，蒲公英 30 g。

功效：可清热凉血，消肿止痛，适用于痔疮肿痛、出血。

做法：原料各适量，择净，水煎取汁，放入浴盆中，先熏后洗，每日 2 次，每次 10～30 min，连续 3 天。

【常用配伍】

墨旱莲配金陵草、车前草，主要用于治疗小便溺血等。

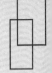

墨旱莲配女贞子,加强补肝益肾之效,主要用于肝肾阴虚而致的头晕眼花、口苦咽干、失眠多梦、腰膝酸软、下肢痿弱、早年发白、遗精早泄、舌红脉细等。

墨旱莲配冬青子,补腰膝,壮筋骨,强肾阴。

墨旱莲配金银花、土茯苓、车前子,治白浊。

墨旱莲配枸杞子、当归、密蒙花、决明子,主要用于治疗两目干涩、视物昏花等。

墨旱莲配生地黄、白茅根、藕节、侧柏叶等,主要用于治疗血热出血者。

墨旱莲配侧柏叶、白茅根、白及、大黄等,主要用于治疗吐血、衄血等。

墨旱莲配阿胶、地骨皮、生地黄、茜草等,治咯血。

墨旱莲配马齿苋、白头翁、黄连、白芍等,治血痢。

【注意事项】

胃弱便溏,肾气虚寒者禁用。

【参考文献】

参考文献见二维码。

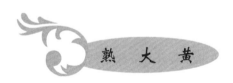

熟大黄(*Rheum palmatum* L.),又称熟军、制军,《金匮玉函经》中记载本品来源蓼科植物掌叶大黄(*Rheum palmatum* L.),唐古特大黄(*Rheum tanguticum Maxim.ex Balf.*)或药用大黄(*Rheum officinale Baill.*)的干燥根及根茎。取净大黄块,照酒炖或酒蒸法蒸至内外均呈黑色即得。主要用于治疗泻热通肠,凉血解毒,逐瘀通经等。

【文献记载】

熟大黄,性味:味苦,性寒。功效:泻热通肠,凉血解毒,逐瘀通经。

大黄原称黄良,最初记载于《神农本草经》,被列为下品。

《神农本草经》曰:"主下淤血,血闭,寒热,破癥瘕、积聚、留饮宿食,荡涤肠胃,推陈致新,通利水谷(《太平御览》,此下有道字),调中化食,安和五脏。生山谷。"

《本草纲目》曰:"泻诸实热不通,除下焦湿热,消宿食,泻心下痞满。下痢赤白,里急腹痛,小便淋沥,实热燥结,潮热谵语,黄胆诸火疮。"

《名医别录》曰:"平胃下气,除痰实,肠间结热,心腹胀满,女子寒血闭胀,小腹

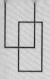

痛,诸老血留结。"

《药性论》曰:"主寒热,消食,炼五脏,通女子经候,利水肿,破痰实,冷热积聚,宿食,利大小肠,贴热毒肿,主小儿寒热时疾,烦热,蚀脓,破留血。"

《日华子本草》曰:"通宣一切气,调血脉,利关节,泄壅滞水气,四肢冷热不调,温瘴热痰,利大小便,并敷一切疮疖痈毒。"

《千金方》称大黄为锦文大黄;《吴普本草》称大黄为黄良;李当之《药录》称其为将军;而《中药材手册》则称之为川军。

熟大黄乃大黄块照酒炖或酒蒸法炖或蒸至内外均呈黑色而制得。熟大黄泻下力缓,泻火解毒,用于火毒疮疡。

【成分研究】

1. 蒽衍生物(蒽醌类、蒽酮类)　大黄中含的蒽醌类主要包括大黄素、大黄酸、大黄酚、土大黄素、异大黄素、芦荟大黄素、大黄素甲醚和虫漆酸 D 等游离型蒽醌及大黄酸葡萄糖苷、大黄素葡萄糖苷、大黄酚葡萄糖苷、大黄素甲醚葡萄糖苷、芦荟大黄素葡萄糖苷和大黄酸苷(A、B、C、D)等结合型蒽醌。蒽酮类是大黄具有泻下作用的有效成分,主要包括大黄二蒽酮(A、B、C)、掌叶二蒽酮(A、B、C)和番泻苷(A、B、C、D、E、F)等[1,2]。

2. 二苯乙烯类(芪类)　大黄中含土大黄苷、4,3′,5′三羟基芪-4-葡萄糖苷、去氧土大黄苷元等 20 种以上的芪类成分[3]。

3. 鞣质类　大黄中还含一定的鞣质类成分,主要包括 d-儿茶素、大黄四聚素、没食子酸和没食子酰葡萄糖等[1]。

4. 萘衍生物　从大黄中还可分离得到部分萘衍生物,主要包括 6-甲氧基酸模素-8-O-β-D-吡喃葡萄糖苷、6-羟基酸模素-8-O-β-D-吡喃葡萄糖苷、2-甲氧基-6-乙酰基-7-甲基-胡桃醌和 6-甲氧基-2-乙酰基-3-甲基-1,4-萘醌-8-O-β-D-葡萄糖苷等[1]。

5. 苯丁酮类　大黄中还包括莲花掌苷、异莲花掌苷和 4-(4′-对羟基苯基)2-丁酮-4′-O-β-D-葡萄糖苷等苯丁酮类化合物[1]。

6. 多糖类　大黄中含葡萄糖、半乳糖、鼠李糖、阿拉伯糖、来苏糖、木糖、葡萄糖醛酸和半乳糖醛酸等多糖类成分[1]。

【药理研究】

1. 调节胃肠功能　大黄能够较好地保护并调节胃肠道屏障功能。大黄素为泻下的有效成分,具有增强肠道收缩与肠液分泌的效果,同时可促进胃部平滑肌的收缩,对于胃动力不足具有一定治疗意义[4]。

2. 抗菌、抗病毒、抗炎　大黄中大黄酸、大黄酚、大黄素甲醚及芦荟大黄素等有效成分对白念珠菌、新生隐球菌、毛癣菌、曲霉菌等细菌和真菌有显著的抑制效果,

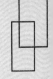

大黄素对单纯性疱疹病毒有抑制作用,能显著抑制角叉菜胶致小鼠足跖肿胀,具有一定抗炎效果[5]。

3. 活血祛瘀　大黄可显著降低血小板黏附与聚集,具有活血祛瘀作用[6]。

4. 治疗慢性肾衰竭　大黄及大黄复方制剂可通过抑制肾脏代偿性肥大及高代谢状态、改善氮质等方式达到治疗慢性肾衰竭的作用,治疗效果已得到肯定[7]。

5. 其他　大黄中所含蒽醌类能有效降低血脂和改变血液流变学,具有一定降血脂作用。大黄中含的降血脂素可随着剂量的增大,使心脏、脑中脂褐素含量呈降低的态势,具有一定抗衰老效果。大黄素类成分对 TNF-α 的分泌和钙离子具有免疫双向调节作用。大黄可作为抗氧剂,能清除过氧化氢等多种活性氧自由基,防止脂质过氧化[8]。

【食用方法】

1. 大黄半夏饮

原料:熟大黄 10 g,制半夏 10 g,白糖 20 g。

功效:适于慢性前列腺炎患者。

做法:两味药材共同煎煮 2 次,加入白糖。

2. 大黄蜜饮

原料:熟大黄 10 g,蜂蜜 15 g。

功效:适于急性扁桃体炎、胆绞痛和急性肾炎患者饮用。

做法:熟大黄片加入蜂蜜,沸水浸泡 5~10 min 后即可。

3. 大黄地榆酒

原料:熟大黄 15 g,生地黄榆 30 g,蒲公英 20 g,土茯苓 15 g,黄酒。

功效:适于肛裂、内外痔疮、肿痛及便血者饮用。

做法:上述药材用水 450 mL,煎至 150 mL,再加入黄酒煮沸即得,过滤去渣,备用。

4. 大黄何首乌粥

原料:熟大黄 15 g,制何首乌 20 g,大枣 10 枚,大米 150 g,白糖 30 g。

功效:适于胃及十二指肠溃疡所致消化道出血、急性肠炎、菌痢、高脂血症患者佐餐。

做法:各药共煎 2 次合并汁液,加入大米、大枣煮粥,出锅前加白糖调味。

【常用配伍】

熟大黄配茵陈、炒栀子,源于《伤寒论》之茵陈蒿汤,可清热、利湿、退黄,用于治疗湿热黄疸、症见身热、面目身黄如橘子色、小便黄赤、大便不畅或秘结、胸腹痞闷、口苦口黏、舌红、苔黄腻、脉弦滑数。

熟大黄配芒硝,泻下通便之力增强。

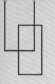

熟大黄配厚朴,可行气宽中,疏导肠胃,使中焦得舒,胃肠得畅,泻实除满。

熟大黄配附子,可温下寒实积滞。

熟大黄配肉桂,寒热相济,性归和平,扶阳通便。

熟大黄配蜃虫,出自《金匮要略》大黄蟅虫丸,有"通以去闭,虫以动其瘀"之功效。

熟大黄配生地黄,可治于心胃火炽、气火升腾、挟血上逆之吐衄,可收火降血宁之效,有增水行舟之功。

熟大黄配牡丹皮,有通降下行,泻火散瘀之效。

熟大黄配桃仁,专长气分,润肠燥,通积滞。可用于治疗产后腰痛,太阳、阳明蓄血证,痛闭经等。

熟大黄配赤芍,有祛瘀力宏,共奏泻热逐瘀,和营止痛之功。如《千金方》神明度命丸,即取二药,主治"久病,腹内积聚,大小便不通,气上抱心,腹中胀满,逆害饮食"等。

【注意事项】

脾胃虚寒、气血虚弱、阴疽、产后、月经期及哺乳期均慎服,孕妇禁服。

【药材真假伪鉴定】

本品呈不规则的块片,表面黑色,断面中间隐约可见放射状纹理,质坚硬,气微香。

【参考文献】

参考文献见二维码。

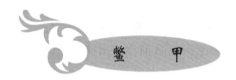

鳖甲

鳖甲(*Trionycis Carapax*),又名上甲、鳖壳、团甲鱼、鳖盖子。味咸,属于补益药,是常用的滋阴清热药,具有软坚散结,平肝潜阳,鳖甲滋阴清热,常与银柴胡、青蒿、地骨皮、知母、当归、乌梅、白芍、生地黄、元参等同用。《中华人民共和国药典》(2020版)记载本品为鳖科动物鳖(*Trionyx sinensis Wiegmann*)的背甲。主要用于阴虚发热,骨蒸劳热,阴虚阳亢,头晕目眩,虚风内动,手足瘈疭,经闭,癥瘕,久疟疟母等。

【文献记载】

鳖甲,性味:味咸,性微寒。功效:滋阴潜阳,退热除蒸,软坚散结。

鳖甲首载于《神农本草经》,被列为中品。

《神农本草经》曰:"主心腹癥瘕坚积,寒热,去痞,息肉,阴蚀,痔,恶肉。生池泽。"

《名医别录》曰:"主治温疟,血瘕,腰痛,小儿胁下坚。肉,味甘,治伤中,益气,补不足。生丹阳,取无时。"

《药性论》曰:"主宿食癥,块疬癖气,冷瘕劳瘦,下气,除骨热,骨节间劳热,结实壅塞。治妇人漏下五色羸瘦者。"

《本草衍义》曰:"《经》中不言治劳,惟《蜀本药性论》云治劳瘦、除骨热,后人遂用之。然其有据,亦不可过剂。头血涂脱肛。又,烧头灰亦治。"

《本草经疏》曰:"鳖甲主消散者,以其味兼乎平。平亦辛也。咸能软坚,辛能走散,故《本经》主癥瘕、坚积、寒热,去痞疾、息肉、阴蚀、痔核、恶肉。"

《本草汇言》曰:"鳖甲,除阴虚热疟,解劳热骨蒸之药也。魏景山曰,鳖甲虫也,与龟同类而异种,亦禀至阴之性,色青入肝,统主厥阴血分为病……厥阴血闭邪结,渐至寒热,为癥瘕、为痞胀、为疟疾、为淋沥、为骨蒸者,咸得主之。"

《本草新编》曰:"鳖甲善能攻坚,又不损气,阴阳上下,有痞滞不除者,皆宜用之。但宜研末调服,世人俱炙片,入汤药中煎之,则不得其功矣。又:或疑鳖甲善杀痨虫,有之乎?曰:不杀痨虫,何以能除痨瘦骨蒸……鳖甲杀虫,而又补至阴之水,所以治骨蒸之病最宜。"

【成分研究】

1. 多糖类　鳖甲提取物中含的多糖类成分主要有半乳糖、葡萄糖、氨基半乳糖、氨基葡萄糖、戊糖、甘露糖、半乳糖醛酸和葡萄糖醛酸等[1]。

2. 氨基酸　鳖甲提取物中含 10 余种人体必需的氨基酸,主要包括苏氨酸、脯氨酸、缬氨酸、甘氨酸、异亮氨酸、亮氨酸、苯丙氨酸等,其中高含量的脯氨酸和甘氨酸是鳖甲中氨基酸的特征[2]。

3. 微量元素　鳖甲中含钙、镁、磷、钠、铁、锰、钴、铜、钾、锌和硒等 10 种以上微量元素,其中钙元素含量最高,磷含量第二,镁含量次之[3]。

4. 其他　鳖甲中还含包括动物胶、骨胶原、角蛋白、维生素 D 等在内的其他物质[3]。

【药理研究】

1. 缓解疲劳　鳖甲提取物能够提高机体对缺氧和冰冻能力的耐受,还能较快地清除因剧烈运动产生的代谢产物,具有延缓疲劳发生及加速疲劳消除的作用[4]。

2. 免疫调节　鳖甲提取物中所含的多糖类成分和微量元素能显著提高小鼠非特异性免疫功能和细胞免疫功能,具有较好的免疫调节作用[5]。

3. 抗肿瘤　鳖甲提取物能够抑制小鼠腹水肉瘤细胞 S180、肝癌细胞 H22、小鼠肺癌细胞 Lewis 和人肠癌细胞等癌细胞增殖,具有一定的抗肿瘤效果[6,7]。

4. 其他　鳖甲提取物还具有抗肝、肺等器官纤维化,降低胆固醇,促进脂肪代谢,补血、补钙等作用[5]。

【常用配伍】

鳖甲配银柴胡、知母、青蒿、地骨皮等,可用于治疗因肝肾阴虚火旺而导致的虚劳骨蒸、潮热盗汗、身体消瘦等。

鳖甲配牡蛎、生地黄、阿胶、白芍等,主要用于治疗热病后期耗伤肝阴以致虚风内动、手指蠕动,甚则痉厥、舌干光绛齿燥者,以滋阴潜阳息风。

鳖甲配柴胡、大黄、蜣螂等,主要用于治疗疟疾久发结成疟母或气血痰湿凝聚而致痞志者。

鳖甲配琥珀,行血散瘀。专治经闭癥瘕等。

【注意事项】

脾胃虚寒,食少便溏及孕妇禁服。不可与苋菜同时食用。

【参考文献】

参考文献见二维码。

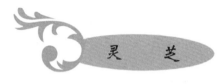

灵芝又名灵芝草、木灵芝、菌灵芝、赤芝、丹芝、红芝、瑞草、万年蕈,因其在林中生长的最佳且药效最高,故又称其为林中灵。属真菌界,担子菌纲、多孔菌目、灵芝菌科、灵芝属。《中华人民共和国药典》(2020 版)对灵芝的记载如下：灵芝为多孔菌科真菌赤芝 [*Ganoderma lucidum* (Leyss. ex Fr.) Karst.] 或紫芝 [*Ganoderma sinense* Zhao, Xu et Zhang] 的干燥子实体。而赤芝和紫芝自《中华人民共和国药典》(2000 版)开始就收载于"灵芝"项下。其中赤芝生于向阳的壳斗科和松科植物等根际成枯的树桩上,普遍分布在我国长江以南地区。紫芝生于阔叶树和松科松属的树桩上,多分布于长江以南高温多雨地区。药王孙思邈从 35 岁起,便一直服用林中的灵芝,直至 101 岁逝世,他见证了灵芝的长寿之功效,并誉其为"琼珍"。国家卫生健康委、国家市场监督管理总局发布了《关于对党参等 9 种物质开展按照传统既是食品又是中药材的物质管理试点工作的通知》(国卫食品涵〔2019〕311 号),对灵芝开展既是传统食品又是中药材的物质(食药物质)生产经营试点管理。

灵芝孢子是从灵芝菌褶中弹射出来的极其微小的卵形生殖细胞即灵芝的种子,药用价值远远高于灵芝子实体和菌丝体,是灵芝的精华。灵芝孢子为粉末状,生物学上称其为担孢子,外形呈椭圆体状,棕色或褐色,每个孢子的直径为 5 ~ 8 μm。由于灵芝孢子有一层极难被消化的外壁,且耐酸、耐碱、耐机械力,很难被人体直接吸收,故需破壁才能最大限度地被人体利用吸收。已有厂家采用破壁、超临界二氧化碳萃取技术提取出灵芝孢子油,能最大限度地保留活性物质不被破坏,并且环保,这种工艺方法值得推广。灵芝破壁孢子因有抗肿瘤、增强免疫力等保健功效,现已被广泛应用于保健食品中,如灵芝孢子油软胶囊、灵芝孢子粉胶囊等。用于心神不宁,失眠心悸,肺虚咳喘,虚劳短气,不思饮食。

【文献记载】

灵芝,性味:味甘,性平。功效:补气安神,止咳平喘。

芝类最初收载于《神农本草经》中,根据颜色不同而分为 6 种:赤芝、白芝、黑芝、黄芝、青芝、紫芝。《本草经集注》曰:此六芝皆仙草类,世所稀见,族种甚多,形色环异,并载于《芝草图》中。

战国时期楚国诗人屈原在《楚辞·九歌》:"采三秀兮于山间"。其注云:"三秀,芝草"。

《本草纲目》中记载赤芝:"胸中结,益心气,补中,增智慧,不忘。久食。轻身不老,延年神仙"。紫芝:"治耳聋,利关节,保神,益精气,坚筋骨,好颜色,久服,轻身不老延年。疗虚劳,治痔"。

【成分研究】

1. 灵芝多糖　是灵芝的主要药效成分之一,是由多种单糖构成的高分子聚合物,其中具有抗肿瘤活性的水溶性多糖葡萄糖为其主要单糖组分,还含甘露糖、半乳糖、木糖、鼠李糖、阿拉伯糖等单糖[1]。灵芝多糖为三螺旋体构型,其骨架结构是由 β-(1→3)糖苷键为主链、β-(1→6)糖苷键和 β-(1→4)糖苷键为支链构成的[2]。经研究发现,采用超声波法提取灵芝多糖[3],比热水法提取时间短、提取率更高;利用硫酸蒽酮法测定灵芝多糖含量,比硫酸苯酚法结果高[4]。由于灵芝多糖具有多种生理活性,并且安全无毒,被广泛应用于医药、食品及化妆品行业。

2. 灵芝三萜　是灵芝的主要生理活性之一,是一种三萜类化合物。从灵芝的子实体、菌丝体、孢子粉及发酵液的提取中能分离得到 100 多种三萜类成分,已确认结构有灵芝酸[5]、灵芝萜醇、灵芝萜二醇、灵芝萜三醇等,结构多为高度氧化的羊毛甾烷衍生物,灵芝酸为其主要成分[6]。灵芝三萜含量的检测方法目前主要有 3 种:紫外分光光度法、薄层色谱法和高效液相色谱法,因无灵芝三萜标准品,故大多采用紫外法。

3. 甾醇类　灵芝中含较高的甾醇,从灵芝中分离得到的甾醇有 20 多种,分为两种骨架类型:麦角甾醇类和胆甾醇类[7]。

4. 氨基酸类及其他　灵芝及灵芝孢子粉中含千余种氨基酸,同时还含有机锗及钙、镁、钠、锰、铁、锌、铜、硫等多种元素。灵芝中的天然有机锗含量高达 0.2%,能与体内重金属结合成锗化物而排出,可加强新陈代谢的速度[8]。

【药理研究】

1. 抗肿瘤　通过台盼蓝计数法和 MTT 法观察到灵芝提取物和灵芝孢子油可明显抑制 K562、HL - 60 细胞株和 SGC - 7901 细胞株;应用小鼠移植瘤模型,研究发现灵芝提取物和灵芝孢子油对小鼠移植瘤 S180 和 H22 有抗肿瘤效果[9]。体外实验发现,灵芝提取物对 K562 和 HL - 60 较敏感,而对 SGC7901、SW1116、SW480、SMMC7221、HepG2 不敏感,表明灵芝提取物对肿瘤细胞有选择性;体内实验发现,灵芝提取物具有抑瘤作用,且存在剂量效应关系,剂量越大,抑瘤作用越明显[10]。灵芝多糖联合顺铂,协同作用抑制 T24 细胞增殖,可抑制血管内皮生长因子和碱性成纤维细胞生长因子的表达,从而使抑制肿瘤生长和血管生成的作用增强,故灵芝多糖与顺铂的联合应用可能会作为肿瘤化疗的辅助药物[11]。

2. 免疫调节　灵芝孢子多糖是灵芝孢子的主要药效成分,对荷瘤小鼠的体液免疫功能有提高作用,并能增强网状内皮系统的吞噬功能,通过激活外周血的 T 细胞亚群中的 T 细胞功能[12]。运用 MTT 法、流式细胞技术和 ELISA 技术,研究发现灵芝多糖和当归多糖能促进人 T 细胞增殖并分泌 IFN - γ,表明两者都具有免疫调节作用[13]。通过构建荷瘤小鼠模型,研究发现黑灵芝细胞可在体外作用于小鼠免疫细胞,从而增强免疫作用,并实现抗肿瘤作用[14]。

3. 保肝　四氯化碳对肝细胞会产生剧毒,而灵芝多糖对四氯化碳诱发的肝损伤有明显的护肝降酶作用,而这种作用可能与它抗自由基损伤、抑制脂质过氧化反应相关,表明灵芝多糖是一种很好的生物反应调节剂[15]。通过构建大鼠肝损伤模型,经肝脏病理组织学检查发现,灵芝三萜对肝细胞变性、坏死和肝小胆管增生有明显的减轻作用,并且 3 个剂量组存在量效关系,表明灵芝三萜具有保肝作用[16]。对减轻脂肪肝,促进部分切除肝脏小鼠的肝再生均有作用。

4. 对中枢神经系统的影响　灵芝及其提取物可作用于脑组织,具有神经保护的作用,并对帕金森病、癫痫、记忆障碍等有广阔的临床应用前景。癫痫为慢性脑部疾患,灵芝能通过降低神经细胞兴奋性、对抗神经细胞凋亡、降低神经系统损伤等发挥抗癫痫作用。灵芝多糖和灵芝三萜均能提高大鼠的学习记忆能力[17]。

5. 对心血管系统的影响　通过一般药理学实验,给予小鼠 3 个剂量组的灵芝三萜胶囊,结果发现灵芝三萜胶囊对小鼠的自主活动、机体协调功能等均无明显影响,表明灵芝三萜在药效剂量范围内安全性良好,对心血管系统无明显作用[18]。

6. 抗氧化、延缓衰老　通过建立正常组、衰老组和抗衰老组 3 个模型组,给予高、中、低 3 个剂量,对 ICR 小鼠进行灌胃,研究结果发现,单味灵芝和联用薏仁后的灵芝均能提高超氧化物歧化酶的活性,中剂量组提高血清肝组织中超氧化物歧化酶活性,而低剂量组为脑中超氧化物歧化酶活性,表明灵芝有抗氧化作用[19]。灵芝三萜类化合物可有效调节衰老大鼠体内的氧化水平,从而延缓衰老[20]。

7. 其他　灵芝除以上 6 种药理作用,还有很多其他方面的作用,如抗辐射、抗凝血、降血糖、抗炎抑菌等作用[21]。

【食用方法】

1. 灵芝饮

原料:灵芝 10 g。

功效:补气安神。

做法:将灵芝切片后放入陶瓷罐内,加水煎煮 3~4 次。将所有煎液合并,分次口服。

2. 灵芝泡酒

原料:灵芝 10 g,白酒、冰糖或蜂蜜适量。

功效:补气安神。

做法:将灵芝剪碎,密封浸泡于白酒瓶中,3 天后,白酒变为棕红色时即可饮用,还可以根据个人需要加入冰糖或蜂蜜。

3. 灵芝饮品

原料:灵芝 10 g,蜂蜜适量。

功效:补气安神。

做法:取整个灵芝切片,加清水并放置于文火中炖煮 2 h,取其汁加入蜂蜜即可饮用。

4. 灵芝清补汤

主料:猪排骨 300 g,灵芝 15 g,红枣 23 g,党参 23 g,枸杞子 24 g。

功效:清润提神,健脾开胃。

做法:将灵芝等 4 味药材用布袋装好,扎口,浸入水中约 10 min,加入猪排骨,文火煮 3 h。捞除布袋,再加盐调味即可。

5. 灵芝田七瘦肉汤

原料:灵芝 10 g,田七 6 g,生姜 6 g,猪瘦肉 50 g,龙眼肉 15 g。

功效：益气养心,祛瘀止痛,适用于冠心病属气虚血瘀,症见胸前闷痛、心悸气短、身疲乏力、失眠多梦等。

做法：猪瘦肉、灵芝洗净切片,与龙眼肉、田七、姜片洗净,共入炖盅内,加开水适量。调味,文火隔水炖 30 min。

6. 灵芝蹄筋汤

主料：猪蹄筋 100 g,灵芝 15 g,黄芪 10 g,葱、姜、糖、盐适量。

功效：健脾安神,益肾养肝,适用于慢性肝炎、体虚乏力、食欲不振、神经衰弱等。

适量：灵芝、黄芪洗净,切片,用纱布包好。蹄筋上笼蒸约 4 h,酥软取出,用冷水浸漂 2 h,剥去外层筋膜,洗净切成长条。蹄筋加药袋,煮熟烂,拣出药袋,姜、葱、盐、姜调味即成。

7. 灵芝陈皮老鸭汤

原料：灵芝 50 g,陈皮 1 个,蜜枣 2 枚,老鸭 1 只,生姜、盐、油适量。

功效：灵芝具有安神、健胃、活血的作用;陈皮具有行气健脾、燥湿化痰的作用;蜜枣具有补中益气、止咳润肺的作用。

做法：灵芝浸泡 4 h 以上,洗净;蜜枣、陈皮洗净;老鸭处理干净,切块;三者加生姜一起放进瓦煲内,文火煲 2.5 h,调入适量盐、油便可。

8. 灵芝大枣汤

原料：灵芝 15~20 g,大枣 50 g,蜂蜜 5 g。

功效：清热利湿、健脾滋润、化痰止咳、舒经活络等,适用于肺结核、支气管炎、肺炎、劳伤咳嗽、风湿关节炎等,长期饮用能防抗肺癌。

做法：灵芝、大枣洗净,加水文火煎煮,取煎液 2 次,合并后加入蜂蜜煮沸即成。

【常用配伍】

灵芝配人参、黄芪、当归、熟地黄等,增益气补血,用于气血两虚者。

灵芝配酸枣仁、柏子仁,养心安神,用于失眠、心悸者。

灵芝配人参、五味子,可保肺气而止咳喘,用于肺气不足、咳喘不已者。

灵芝配白术、茯苓等,可健脾益气,用于脾气虚弱、食欲不振、体虚乏力者。

【参考文献】

参考文献见二维码。

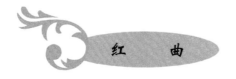

红　曲

红曲(*Monascus*)，又名丹曲、红糟、红大米。《中药大辞典》记载本品为曲霉科真菌紫色红曲霉寄生在粳米上而成的红曲米。始用于唐代，兼具食疗作用，可用于酿酒、制醋、着色剂和调味剂，亦可做中药。作为传统中药材之一，《本草纲目》中评价红曲"乃人窥造化之巧者也"《天工开物》中曲蘗第十七项记载了红曲"盖奇药也"。主要用于饮食积滞，脘腹胀满，赤白下痢，产后恶露不尽，跌打损伤等。

【文献记载】

红曲，性味：味甘，性温。功效：活血化瘀，健脾消食。

《神农本草经》提及"红曲"属于药品。

《饮膳正要》曰："味甘，平，无毒，健脾，益气，温中"。

《本草纲目》曰："人之水谷入胃……人窥造化之巧者也。""治女人血气痛及产后恶血不尽，擂酒饮之，良。"

《医林纂要》曰："解生冷物毒。"

《本草求原》曰："粳米饭加酒曲窖造，变为真红，能走营气，以活血，燥胃消食。凡七情六欲之病于气以致血涩者，皆宜佐之。故治冷滞，赤白痢，跌打损伤、经闭、产后恶血。"

《本草备要》曰："入营而破血，燥胃消食，活血和伤。治赤白下痢，跌打损伤，产后恶露不尽。"

《本草衍义补遗》曰："活血消食，健脾暖胃，治赤白痢，下水谷，陈久者良。"

【成分研究】

1. *初级代谢产物*　红曲的初级代谢产物主要有酶类、脂肪酸和氨基酸等。其中，酶类主要包括葡萄糖淀粉酶、麦芽糖酶、蛋白酶、羧肽酶等。脂肪酸有亚油酸、油酸、亚麻酸、琥珀酸、棕榈酸、豆蔻酸等。红曲中还富含天冬氨酸、丝氨酸、脯氨酸、谷氨酸、丙氨酸、甘氨酸等 19 种氨基酸，其中 7 种为人体所必需的氨基酸[1]。

2. *次级代谢产物*　红曲的次级代谢产物主要是红曲色素、莫那可林类化合物、γ-氨基丁酸、乙酰胆碱、桔霉素。红色色素类成分主要包括潘红、梦那玉红等，黄色色素类成分为梦那红和安卡黄素，紫色色素类成分有潘红胺和梦那天红胺两种。

从红曲霉中培养获得了包括莫那可林 K(洛伐他汀)、莫那可林 A、莫那可林(L、J、X、M)等成分，其中莫那可林 A 由于其具有一定的危害性，导致人们对食用红曲是否安全产生了较大争议[1]。

3. 其他代谢产物 红曲中含其他代谢产物包括麦角甾醇、DPPH 自由基的清除剂、单胺氧化酶抑制物及钙、镁、铁、铝、锰、铜、锌等微量元素[1]。

【药理研究】

1. 抗菌 红曲霉中所含的桔色素对球形芽孢杆菌、肉毒梭状芽孢杆菌和霉状芽孢杆菌等芽孢杆菌具有较强的杀菌抑菌作用；尤其是对革兰氏阳性菌——枯草芽孢杆菌抗菌活性较强，对霉菌和酵母无抑菌作用；对绿脓杆菌、大肠杆菌等普通细菌抑菌作用一般，对烟曲霉、白僵菌抑菌效果较差；红曲霉能显著抑制黑曲霉孢子的形成[2,3]。

2. 降血脂、降胆固醇 红曲的次级代谢产物莫纳可林 K 可竞争性抑制羟甲基戊二酰辅酶 A 还原酶活性，达到降低血脂的作用。研究表明，含莫那可林 K 的红曲发酵提取液可降低鸡蛋胆固醇[4,5]。

3. 降血糖 研究结果表明，红曲具有较好的降血糖作用，其主要原理是红曲可增加乙酰胆碱的分泌量，通过提高胰岛素水平，达到降低血糖的效果[6,7]。

4. 降血压 红曲可通过抑制细胞膜钙通道和激发平滑肌细胞产生一氧化氮等作用，明显舒张血管从而达到降血压的作用[8]。

5. 抗肿瘤 小鼠体内外实验表明，小米红曲对小鼠肝癌 H22 实体瘤、肿瘤 H460、A549 癌细胞等均具有一定的抗肿瘤、抗癌活性，可显著抑制癌细胞的增殖，抗肿瘤效果以局部注射的给药方式最佳[9]。

6. 其他 红曲还具有抗炎、抗疲劳、抗骨质疏松、增强免疫力，以及预防和治疗胆结石、前列腺肥大、慢性肠炎、痢疾等作用[10-13]。

【食用方法】

红曲常用于烹饪饮食，我国福建省常以红曲为酒曲，也是豆腐乳制作过程中非常重要的发酵剂和着色剂。

【常用配伍】

红曲配麦芽、山楂，用于治疗饮食停滞、胸膈满闷、消化不良。

红曲配香附、乳香，用于治疗心腹作痛。

红曲配白术、甘草，用于治疗小儿吐逆频频、不进乳食、手足心热。

红曲配铁苋菜，用于治疗跌打损伤。

红曲配白头翁、马齿苋、防风，用于治疗肠鸣泄泻、赤白下痢。

红曲配神曲、麦芽、白术，用于治疗脾胃食积、纳谷不馨。

红曲配元胡、赤芍，用于治疗腹中积血、产后恶露等症。

红曲配土鳖虫，用于治疗跌扑损伤、久疡不愈。

【注意事项】

脾阴不足及无食积瘀滞者慎用。

《本草经疏》曰:"无积滞者勿用,又善破血,无瘀血者禁使。"

《本草从新》曰:"忌同神曲,脾阴虚胃、火盛者勿用。能损胎。"

【参考文献】

参考文献见二维码。